河南省"十四五"普通高等教育规划教材

高等中医药院校实验实训特色教材

生物工程专业综合实验

（供生物工程、制药工程、中药制药等专业用）

主　编　郑晓珂

副主编　李爱英　史胜利

　　　　赵　乐　马利刚

　　　　武慧敏　岳丽丽

U0307255

中国中医药出版社

·北京·

图书在版编目（CIP）数据

生物工程专业综合实验/郑晓珂主编 . —北京：中国中医药出版社，2016. 12（2022. 8重印）

高等中医药院校实验实训特色教材

ISBN 978-7-5132-3726-0

Ⅰ . ①生…　Ⅱ . ①郑…　Ⅲ . ①生物工程-实验-中医药院校-教材　Ⅳ . ①Q81-33

中国版本图书馆 CIP 数据核字（2016）第 260773 号

中国中医药出版社出版

北京经济技术开发区科创十三街 31 号院二区 8 号楼

邮政编码　100176

传真　010 - 64405721

河北品睿印刷有限公司印刷

各地新华书店经销

开本 787×1092　1/16　印张 13　字数 292 千字

2016 年 12 月第 1 版　2022 年 8 月第 4 次印刷

书号　ISBN 978-7-5132-3726-0

定价　50. 00 元

网址　www. cptcm. com

服 务 热 线　010 - 64405510

购 书 热 线　010 - 89535836

微信服务号　zgzyycbs

微商城网址　https：//kdt. im/LIdUGr

官 方 微 博　http：//e. weibo. com/cptcm

天猫旗舰店网址　https://zgzyycbs. tmall. com

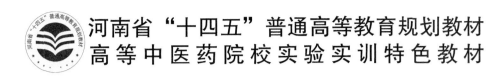

河南省"十四五"普通高等教育规划教材
高等中医药院校实验实训特色教材

《生物工程专业综合实验》编委会

主　编　郑晓珂

副主编　李爱英　史胜利　赵　乐
　　　　马利刚　武慧敏　岳丽丽

编　委（以姓氏笔画为序）
　　　　弓建红　王　蕾　王小兰
　　　　朱昀昊　安　娜　苏成福
　　　　时　博　邹玉玺　张　莉
　　　　张艳丽　沈继朵　郝志友
　　　　黄　睿　韩永光

前 言

　　生物工程是以细胞学、微生物学、生物化学和遗传学等学科的理论和技术为基础，结合机械、电子、化工等现代工程技术，充分运用分子生物学的最新成就，自觉地操纵遗传物质，定向改造生物大分子或其功能，创造出具有优良性状的"工程细胞株"或"工程菌"，再通过合适的生物反应器进行工业化大规模培养，大量生产人们所需要的代谢产物或发挥其独特生理功能的一门新兴技术。

　　本专业的学生需要掌握生物技术的科学原理、工艺流程的理论和工程设计的技能，能够从事医药产品的研究开发、生产、经营管理等工作。实践教学对于学生掌握必备的实验技术和操作技能、提高独立思考和创新能力非常重要。为了适应 21 世纪对生物工程人才综合素质的要求，培养基础扎实、知识面广、适应能力强、有较强创新意识和能力的高素质人才，我们编写本书，力求使学生完整掌握生物工程必备的实践技能和操作规范。

　　为了避免不同课程之间内容重复或者遗漏，我们统筹安排生物工程专业的实验教学内容。全书内容根据生物工程专业本科生课程设置的要求进行编排，包括两部分内容：第一部分为实验室规则，包括危险品使用制度及一般性伤害的应急措施；第二部分为实验内容，分为十章，包括细胞生物学、工业微生物学、免疫学、生物工程设备使用、发酵工程、药物分离纯化技术、基因工程、酶与蛋白质工程、细胞工程、生物工程综合设计性实验等相关内容。

　　本书编写过程中参考了国内外同行、专家学者的科研成果与著作，同仁们对本书提出了宝贵意见，在此表示感谢。书中若有不足之处，请读者提出宝贵意见，以便再版时修订提高。

《生物工程专业综合实验》编委会

2016 年 9 月

目　录

第十章　生物工程综合设计性实验

第一部分 实验室规则

一、实验室学生守则

1. 实验课前，每个学生要做好预习准备，明确实验目的和要求，了解本次实验内容基本原理和操作。

2. 每个学生进入实验室穿戴工作服及必要的防护具，按指定座位就坐，并保持室内安静。实验桌上的药品、试剂，未经许可不得擅自触碰。

3. 实验开始前，先要了解实验中所用的药品、试剂的性能、使用限量，严格按规定操作，未经老师同意不得任意改变规定的实验操作方法和药品用量。

4. 实验过程中，要仔细观察各种实验的情况，做好记录，认真书写实验报告。实验报告要求字迹清楚，数据、曲线、表格应该按规定格式填写、描述，并在规定时间内上交。

5. 试管加热时，不能将管口朝向他人或自己，以防液滴飞溅，造成事故；嗅闻气体时，应用手轻轻扇动，使少量气体飘进鼻孔，不得将鼻子凑在容器上闻。

6. 使用试剂时，要注意瓶上的标签，绝对禁止随意混合各种药剂，以免发生事故；使用强腐蚀性试剂时，防止沾到皮肤、衣服和眼睛上，如沾到皮肤和眼睛上，要立即用水冲洗，切不可用手抓和用手揉眼睛。

7. 实验时应注意安全，使用玻璃仪器时，当心割破手指。使用易燃、易爆、腐蚀性、毒性试剂时，应该听从指导老师的指导，严格遵守操作步骤，防止意外事故的发生。

8. 用过的药品、试液应集中收集到规定的桶内，不得乱倒乱抛，保持实验室的清洁、卫生。

9. 实验结束时应清洗容器，清理实验用品并摆放整齐，遇有损坏、丢失仪器时应及时报告，离开实验室时应切断电源、水源、火源等。

二、实验室危险品使用制度

危险品是指用于教学实验的易爆易炸品、易燃液体、易燃固体、易自燃物品和遇湿易燃物品、氧化剂和有机过氧化物、有毒品和腐蚀品等。

1. 对危险品的保管、使用和废弃处置，必须按照危险品安全管理的有关法规执行，危险品专用铁皮橱要设置明显标志，设备和安全设施应当定期检查。

2. 储存、使用危险品，应当根据危险品的种类、特性，在实验室、库房等场所设置相应的监测、通风、防晒、调温、防火、灭火、防爆、泄压、防毒、消毒、中和、防潮、防雷、防静电、防腐、防渗漏、防护围堤或者隔离操作等安全设施和设备，并按照国家标准和有关规定进行维护、保养，确保符合安全运行规范。

3. 剧毒品的储存、使用单位应当对剧毒品的存量和用途如实记录，并采取必要的安全措施，防止剧毒品被盗、丢失或者错发误用。发现剧毒品被盗、丢失或者错发误用时，必须立即向学校报告。

4. 剧毒化学品及存量构成重大危险源的其他危险品实行三人管理制度。

5. 使用危险品时要有借出和归还登记。

6. 对危险品定期检查，要求包装完好、标签齐全、标志明显。实验中的废水、废液、废包装，以及其他残存物，应做妥善处理，不要乱扔乱放，以防发生事故。

三、实验室一般性伤害的应急措施

1. 创伤（碎玻璃引起的）

伤口不能用手抚摸，也不能用水冲洗，若伤口里有碎玻璃片，应先用消毒的镊子取出，再用药水消毒伤口，消毒后用止血粉外敷，再用纱布包扎。伤口较大、流血较多时，可用纱布压住伤口止血，并立即送医务室或医院治疗。

2. 烫伤或灼伤

烫伤后切勿用水冲洗，一般可在伤口处搽烫伤膏或用高锰酸钾溶液擦至皮肤变为棕色，再涂上凡士林或烫伤药膏。被磷灼伤后，可用 1‰硝酸银溶液、5％硫酸铜溶液或高锰酸钾溶液洗涤伤处，然后进行包扎；被沥青、煤焦油等有机物烫伤后，可用浸透二甲苯的棉花擦洗，再用羊脂涂敷。

3. （强）碱腐蚀

先用大量水冲洗，再用 2‰醋酸溶液或饱和硼酸溶液清洗，然后再用水冲洗。若碱溅入眼内，用硼酸溶液冲洗。

4. （强）酸腐蚀

用干净的毛巾擦净伤处后，用大量水冲洗，然后用饱和碳酸氢钠（$NaHCO_3$）溶液或稀氨水、肥皂水冲洗，再用水冲洗，最后涂上甘油。若酸溅入眼中，必须先用大量水冲洗，再用碳酸氢钠溶液冲洗，严重者送医院治疗。

5. 其他腐蚀

液溴腐蚀应立即用大量水冲洗，再用甘油或酒精洗涤伤处；氢氟酸腐蚀，先用大量冷水冲洗，再以碳酸氢钠溶液（$NaHCO_3$）冲洗，然后用甘油氧化镁涂在纱布上包扎；苯酚腐蚀，先用大量水冲洗，再用 4 体积 10％的酒精与 1 体积三氯化铁的混合液冲洗。

6. 误吞毒物

立即给中毒者服催吐剂，如肥皂水、芥末和水，或服鸡蛋清、牛奶或食物油等，以缓和刺激，随后用干净手指伸入喉部，引起呕吐。注意磷中毒者不能喝牛奶，可用 5～10mL 1％的硫酸铜溶液加入一杯温开水内服，引起呕吐，然后送医院治疗。

7. 吸入毒气

中毒较轻时，通常迅速将中毒者移到空气新鲜、通风的地方，解松衣服（但要注意保温），使其安静休息，必要时给中毒者吸入氧气，但切勿随便进行人工呼吸。若吸入溴蒸气、氯气、氯化氢等，可吸少量酒精和乙醚的混合物蒸气，使之解毒。吸入溴蒸气的，也可用嗅氨水的办法减缓症状。吸入少量硫化氢者，立即送到空气新鲜的地方；中毒较重的，应立即送到医院治疗。

8. 触电

首先切断电源，若来不及切断电源，可用绝缘物挑开电线。在未切断电源之前，切不可用手拉触电者，也不能用金属或潮湿的东西挑电线。如果触电者在高处，则应先采取保护措施，再切断电源，以防触电者摔伤。然后将触电者移到空气新鲜的地方休息。若出现休克现象，要立即进行人工呼吸，并送医院治疗。

第二部分 实验内容

第一章 细胞生物学实验 ▷▷▷

实验1 普通光学显微镜的结构及其使用

【实验目的】

1. 了解显微镜的基本构造，掌握正确的使用方法。

2. 熟悉各种组织的形态特征，掌握细胞有丝分裂各时期的主要特点。

【实验原理】

显微镜是细胞生物学重要的研究工具，其种类很多，构造也比较复杂。显微镜的结构如下。

1. 普通光学显微镜的基本构造

显微镜基本结构可分为三部分：机械部分、光学放大部分和照明部分（图1-1）。

（1）机械部分　由6个部件组成。

①镜座：显微镜最下面的底座，呈长方形、马蹄形等，对显微镜起稳定作用。

②镜臂：连接镜座与镜筒的部分，弯曲成弧形，是移动显微镜时手握的部位。

③载物台：自镜臂下端向前伸出，中央为通光孔。台上有压片夹和标本移动器，配合载物台右下方的标本移动旋钮用以固定和移动标本。

④镜筒：连接在镜臂上方的圆筒部分。上端装有目镜，下端有一个可转动的圆盘，称为物镜转换器。

⑤物镜转换器：其上装有2～4个物镜，可以转换不同倍数。旋转时听到碰扣声，说明此时物镜光轴恰好对准通光孔中心，物镜旋转到位，光路接通，即可进行观察。

⑥调焦螺旋：镜臂上的两个可转动的旋钮，通过上下移动载物台来调节焦距。大的旋钮升降速度较快，称为粗调焦螺旋，用于低倍镜对焦；小的升降速度较慢，称为细调焦螺旋，用于高倍镜对焦。

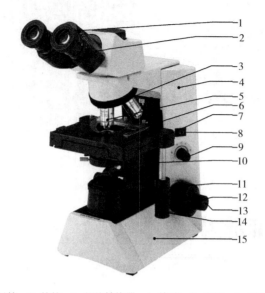

1. 目镜；2. 镜筒；3. 物镜转换器；4. 镜臂；5. 物镜；6. 压片夹；
7. 载物台；8. 电源开关；9. 光源滑动变阻器；10. 聚光器；11. 光源；
12. 粗调焦螺旋；13. 细调焦螺旋；14. 标本移动螺旋；15. 镜座

图 1-1　光学显微镜的构造

（2）光学放大部分　由物镜和目镜组成。

①物镜：是显微镜最重要的部分，由多块透镜组成，作用是将所观察的标本放大形成倒立的实像。一般显微镜有 2~4 个物镜，包括低倍镜、高倍镜、油镜。

②目镜：包括两组透镜，作用是将经过物镜形成的倒立的实像再放大最终形成一个虚像。

因此，标本物像的总放大倍数为物镜与目镜放大倍数之积。如物镜是 $5\times$，目镜是 $10\times$，则标本的物像放大倍数即为 $5\times10=50$ 倍。

（3）照明部分　包括聚光器及光源。

①聚光器：位于载物台下方，由聚光透镜、彩虹光阑和升降螺旋组成。它能将光线集中以射入物镜和目镜。聚光器下可伸缩的圆形彩虹光阑，可通过控制聚光器口径和照射面的大小来调节光线的强弱。

②光源：可采用显微镜的自带光源，也可使用日光、灯光作为光源。

2. 油镜的基本原理

用于微生物学研究的显微镜，其物镜通常有低倍镜、高倍镜和油镜三种。油镜通常标有黑圈或红圈，也有的以"OI（oil immersion）"字样表示，是放大倍数最大的物镜。和放大倍数不同的目镜配合使用，可将被检物体放大 1000~2000 倍。油镜的焦距和工作距离（标本在焦点上看得最清晰时物镜与样品之间的距离）最短，光圈开得最大，因此，在使用油镜观察时，镜头与标本距离较近，需要特别小心。

使用时，油镜与载玻片之间隔一层油质，称为油浸系。通常选用香柏油，因为香柏油的折射率与玻璃相同，通过载玻片的光线，经过香柏油进入物镜时不会发生折射。如果载玻片与物镜之间的介质为空气，则称为干燥系，当光线通过载玻片后，受到折射发生散射现象，进入物镜的光线减少，因此降低视野的照明度（图1-2）。

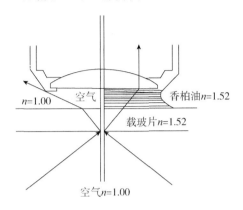

图1-2 油镜工作原理

油镜能增加照明度，更重要的是可以增加数值孔径。所谓数值孔径，即光线投射到物镜上的最大角度（镜口角）的一半的正弦，与载玻片和物镜间介质的折射率的乘积，可用下列公式表示：

$$NA = n \cdot sin\alpha$$

式中 NA 为数值孔径；n 为介质折射率；α 为最大入射角的半数，即镜口角的半数。

因为数值孔径决定显微镜的放大效能，因此，镜口角越大，显微镜的放大效能就越高。因 α 的理论限度为 $90°$，而 $\sin 90° = 1$，故以空气为介质时（$n = 1$），数值孔径小于1，而以香柏油为介质时，n 增大，其数值孔径也随之增大。如镜口角为 $120°$，其半数的正弦为 $\sin 60° \approx 0.87$，则：

以空气为介质时：$NA = 1 \times 0.87 = 0.87$；

以水为介质时：$NA = 1.33 \times 0.87 = 1.15$；

以香柏油为介质时：$NA = 1.52 \times 0.87 = 1.32$。

数值孔径还与显微镜的分辨率相关，分辨率是指显微镜能够辨别两个质点间最小距离的能力，是显微镜最重要的性能参数。它与物镜的数值孔径成正比，与光源波长成反比。因此，物镜的数值孔径越大，光源波长越短，则显微镜的分辨率越大，被检物体的细微结构也就更易辨别。显微镜的分辨率用可分辨的最小距离来表示：

$$能辨别两点之间最小距离 = \frac{\lambda}{2NA}$$

式中 λ 为光源波长。

可见光的平均波长为 $0.55\mu m$，如使用数值孔径为 0.65 的高倍镜，能辨别两点之间的距离为 $0.42\mu m$。若两点的距离小于 $0.42\mu m$ 就不能分辨，即使增加目镜放大倍数，也只能增加显微镜的总放大率，仍然不能区分。只有改用数值孔径更大的物镜，使分辨率增加才行。例如用数值孔径为 1.25 的油镜时：

$$能辨别两点之间的最小距离 = \frac{0.55}{2 \times 1.25} = 0.22\mu m$$

由此可以得出，如采用放大率为 40 倍的高倍镜（$NA = 0.65$）和放大率为 24 倍的目镜，虽然总放大率为 960 倍，但其分辨的最小距离只有 $0.42\mu m$。若采用放大率为 90 倍的油镜（$NA = 1.25$）和放大率为 9 倍的目镜，虽然总的放大率只有 810 倍，但却能分辨出 $0.22\mu m$ 间的距离。

利用显微镜可以观察各种组织细胞的形态结构。在各种动物、植物生长旺盛的组织中，体细胞以有丝分裂的方式进行增殖。在有丝分裂过程中，细胞内的染色体进行复制后平均分配到子细胞中，因此两个子细胞的染色体形态、数目等均与母细胞相同。

【实验器材】

1. 实验材料

洋葱根尖细胞有丝分裂切片、植物根尖纵切切片、动物有丝分裂切片、蝗虫精巢减数分裂切片、单层扁平上皮切片、复层扁平上皮切片、纤维结缔组织切片、心肌切片、脊髓制片、神经细胞装片、正常人染色体装片、人血涂片、草履虫装片、细菌三型涂片、松柏油、二甲苯、擦镜纸。

2. 实验仪器

普通光学显微镜。

【实验步骤】

1. 显微镜的使用方法

将显微镜放在自己的左前方，镜座距桌边约 10cm，镜臂朝向自己，镜筒朝外。转动物镜转换器，使低倍镜和镜筒成一直线，正对通光孔。

（1）调节光照　打开电源开关，调节光亮度旋钮，至亮度合适。为了延长电源灯泡的使用寿命，在显微镜的电源开启或关闭前，应将光亮度调节到最小值。

（2）调节目镜间距　打开电源后，调节两个目镜之间的距离，至双眼视场像合二为一。

（3）观察　将要观察的标本放在载物台上，盖玻片的一面朝上，用压片夹夹紧。旋转标本移动旋钮，将要观察的部分移到通光孔中央。需要注意的是，通过显微镜观察到的是倒立的虚像，因此应注意玻片的移动方向。如向右移动玻片，物象则向左移动；若向后移动玻片，物象就向前移动。

①低倍镜观察：用左手或双手轻轻旋转粗调焦螺旋，使载物台缓慢上升，至距离玻片标本约 0.5cm 为止（注意从侧面观察，以免载物台上升过多，造成镜头或标本片的损坏）。然后边调节粗调焦螺旋缓慢下降载物台边观察，直到发现物象，再调节细调焦螺旋，使物像清晰。如果待观察的部分偏离了视野中心，可通过标本移动旋钮移动标本，再调节粗调焦螺旋以观察到清晰物象。

②高倍镜观察：高倍镜可用来观察低倍镜视野内某个位置的更细微结构。首先把视野内要观察的部位移至中心，然后转动物镜转换器（切勿直接扳动镜头），换上高倍镜，

之后调节细调焦螺旋，观察清晰物象。

③油镜观察：如果高倍镜的放大倍数仍不够，可换用油镜。首先将标本移至视野中心，用高倍镜观察到清晰的物像，然后移开镜头，在盖玻片上滴一滴香柏油，换上油镜，调节细调焦螺旋将镜头浸于香柏油，然后一边观察，一边轻轻转动细调焦螺旋（切忌转动粗调焦螺旋）调节清晰物像。观察结束，移开油镜镜头，立即用擦镜纸蘸取适量二甲苯将镜头上的香柏油擦净。观察完毕，降下载物台，取下标本，将光源亮度调至最弱，然后关闭电源。

2. 显微镜的保养

（1）移动显微镜时，须一只手握住镜臂，另一只手托住镜座，要轻拿轻放。

（2）使用显微镜时，一定要严格按照上述方法和步骤，否则容易损坏标本和镜头，或者看不清物像。

（3）擦拭镜头时，必须用干净的擦镜纸或细软纱布，不能用硬纸，擦拭要朝一个方向，以免损坏镜头。

（4）载物台要保持清洁、干净，不要让水、酸、碱或其他化学药品流到台上，以免生锈或腐蚀。

（5）显微镜要避免阳光直射，要防潮、防尘，保持镜体的干燥和清洁。

3. 动物组织、植物组织和原生生物的观察

（1）动物基本组织的观察　使用显微镜观察动物上皮组织、结缔组织、肌肉组织、神经组织及蝗虫精细胞有丝分裂切片。

（2）植物组织的观察　使用显微镜观察植物分生组织、薄壁组织及洋葱根尖细胞有丝分裂切片。

（3）原生生物的观察　使用显微镜观察草履虫切片。

4. 绘图

（1）认真观察标本，看清标本的结构特点。

（2）根据结构特点勾画出轮廓草图，并掌握好相应的比例和位置。

（3）在轮廓草图的基础上正确绘制详图，详图要求线条流畅、点均匀、点线不反复描绘。

（4）详图制作完毕后，需注明图的名称及放大倍数等相关内容。

【实验预期结果及分析】

1. 绘出镜下观察到的部分组织细胞，注明各部位名称。

2. 绘出所观察到的动物或植物的有丝分裂像，注明相应的时期。

3. 绘出草履虫的结构图，注明各个部位。

【要点提示及注意事项】

1. 移动显微镜时要轻拿轻放。

2. 观察标本时，须先用低倍镜观察，再换高倍镜。

3. 转换物镜时应使用物镜转换器，切勿直接用手转动物镜。

4. 粗细调焦螺旋不能随意转动，否则会造成机器损伤、调节失灵。

5. 擦拭镜头时，必须用干净的擦镜纸或细软纱布朝同一方向擦拭，不能使用硬纸擦拭，否则易损坏镜头。

6. 观察结束后，将光源亮度调至最弱后关闭电源，以防下次打开电源时因电流过大烧毁照明灯泡。

【思考题】

1. 光学显微镜最重要的参数是什么？

2. 如何保养显微镜？

实验2　细胞凝集反应

【实验目的】

1. 掌握植物凝集素促使细胞凝集的原理，加深对细胞膜表面结构的了解。

2. 了解红细胞的凝集现象。

【实验原理】

细胞膜是脂质双分子层镶嵌蛋白质的结构，胞间侧表面有分支状糖外被，细胞与细胞之间的相互识别和联系、细胞的生长、细胞的分化、机体的免疫反应及肿瘤的发生等都与其有关。凝集素是一类含糖并能与糖基特异性结合的蛋白质，它能与细胞表面的糖分子相连接，在细胞间形成"架桥"，从而使细胞凝集。凝集素既可以促使细胞凝集，又能刺激细胞分裂。

【实验器材】

1. 实验材料

家兔、土豆、韭菜、半夏、1%肝素溶液、PBS缓冲液、固体硫酸铵。

2. 实验仪器

显微镜、天平、烧杯、研钵、载玻片、滴管、离心管、注射器等。

【实验步骤】

1. 实验准备

（1）1%家兔红细胞悬液制备　用5mL注射器（含1%肝素溶液）抽取家兔耳缘静脉血液1mL，用生理盐水洗3次，每次离心5分钟（2000r/min）收集红细胞，最后按红细胞比容用生理盐水配成1%家兔红细胞悬液。

（2）凝集素制备

①土豆凝集素制备：用天平称取去皮土豆2g，切成小片置烧杯中，加入10mL PBS缓冲液浸泡1~2小时，可溶性的土豆凝集素即溶解于PBS缓冲液中，取出土豆，溶液备用。

②韭菜凝集素制备：用天平称取洗净的韭菜4g，剪碎，加入4mL生理盐水，充分研磨，过滤，滤液5000r/min离心10分钟，转移上清，弃去沉淀，加入硫酸铵（约0.4g/mL），5000r/min离心10分钟，弃上清，加入0.25mL PBS缓冲液溶解沉淀。

③半夏凝集素制备：用天平称取半夏 2g，切成小块置研钵中研磨，加入 5mL PBS 缓冲液，过滤，滤液备用。

2. 凝集反应

取 4 张载玻片，各滴一滴 1％家兔红细胞悬液，之后分别滴加土豆凝集素、韭菜凝集素、半夏凝集素及 PBS 缓冲液各一滴于载玻片上，充分混匀，静置 10 分钟，低倍显微镜下观察红细胞凝集现象。

【实验预期结果及分析】

1. 土豆、韭菜、半夏的凝集素均能使红细胞凝集。

2. PBS 缓冲液为阴性对照，红细胞分散均匀，无明显变化。

【要点提示及注意事项】

1. 韭菜凝集素提取中，韭菜一定要研磨充分，且加硫酸铵时要足量，否则会影响沉淀效果。

2. 离心管放入离心机时，要先配平，然后对称放置在离心机内。

【思考题】

1. 植物凝集素促使细胞凝集的原理是什么？

2. 请举例说明细胞凝集在日常生活中有哪些应用。

实验 3　细胞膜通透性检测

【实验目的】

1. 掌握细胞膜通透性的检测方法。

2. 了解细胞膜通透性的特点。

【实验原理】

细胞膜由脂质双分子层和膜蛋白组成，可控制细胞与外环境进行选择性的物质交换。

将红细胞放在低渗溶液中，由于细胞内外存在渗透压差，水分子大量渗入细胞内，导致细胞膜胀破，血红蛋白释放，这种现象称为溶血。

红细胞膜对不同相对分子量、不同脂溶性及电解质或非电解质等各种物质的通透性不同，溶质透过细胞膜的速度不同，溶血发生的时间也有差别。因此，可以通过测定溶血时间来判断物质渗入红细胞的速度。

【实验器材】

1. 实验材料

家兔、0.17mol/L 氯化钠溶液、0.17mol/L 氯化铵溶液、0.32mol/L 葡萄糖溶液、0.17mol/L 醋酸铵溶液、0.17mol/L 硝酸钠溶液、0.17mol/L 草酸铵溶液、0.12mol/L 硫酸钠溶液、0.32mol/L 甘油、0.32mol/L 乙醇、1％肝素溶液、蒸馏水。

2. 实验仪器

显微镜、烧杯、试管、试管架、微量移液器等。

【实验步骤】

1. 10%家兔红细胞悬液制备

用 5mL 注射器（含 1‰肝素溶液）抽取家兔耳缘静脉血液 1mL，用生理盐水洗 3 次，每次 2000r/min 离心 5 分钟收集红细胞，最后按红细胞比容用生理盐水配成 10％红细胞悬液。

2. 溶血实验

取 1 支试管，加入 3mL 蒸馏水，滴入 3～5 滴家兔红细胞悬液，混匀，注意观察颜色变化，溶液由不透明变为透明时记录发生溶血的时间。

3. 细胞通透性不同的等渗溶液对红细胞溶血时间的影响

取 9 支试管，分别加入 3mL 各种等渗溶液，再每管滴加 3～5 滴家兔红细胞悬液，轻轻振荡混匀，注意观察试管内颜色变化，记录发生溶血的时间。

【实验预期结果及分析】

1. 试管内溶液由不透明的红细胞悬液变为红色透明的溶液，即发生了溶血，镜下可见红细胞碎片。

2. 由于红细胞膜对不同等渗溶液的通透性不同，溶质透过细胞膜的速度不同，因此不同等渗溶液中红细胞悬液的溶血时间有差别。

【要点提示及注意事项】

1. 注射器先用 1‰肝素溶液浸润，防止发生凝血。

2. 各试管内加入的试剂量及红细胞悬液量应保持一致，且应做好标记。

3. 试管中加入红细胞悬液后混匀时，不要剧烈摇晃，以免造成人为的溶血。

【思考题】

1. 溶血发生的原因是什么？

2. 观察不同等渗溶液下的溶血现象，分析是否发生溶血及溶血发生的原因。

3. 红细胞对不同相对分子量、不同脂溶性及电解质或非电解质等各种物质通透性有什么区别？

实验 4　观察真核细胞内 DNA 和 RNA 分布

【实验目的】

1. 掌握 Brachet 反应的基本原理。

2. 熟悉 Brachet 反应的基本操作。

3. 了解真核细胞内 DNA 和 RNA 的分布情况。

【实验原理】

DNA 是细胞内主要的遗传物质，RNA 是遗传信息表达的产物，二者的分子结构及在细胞内的分布均不同。在真核细胞内，DNA 主要分布在细胞核内，而 RNA 则主要分布在细胞质中。甲基绿、派洛宁均为碱性染料，甲基绿对 DNA 亲和力强，与之结合显现绿色，而派洛宁与 RNA 的亲和力强，两者结合呈现红色。Brachet 反应主要是利用 DNA 与 RNA 分子和碱性染料甲基绿-派洛宁结合而呈现不同的颜色，细胞经甲基绿-派洛宁混合染色液处理后，可显示出 DNA 和 RNA 在真核细胞中的分布。

【实验器材】

1. 实验材料

洋葱表皮、甲基绿-派洛宁染色液、乙酸钠、乙酸、1mol/L HCl、蒸馏水。

染色液 A 液：6mL 2%甲基绿溶液和 6mL 5%派洛宁溶液，与 16mL 蒸馏水混匀。

染色液 B 液：甲溶液：取乙酸钠 13.5g，用蒸馏水溶解后定容至 100mL；乙溶液：取乙酸 6mL，加蒸馏水稀释至 100mL。取甲溶液 30mL 和乙溶液 20mL 混匀，配成 pH 值 4.8 的 B 液。

甲基绿-派洛宁染色液：A 液、B 液各取 16mL 混合，即为甲基绿-派洛宁染色液。

2. 实验仪器

显微镜、天平、镊子、载玻片、盖玻片、滤纸等。

【实验步骤】

1. 用镊子将洋葱内表皮撕下一小块，置于 10mL 1mol/L 的 HCl 溶液中，30℃保温 5～10 分钟。

2. 蒸馏水漂洗洋葱表皮 5 分钟。

3. 将漂洗过的表皮在载玻片上铺平，用滤纸吸去多余的水分。

4. 将甲基绿-派洛宁染色液滴在载玻片上，染色 30 分钟。

5. 用滤纸吸去染色液，用蒸馏水漂洗 2～3 次并迅速吸去，然后盖上盖玻片。

6. 显微镜下观察染色结果。

【实验预期结果及分析】

1. 由于 DNA 与 RNA 在真核细胞内分布不同，本实验主要观察细胞核和细胞质的染色情况。

2. 经甲基绿-派洛宁染色液染色后，洋葱内表皮细胞的细胞核被甲基绿染成绿色，细胞质则被派洛宁染成红色。

【要点提示及注意事项】

1. 选用洋葱表皮细胞作为实验材料应注意避免原有颜色的干扰，不能选用紫色洋葱表皮细胞。

2. 冲洗染色液时速度须尽量快，避免放置时间过长引起褪色。

3. 染色液应现用现配，不宜放置时间过长，以免影响染色效果。

【思考题】

1. Brachet 反应的基本原理是什么？

2. 本实验中 HCl 的作用是什么？

实验 5 小鼠肝细胞原代培养

【实验目的】

1. 掌握动物细胞原代培养的原理及方法。
2. 熟悉细胞原代培养的基本操作过程。

【实验原理】

细胞培养是模拟机体内生理条件，在人工条件下培养离体细胞，使其生存、生长、繁殖和传代。可进行细胞生命过程、细胞癌变等问题的研究，已广泛地应用于分子生物学、遗传学、免疫学、肿瘤学、细胞工程等领域。原代培养是直接由体内取出组织或细胞进行培养。由于原代培养的细胞离体时间短，性状与体内更相似，适用于研究，也为以后进行传代培养创造条件。原代培养可以分为组织块培养法和消化法。

【实验器材】

1. 实验材料

小鼠、小牛血清、DMEM、胰酶、PBS 缓冲液、医用酒精。

2. 实验仪器

CO_2 培养箱、倒置显微镜、超净工作台、高压灭菌锅、水浴箱、离心机、饭盒、纱布、手术剪、眼科剪、眼科镊、烧杯、培养皿、离心管、培养瓶、青霉素小瓶、酒精喷壶、微量移样器。

【实验步骤】

1. 实验准备

打开超净工作台电源开关，用医用酒精擦拭台面，摆放好实验用品，打开紫外灭菌灯，30 分钟后关闭紫外灯，开启日光灯同时开启风机。

2. 实验过程

（1）颈椎脱臼法处死小鼠，置 75％酒精中浸泡 1～2 分钟，移入超净工作台内。

（2）用手术剪剪开腹腔，取出肝脏，置于盛有 PBS 缓冲液的培养皿中，清洗表面的血液等杂质。

（3）清除肝脏被膜、附着的脂肪及纤维结缔组织，用 PBS 缓冲液反复冲洗 3 遍。

（4）将肝组织转移到另一个盛有 PBS 缓冲液的培养皿中，剪成 0.5～1mm³ 小块，同时用眼科镊将彼此分开。

（5）加入 5～6 倍体积 0.25％胰酶，37℃孵育 20 分钟，之后加入含血清的 DMEM 以中止胰酶的消化作用。

（6）将消化好的肝组织块贴于培养皿中，加 2～3mL 培养液置 37℃、5％ CO_2 条件下培养。

【实验预期结果及分析】

组织块贴壁良好，24～48 小时即可见组织块边缘有少量细胞长出。

【要点提示及注意事项】

1. 实验过程中要严格无菌操作，防止污染。

2. 加入胰酶消化时要注意消化时间。

3. 组织块不能太大，否则影响贴壁。

【思考题】

1. 细胞培养过程中为何要无菌操作？

2. 加入的胰酶有什么作用？

实验 6　细胞的冻存和复苏

【实验目的】

1. 掌握细胞株的冻存和复苏方法。

2. 了解细胞株冻存和复苏的原理。

【实验原理】

在体外培养细胞的过程中，细胞株的生物特性会随传代次数增加而发生改变。因此，为了保持细胞特性不变，应及时将细胞冻存。向培养液中加入冷冻保护剂，可使冰点降低，在缓慢冷冻的条件下，能使细胞内的水分在冻结前渗出细胞，减少了冰晶的形成，从而保护细胞免受损伤。目前常用的保护剂为二甲亚砜（DMSO）和甘油，它们分子量小、溶解度大、易穿透细胞，且对细胞无毒性。在加入冷冻保护剂后，可将细胞长期储存于液氮中。

细胞复苏是把冻存的细胞从液氮中取出，融化，此过程中需防止融化的水分重新结晶而造成细胞损伤。

【实验器材】

1. 实验材料

体外培养的细胞如 HeLa 细胞、DMEM、小牛血清、胰酶、甘油或 DMSO、PBS 缓冲液、液氮、医用酒精。

2. 实验仪器

超净工作台、CO_2 培养箱、倒置显微镜、高压灭菌锅、水浴箱、离心机、液氮罐、培养皿、离心管、培养瓶、吸管、移液管、冻存管、微量移样器。

【实验步骤】

1. 细胞株的冻存

（1）取对数生长期的细胞，弃去培养液，加入 0.25％的胰酶消化细胞，待细胞分散后，加入含小牛血清的 DMEM 终止消化。

（2）收集细胞至离心管中，1000r/min 离心 10 分钟。

（3）弃上清液，加入含甘油或 DMSO 的冻存液，吹打悬浮细胞。

（4）将细胞悬液分装至冻存管中，每管 1mL，将冻存管口封严，贴上标签，做好标记。

（5）按下列顺序降温：室温→冰箱冷藏室（4℃，30分钟）→冰箱冷冻室（-20℃，2小时）→超低温冰箱（-85℃，2小时）→液氮。

2. 冻存细胞的复苏

（1）从液氮中取出冻存管，迅速置于37℃水浴中并不断搅动，使冻存细胞在1分钟内融化。

（2）用医用酒精消毒冻存管，之后置于超净工作台内。

（3）打开冻存管，将已融化的细胞悬液转移到离心管中。

（4）1000r/min离心5分钟，弃去上清液。

（5）加入新培养液10mL，吹打均匀，1000r/min再离心5分钟，弃上清液。

（6）重新加入新的培养液后，将细胞转移至培养瓶中，放CO_2培养箱内37℃培养。

（7）24小时更换培养液，观察细胞生长情况。

【实验预期结果及分析】

1. 贴壁生长的细胞，复苏成功后24小时左右即可贴壁。

2. 如果复苏不成功，细胞不能贴壁，仍然悬浮于培养基中。

【要点提示及注意事项】

1. 冻存细胞时应小心操作，以免液氮冻伤。

2. 液氮要定期检查，随时补充，绝对不能挥发干净。

3. 复苏时速度一定要快，避免形成冰晶，损伤细胞。

【思考题】

1. 细胞冻存时加入甘油或二甲亚砜的作用是什么？

2. 细胞复苏时如何判断细胞是否成活？

实验7　细胞凋亡的形态学观察

【实验目的】

1. 掌握凋亡细胞的形态学特征，加深对细胞凋亡的理解。

2. 了解检测细胞凋亡的方法和基本原理。

【实验原理】

细胞凋亡是受基因调控的主动的生理性自杀行为，涉及一系列基因的激活、表达及调控等作用。

细胞凋亡时会出现一系列形态学变化，包括染色质浓缩、边缘化，核膜裂解，染色质DNA断裂，出现DNA片段，凋亡小体形成等。应用相应的染色法对凋亡细胞染色，用普通光学显微镜或荧光显微镜可观察到上述变化。

【实验器材】

1. 实验材料

体外培养的传代细胞、DMEM、小牛血清、PBS缓冲液、胰酶、细胞固定液、凋亡诱导剂、Hoechst 33258 染色液。

2. 实验仪器

荧光显微镜、CO_2 培养箱、超净工作台、离心机、载玻片、盖玻片、滤纸、胶头滴管、细胞计数板、微量移液器、离心管、酒精灯。

【实验步骤】

1. 调整体外培养细胞的密度，加入凋亡诱导剂诱导细胞凋亡。

2. 将脱落细胞收集至离心管中，其余细胞加入适量胰酶消化后也收于离心管内，1000 r/min 离心 5 分钟，弃上清，用 PBS 缓冲液重悬成细胞悬液。

3. 加入适量细胞固定液固定 10 分钟，1000r/min 离心 5 分钟，弃上清，用 PBS 缓冲液重悬，并调整细胞密度至 10^6 个/mL。

4. 取 $100\mu L$ 细胞悬液，加入 $1\mu L$ Hoechst 33258 染色液避光染色 5～10 分钟。

5. 用胶头滴管将染色的细胞悬液滴一滴于载玻片上，加盖玻片，荧光显微镜下观察。

【实验预期结果及分析】

经 Hoechst 33258 染色液染色后细胞核呈蓝色，凋亡细胞核染色质浓缩、边缘化，染色质 DNA 断裂，可出现 DNA 荧光片段。

【要点提示及注意事项】

1. 实验所用染色液均有毒，使用时应注意安全，切勿接触皮肤或吞服。

2. 染色结束后，应立即检测，以免荧光信号减弱影响结果。

3. 荧光显微镜的激发光为紫外光，使用时应注意做好防护。

【思考题】

1. 显微镜下观察到的凋亡细胞形态学特征有哪些？

2. 检测细胞凋亡的方法有哪些？

第二章　工业微生物学实验 ▷▷▷▷

实验 8　培养基的准备与灭菌

【实验目的】

1. 了解培养基的配制原理，掌握培养基的配制方法。

2. 掌握高压蒸汽灭菌的操作方法和注意事项。

【实验原理】

培养基是指人工配制的，适合微生物生长发育或代谢产物积累的营养基质。正确掌握培养基的配制方法是开展微生物学实验的重要基础。由于微生物种类及代谢类型的多样性，以及实验和研究的目的不同，用于培养微生物的培养基种类也很多。虽然不同培养基的配方及配制方法各有差异，但从营养角度分析，任何培养基中均需含有微生物所必需的碳源、氮源、矿质元素和水等；另外，培养基还应具有适宜的 pH、一定的缓冲能力、一定的氧化还原电位及合适的渗透压。

培养基配制完成后应及时彻底灭菌，常采用高压蒸汽灭菌法，其原理是通过高温加热使蛋白质变性，从而达到杀死微生物的效果。将灭菌的物品放在一个密闭、加压的灭菌锅内，通过加热，使灭菌锅内水沸腾而产生热蒸汽。待热蒸汽将锅内冷空气从排气阀中排尽，关闭排气阀继续加热。此时蒸汽不溢出，压力增大，沸点升高，高于 100℃的热蒸汽使菌体蛋白凝固变性，从而达到灭菌的目的。

【实验器材】

1. 实验材料

牛肉膏、蛋白胨、NaCl、琼脂、1mol/L 的 NaOH 和 HCl 溶液、马铃薯、葡萄糖、可溶性淀粉、KNO_3、K_2HPO_4、$MgSO_4 \cdot 7H_2O$、$FeSO_4 \cdot 7H_2O$、蒸馏水。

2. 实验仪器

电子天平、高压蒸汽灭菌锅、电炉、微量移液器、试管、烧杯、量筒、玻璃棒、锥形瓶、培养皿、漏斗、药匙、称量纸、精密 pH 试纸、记号笔、棉花等。

【实验步骤】

1. 牛肉膏蛋白胨培养基配制

（1）牛肉膏蛋白胨培养基配方　牛肉膏 5g，蛋白胨 10g，NaCl 5g，琼脂 15～20g，水 1000mL，pH 值 7.0～7.2。

（2）称量　按照上述培养基配方依次精确称量所需的各种药品。

（3）溶解　将称好的药品置于一烧杯中，先加入少量水，用玻璃棒搅动，加热溶解。待全部药品溶解后，补水至 1000mL。

（4）调 pH　使用精密 pH 试纸测定培养基的 pH。用剪刀剪一小段 pH 试纸，用镊子夹取此段 pH 试纸蘸取培养基，观测其 pH 范围，如培养基偏酸或偏碱时，可用 1mol/L 的 NaOH 或 HCl 溶液进行调节。调节 pH 时，应逐滴加入 NaOH 或 HCl 溶液，边加边搅拌，防止局部过碱或过酸，破坏培养基中成分，并不时用 pH 试纸测试，直至达到所需 pH 为止，尽量避免回调。

2. 马铃薯葡萄糖琼脂 PDA 培养基配制

（1）马铃薯葡萄糖琼脂培养基配方　马铃薯 200g，葡萄糖 20g，琼脂 15～20g，水 1000mL。

（2）马铃薯葡萄糖琼脂培养基配制方法　马铃薯洗净去皮，称取 200g 切成小块，加水煮沸 20～30 分钟，煮烂后纱布过滤，加热；加入 15～20g 琼脂，继续加热搅拌混匀，待琼脂溶解完后，加入葡萄糖，搅拌均匀，稍冷却后补水至 1000mL。

3. 高氏 1 号培养基配制

（1）高氏 1 号培养基配方　可溶性淀粉 20g，KNO_3 1g，K_2HPO_4 0.5g，$MgSO_4 \cdot 7H_2O$ 0.5g，NaCl 0.5g，$FeSO_4 \cdot 7H_2O$ 0.01g（母液），琼脂 20g，H_2O 1000mL。

（2）称量和溶解　按配方先称取可溶性淀粉，放入小烧杯中，并用少量冷水将淀粉调成糊状，加入小于所需水量的沸水中，继续加热，使可溶性淀粉完全溶解，然后再称取其他各成分，并依次溶解。对微量成分 $FeSO_4 \cdot 7H_2O$，可先配成高浓度的贮备液，方法是先在 100mL 水中加入 1g $FeSO_4 \cdot 7H_2O$ 配成 0.01g/mL，再在 1000mL 培养基中加入 1mL 0.01g/mL 的贮备液即可，待所有试剂完全溶解后，补充水分到所需的总体积。配制固体培养基时，将称好的琼脂放入已溶的试剂中，再加热溶解，最后补充所损失的水分。

（3）调 pH　用 pH 试纸测培养基的原始 pH，如果偏酸，用滴管向培养基中加入 NaOH（1mol/L），边滴边搅拌，并随时用 pH 试纸测其 pH，直至 pH 值达 7.6。反之，用 HCl（1mol/L）进行调节。

4. 高压蒸汽灭菌

（1）加水　首先在锅内加入适量蒸馏水，使水面没过加热管。

（2）装料　将配制好待灭菌的培养基放入灭菌锅中。注意不要装得太挤，应留有一定间隙，以免妨碍蒸汽流通而影响灭菌效果。装有培养基的容器放置时要防止液体溢出，锥形瓶与试管口端均不要与桶壁接触，以免冷凝水淋湿包扎的纸而透入棉塞。

（3）加盖　盖好锅盖，使锅盖向下紧压锅体，确保密封。

（4）灭菌　选择灭菌运行模式，设置灭菌时间及温度，开始灭菌，灭菌过程中不允许打开或者旋转压力阀门。灭菌结束后，当压力表的压力降至 0 时，慢慢打开排气阀，打开盖子，取出灭菌物品。

5. 倒平板

（1）将高压蒸汽灭菌后的培养基放入超净工作台中，待冷却至 55℃～60℃时准备倒平板。在锥形瓶附近点燃酒精灯，右手拿装有培养基的锥形瓶，左手拨出棉塞。

（2）右手拿锥形瓶，使瓶口迅速通过酒精灯火焰。

（3）用左手的拇指和食指将培养皿打开一条稍大于瓶口的缝隙，右手将锥形瓶中的培养基（10～20mL）倒入培养皿，左手立即盖上培养皿的皿盖。

（4）等待平板冷却凝固，需 5～10 分钟。然后，将平板倒过来放置，使皿盖在下，皿底在上。

【实验预期结果及分析】

1. 配制 3 种不同培养基。

2. 将配制好的不同培养基进行高压蒸汽灭菌。

【要点提示及注意事项】

1. 必须按各种不同培养基的要求准确调整 pH。

2. 加热溶解过程中要不断搅拌，加热过程中所蒸发的水分应补足。

3. 每次使用前，应保证灭菌锅内有足够水量，使水位超过加热管。

4. 待灭菌的物品放置不宜过挤。

5. 灭菌完毕后，不可放气减压，否则瓶内液体会剧烈沸腾，冲掉瓶塞而外溢甚至导致容器爆裂。须待灭菌器内压力降至与大气压相等后才可开盖。

【思考题】

1. 配制培养基时为什么要调节 pH？

2. 培养基配制完成后，为什么必须立即进行灭菌？已经灭菌的培养基如何完成无菌检测？

实验 9　微生物菌种保藏

【实验目的】

1. 了解菌种保藏的基本原理。

2. 掌握几种常用的菌种保藏方法。

【实验原理】

在科学研究和工业生产中，为了使从自然界分离得到的野生型菌种和人工选育得到的优良菌种、菌株尽可能长时间地发挥作用，需采用各种适宜的方法妥善保存以保证菌种成活，更重要的是保持菌种的遗传性状，使之不发生或尽可能少发生变异。菌种保藏的原理基本上是根据微生物的生理、生化特点，人为创造一个微生物代谢不活泼、生长生殖受到抑制，难以突变的环境，如低温、干燥或缺氧等，使其生命活动降至最低程度或处于休眠状态，使菌株很少发生突变，以达到保持菌种的目的。

【实验器材】

1. 实验材料

待保藏的菌株斜面、牛肉膏蛋白胨斜面培养基、10% HCl、石蜡油、河沙、黄土。

2. 实验仪器

小试管（10mm×100mm）、5mL 无菌吸管、微量移液器、灭菌锅、干燥器、冰箱、无菌水、筛子（60 目、80 目、100 目）、标签纸、接种环等。

【实验步骤】

1. 斜面保藏法

（1）贴标签 取无菌的牛肉膏蛋白胨斜面数支，在斜面的正上方距离试管口 2～3cm 处贴上标签，在标签纸上写明接种的细菌菌名、培养基名称和接种日期。

（2）斜面接种 将待保藏的细菌用接种环以无菌操作在斜面上做画线接种。

（3）培养 将接种后的培养基放入培养箱中，在 37℃恒温箱中培养 48 小时。

（4）保藏 培养好的菌种于 4℃～6℃，相对湿度 50%～70%条件下保存。

2. 液体石蜡保藏法

（1）贴标签 取无菌的牛肉膏蛋白胨斜面数支，在斜面的正上方距离试管口 2～3cm 处贴上标签，在标签纸上写明接种的细菌菌名、培养基名称和接种日期。

（2）斜面接种 无菌条件下，用接种环将待保藏的细菌在斜面上做画线接种。

（3）培养 将接种后的培养基放入培养箱中，在 37℃恒温箱中培养 48 小时。

（4）灌注石蜡油 无菌条件下将灭菌的石蜡油注入刚培养好的斜面培养物上，液面高出斜面顶部 1cm 左右，使菌体与空气隔绝。

（5）保藏 将注入石蜡油的菌种斜面直立存放于低温（4℃～15℃）干燥处，保藏时间为 2～10 年不等。

3. 沙土管保藏法

（1）沙土管制备 将河沙过 60 目筛，弃去大颗粒及杂质，再过 80 目筛，去掉细沙。用吸铁石吸去铁质，放入容器中用 10% HCl 浸泡，如河沙中有机物较多，可用20% HCl 浸泡。24 小时后倒去 HCl，用水洗泡数次至中性，最后将沙子烘干或晒干。另取黄土过 100 目筛，烘干，按沙∶土＝2∶1 混合。把混匀的沙土分装入小试管中，高度为 1cm 左右，塞好棉塞。

（2）灭菌 高压蒸汽灭菌 30 分钟。灭菌后在不同部位抽出若干管，加入牛肉膏蛋白胨培养基，经培养检查后无微生物生长方可使用。

（3）制备菌悬液 取 3mL 无菌水至待保藏的菌种斜面中，用接种环轻轻刮下菌苔，振荡制成菌悬液。用微量移液器吸取菌悬液，均匀滴入沙土管中，每管 0.2～0.5mL。

（4）干燥 把装好菌液的沙土管放入干燥器使之干燥。

（5）保藏 干燥后的沙土管可直接放入冰箱中保藏。

【实验预期结果及分析】

掌握 3 种不同菌种保存方法。

【要点提示及注意事项】

1. 菌种保藏全程要求严格遵守无菌操作。
2. 用于保藏的微生物必须处于良好的生长状态。

【思考题】

1. 菌种保藏中，石蜡油的作用是什么？
2. 沙土管法适合保藏哪一类微生物？

实验 10 微生物分离与纯化、接种及培养

【实验目的】

1. 掌握从土壤中分离微生物的基本技术。
2. 了解微生物常用的接种和培养方法，掌握斜面接种的方法和技术。

【实验原理】

微生物在自然界中呈混杂状态存在，要获得所需单一的菌种，必须从中把它们分离出来。土壤中生活的微生物极其多样，因此，土壤是开发利用微生物资源的重要基地，可以从中分离、纯化得到许多有用的菌株。从混杂的微生物群体中获得只含有某一种或某一株微生物的过程称为微生物的分离与纯化。

微生物分离和纯化的方法虽很多，如稀释涂布平板法、稀释混合平板法、平板画线法等，但基本原理却是相似的，即将待分离的样品进行一定的稀释，并使微生物的细胞（或孢子）尽量以分散状态存在，然后使其长成纯种单菌落。上述工作离不开接种，即将一种微生物移到另一灭过菌的培养基上的过程。本实验通过 10 倍稀释及平板涂布和平板画线等操作，微生物可在平板上分散成单个的个体，经过适宜条件培养形成单个菌落，挑取单个菌落接至新鲜平板上，从而使目的菌种纯化。

【实验器材】

1. 实验材料

地表 10cm 下的土样、牛肉膏蛋白胨固体培养基（培养细菌）、高氏 1 号固体培养基（培养放线菌）、PDA 固体培养基（培养真菌）。

2. 实验仪器

超净工作台、培养箱、高压灭菌锅、显微镜、酒精灯、接种环、玻璃涂布棒、试管、试管架、镊子、微量移液器、滴管、无菌平板等。

【实验步骤】

1. 土壤取样

根据实验目的选取采样地点，把采到的土壤装进取样袋，直接带回微生物实验室立即使用或放入 4℃ 的冰箱备用，但放置时间不要超过 1 天。

2. 平板制备

按照实验 8 的方法配制牛肉膏蛋白胨固体培养基平板、高氏 1 号固体培养基平板和

PDA 固体培养基平板，备用。

3. 制备土壤稀释液

取 10mL 无菌水、土壤 1g，先后放入锥形瓶中，振荡 10 分钟，即为稀释成 10^{-1} 的土壤悬液。

另取装有 9mL 无菌水的试管 7 支，用记号笔编上 10^{-2}、10^{-3}、10^{-4}、10^{-5}、10^{-6}、10^{-7}、10^{-8}。取已稀释成 10^{-1} 的土壤悬液，振荡后静置 30 秒，用微量移液器吸取 1mL 土壤悬液加入编号为 10^{-2} 的试管中，并在试管内轻轻吹吸数次，使之充分混匀，即为 10^{-2} 土壤稀释液。同法依次连续稀释至 10^{-8} 土壤稀释液。

4. 分离细菌（平板画线法）

将牛肉膏蛋白胨两个平板底面分别用记号笔写上 10^{-5} 和 10^{-6} 两种稀释度，然后用接种环分别蘸取 10^{-5} 和 10^{-6} 土壤稀释液，并在不同的平板上画线，画线方法有以下两种：

（1）连续画线法　将挑取有样品的接种环在平板培养基表面做连续画线。完毕后，倒置于 28℃～30℃微生物培养箱培养。

（2）分区画线法　用接种环以无菌操作吸取土壤稀释液 1 环，先在培养基的一边做第一次平行画线 3～4 条，再转动培养皿约 60°角，并将接种环上剩余物烧掉，待冷却后通过第一次画线部分做第二次画线，同法依次做第三次和第四次画线。画线完毕，盖上皿盖，倒置于培养箱中培养。

5. 分离放线菌、霉菌（平板涂布法）

将高氏 1 号固体培养基（培养放线菌）、PDA 固体培养基（培养真菌）平板编号，然后用微量移液器吸取 10^{-4}、10^{-5}、10^{-6} 等一系列稀释菌液各 0.2mL，对号接种在不同稀释度编号的琼脂平板上，再用无菌涂布棒将菌液在平板上涂布均匀。每个稀释度用一个灭菌涂布棒，更换稀释度时需将涂布棒灼烧灭菌。

6. 培养

牛肉膏蛋白胨培养皿倒置于 37℃培养箱中，高氏 1 号、PDA 培养皿置于 28℃培养箱，两天后观察。

7. 菌落计数

先计算相同稀释度的平均菌落数。若其中一个培养皿有较大片菌苔生长时，则不应使用，而应以无片状菌苔生长的培养皿作为该稀释度的平均菌落数。若片状菌苔的面积不到培养皿的一半，而其余的一半菌落分布又很均匀时，可将剩余一半的菌落数乘 2 以代表全部培养皿的菌落数，然后再计算该稀释度的平均菌落数。首先选择平均菌落数为 30～300 的平板，当只有一个稀释度的平均菌落数符合此范围时，则以菌落平均数乘以其稀释倍数即为该样品中的微生物总数。若有两个稀释度的平均菌落数为 30～300，则按两者菌落总数之比值来决定。若其比值小于 2，应取两者的平均数；若大于 2，则取其中较少的菌落总数。若所有稀释度的平均菌落数均大于 300，则应按稀释度最高的平均菌落数乘以稀释倍数；若所有稀释度的平均菌落数均小于 30，则应按稀释度最低的平均菌落数乘以稀释倍数；若所有稀释度的平均菌落数均不在 30～300 之间，则以最接近 30 或 300 的平均菌落数乘以稀释倍数。

【实验预期结果及分析】

观察菌落数目，描述菌落形态。

【要点提示及注意事项】

1. 制备土壤稀释液时，要注意使土样均匀分散在稀释液中。

2. 注意无菌操作。

【思考题】

1. 三种培养基上长出的菌落分别属于什么类群？简述其菌落特征。

2. 平板培养时为什么要把培养皿倒置？

3. 如何确定平板上某个菌落是否为纯培养？请写出实验的主要步骤。

实验 11 微生物的制片、染色及形态观察

【实验目的】

1. 掌握细菌和真菌的基本形态特征和特殊结构。

2. 熟悉使用油镜观察微生物的个体形态。

3. 了解革兰染色的原理，掌握革兰染色的方法。

【实验原理】

细菌是单细胞生物，一个细胞就是一个个体。细菌的基本形态有三种：球状、杆状和螺旋状，分别称为球菌、杆菌和螺旋菌。

由于革兰阳性菌和革兰阴性菌细胞壁的结构和组成不同，通过革兰染色可将其染成不同颜色。通过结晶紫初染和碘液媒染后，在细胞内形成不溶于水的结晶紫与碘的复合物，革兰阳性菌由于其细胞壁较厚、肽聚糖网含量高且交联致密，故遇乙醇脱色处理时，因失水反而使网孔缩小，再加上其细胞壁中不含亲脂类成分，故乙醇处理不会出现缝隙，因此能把结晶紫与碘复合物牢牢留在壁内，使其仍呈紫色；而革兰阴性菌因其细胞壁薄、外膜层类脂含量高、肽聚糖含量低且交联度差，在经乙醇脱色后，以类脂为主的外膜迅速溶解，薄而松散的肽聚糖网不能阻挡结晶紫与碘复合物的溶出，因此会被乙醇脱色至无色，再经沙黄等红色染料复染，就使革兰阴性菌呈红色。

【实验器材】

1. 实验材料

金黄色葡萄球菌、大肠杆菌、革兰染色液、香柏油、二甲苯等。

2. 实验仪器

载玻片、微量移液器、无菌吸头、接种环、酒精灯、打火机、显微镜、擦镜纸、微生物装片（大肠杆菌、细菌三型、酵母、青霉、曲霉等）。

【实验步骤】

1. 观察大肠杆菌、细菌三型、酵母、青霉、曲霉等永久装片，描述各种微生物形

态特征，并手绘微生物形态图。

2. 革兰染色：

（1）涂片　取清洗干净的载玻片于实验台上，用接种环从离心管中蘸取待染色菌液，并涂布成均匀的薄层。涂布面不宜过大，大约为直径 1cm 大小的圆周，最后将接种环在火焰上烧灼灭菌。

（2）干燥　涂片置室温自然干燥，必要时将标本面向上，手持载玻片一端的两侧，小心地在酒精灯上高处微微加热，使水分蒸发，但切勿紧靠火焰或加热时间过长，以防菌体烤枯而变形。

（3）固定　手持载玻片的一端，标本向上，在酒精灯火焰处尽快地来回通过 2～3 次，以载玻片背面触及皮肤不烫为宜，放置，待冷后进行染色。

（4）初染　在涂片薄膜上滴加草酸铵结晶紫 1～2 滴，使染色液覆盖涂片，染色约 1 分钟。

（5）水洗　倒去染液，用自来水冲洗，细水流水洗直至涂片上流下的水无色为止。水洗时，不要直接冲洗涂面，而应使水从载玻片的一端流下。水流不宜过急，以免菌膜脱落。

（6）媒染　碘液 2 滴，1 分钟，细水流水洗，甩净残水。

（7）脱色　斜置载玻片，滴加 95％乙醇脱色，至流出的乙醇不显紫色为止，随即水洗。

（8）复染　在涂片薄膜上滴加沙黄染液 1～2 滴，使染色液覆盖涂片，染色大约 1 分钟，细水流，甩净残水。

【实验预期结果及分析】

1. 将革兰染色结果及观察的细菌形态填入下表。

菌名	染色后颜色	细菌形态	结果
金黄色葡萄球菌			
大肠杆菌			

2. 绘制不同微生物的形态特征图。

【要点提示及注意事项】

1. 显微观察时焦距从低倍到高倍。

2. 转换油镜时，不得一边在目镜上观察，一边转动粗调节螺旋，否则易使镜头撞击载玻片，损坏标本和镜头。玻片不能离开油镜头，油镜使用过后应用擦镜纸蘸二甲苯擦拭干净，如此两次，第三次用干净的擦镜纸直接擦拭镜头。

3. 革兰染色成败的关键是酒精脱色。如脱色过度，革兰阳性菌也可被脱色而染成阴性菌；如脱色时间过短，革兰阴性菌也会被染成革兰阳性菌。脱色时间的长短还受涂片厚薄及乙醇用量多少等因素的影响，难以严格规定。

4. 标本涂片不宜太厚或太薄，以免影响结果观察。

【思考题】

1. 比较不同微生物的形态特征（细菌、真菌、酵母）。

2. 使用油镜时，为什么必须用香柏油？

3. 你认为哪些环节会影响革兰染色结果的正确性？其中最关键的环节是什么？

实验 12　微生物生理与发酵特性实验

【实验目的】

1. 了解不同微生物对各种有机大分子物质的水解能力不同，即不同微生物有着不同的酶系统。

2. 掌握微生物大分子物质水解实验的原理和方法。

3. 了解微生物糖类发酵的原理和在微生物鉴定中的重要作用。

【实验原理】

不同种类的微生物有着不同的代谢类型，对一些物质的分解能力及分解代谢产物的不同反映出它们不同的生理特征。了解不同工业微生物的生理生化特性，将这些特性作为微生物分类鉴定和菌种选育的依据，利用其代谢类型和产物的多样性，更有效地为发酵工业做贡献。

1. 淀粉水解实验

微生物不能直接利用淀粉等大分子物质，必须靠其分泌的胞外酶，如淀粉酶等将大分子物质水解为小分子化合物，从而吸收利用。将大分子物质分解的过程可以通过观察细菌菌落周围的物质变化来证实。淀粉遇碘液会显蓝色，如果细菌能分泌淀粉酶水解淀粉，那么用碘液测定时，菌落周围的培养基将不再显蓝色而出现无色的透明圈。根据透明圈的大小，初步判定该细菌产淀粉酶能力的强弱。

2. 糖发酵实验

糖发酵实验是常用的鉴别微生物的生化反应。绝大多数细菌都能利用糖类作为碳源和能源，但是它们分解糖类物质的能力有很大差异，有些细菌能分解某种糖产生有机酸和气体，有些细菌则只产酸不产气。当微生物发酵产酸时，培养基中的溴甲酚紫指示剂由紫色变为黄色；而微生物产气时，德汉小管中会收集到一部分气体。若细菌不能使糖产酸产气，则最后溶液为指示剂的紫色，且德汉小管中无气体。

3. 吲哚实验

此实验用来检测吲哚的产生。在蛋白胨培养基中，若细菌能产生色氨酸酶，则可将蛋白胨中的色氨酸分解为丙酮酸和吲哚，其中吲哚可与对二甲基氨基苯甲醛反应生成玫瑰色的玫瑰吲哚。

4. 甲基红实验（MR）

本实验用来检测由葡萄糖产生的有机酸，如甲酸、乙酸、乳酸等。某些细菌在糖代谢过程中分解葡萄糖生成丙酮酸，后者进而被分解产生甲酸、乙酸和乳酸等多种有机酸，培养基就会变酸，使加入培养基中的甲基红指示剂由橙黄色转变为红色。

5. 伊红美蓝实验

伊红美蓝培养基常用于检查乳制品和饮用水中是否含有致病性的肠道菌。伊红为酸性染料，美蓝为碱性染料。当大肠杆菌发酵乳糖产生混合酸时，细菌带正电荷，被伊红染色，再与美蓝反应生成紫黑色的化合物。此时培养基上生长的大肠杆菌呈现紫黑色带金属光泽；而不能发酵乳糖的细菌碱性产物较多，带负电荷，与美蓝结合，被染成蓝色菌落。

【实验器材】

1. 实验材料

菌种：大肠杆菌、金黄色葡萄球菌、枯草芽孢杆菌、乳酸杆菌、产气肠杆菌。

培养基：固体淀粉培养基、蛋白胨水培养基、葡萄糖蛋白胨水培养基、卢戈碘液。

试剂：甲基红指示剂、伊红、美蓝、葡萄糖、蔗糖、乳糖、乙醚、对二甲基氨基苯甲醛、无菌水、1.6%溴甲酚紫-乙醇溶液。

2. 实验仪器

培养箱、灭菌锅、培养皿、试管、接种环、试管架、电子天平、称量纸、玻璃棒、锥形瓶、烧杯、药匙、标签纸、酒精灯、滴管、德汉小管。

【实验步骤】

1. 淀粉水解实验

（1）培养基的配制　固体淀粉培养基配方：蛋白胨 1g，NaCl 0.5g，牛肉膏 0.5g，可溶性淀粉 0.2g，蒸馏水 100mL，琼脂 2g，pH 值 7.2~7.4。按照培养基配方配制固体淀粉培养基，121℃灭菌 20 分钟，待培养基冷却至 60℃左右，在超净工作台中倒平板。

（2）标记　用记号笔在平板底部划成四部分。

（3）接种　在超净工作台上，用无菌接种环取少量待测菌，分别在不同的部分点种，注意用接种针仅接触极少面积的培养基，在平板的反面对应部分贴上标签，标签上写上菌名，以免混淆。

（4）培养　将平板倒置，在 37℃培养箱中培养 24 小时。

（5）观察　取出培养基，观察各种细菌的生长情况。打开培养皿盖子，滴入少量卢戈碘液于平板中，轻轻旋转平板，使碘液均匀铺满整个平板，观察培养皿中菌落周围是否有无色透明圈，若有无色透明圈出现，说明淀粉已经被水解，菌落为阳性，反之则为阴性。记录实验结果。

2. 糖发酵实验

（1）培养基的配制　配制蛋白胨水培养基：蛋白胨 0.5g，K_2HPO_4 0.2g，蒸馏水 100mL，1.6%溴甲酚紫乙醇溶液 1.5mL，pH 值 7.6，分装 5mL 每管。用胶头滴管往德汉小管中注满培养基，再把德汉小管倒置放入试管中，注意不要让德汉小管中进入空气。121℃灭菌 20 分钟。

（2）糖溶液的配制　配制浓度为 20% 的各种糖溶液 10mL，121℃灭菌 20 分钟。向每管蛋白胨水培养基中分别加入糖溶液 0.5mL。

（3）接种　在超净工作台上，取糖发酵培养基试管接入待测菌，轻摇试管，使待测菌液完全被培养基吸收，防止气体进入倒置小管。在各试管外壁贴上标签，标签上分别标明糖类发酵培养基的名称和菌名。

（4）培养　把接种后的试管放在试管架上，放入培养箱中于 28℃培养 48 小时。

（5）观察　观察各试管颜色变化及德汉小管中有无气泡，并记录实验结果。

3. 吲哚实验

（1）培养基的配制　按照蛋白胨水培养基配方配制培养基，分装至试管中，121℃灭菌 20 分钟。

（2）接种　待培养基冷却后，在超净工作台上分别将大肠杆菌、产气肠杆菌接入蛋白胨水培养基，剩余一支试管不接种，作为空白对照，贴好标签。

（3）培养　把接种后的试管放在试管架上，把试管连同试管架放入培养箱中于 28℃下培养 48 小时。

（4）观察　向培养后的蛋白胨水培养基内加入 3～4 滴乙醚，摇动数次，静置 1 分钟，待乙醚上升后，沿试管壁缓慢加入 2 滴吲哚试剂。在乙醚和培养物之间产生红色环状物为阳性反应，观察并记录实验结果。

4. 甲基红实验

（1）培养基的配制　按照葡萄糖蛋白胨水培养基配方配制培养基，分装至试管中，121℃灭菌 20 分钟。

（2）接种　待培养基冷却后，在超净工作台上将大肠杆菌、产气肠杆菌接入葡萄糖蛋白胨水培养基，剩余一支试管不接种，作为空白对照，贴好标签。

（3）培养　把接种后的试管放在试管架上，把试管连同试管架放入培养箱中于 28℃培养 48 小时。

（4）观察　培养 48 小时后，在每支葡萄糖蛋白胨水培养基培养物内加入 2 滴甲基红试剂，培养基变红色为阳性，变黄色为阴性。观察试管内的颜色变化，并记录实验结果。

5. 伊红美蓝实验

（1）培养基的配制　按照伊红美蓝培养基配方配制培养基，121℃灭菌 20 分钟。

（2）接种　待培养基冷却后，在超净工作台上将大肠杆菌、枯草芽孢杆菌、金黄色葡萄球菌分别在伊红美蓝培养基上划线分离，贴好标签。

（3）培养　把划线后的培养皿放入培养箱中于 37℃下培养 24 小时。

（4）观察　培养 24 小时后，观察不同菌种形成菌落的表面颜色，并记录实验结果。

【实验预期结果及分析】

将实验结果填入下表。

		待测细菌			
		乳酸杆菌	金黄色葡萄球菌	枯草芽孢杆菌	大肠杆菌	产气肠杆菌
淀粉水解						
糖发酵	葡萄糖					
	蔗糖					
	乳糖					
吲哚						
甲基红						
伊红美蓝						

注:1. ＋表示阳性，－表示阴性；在糖发酵实验中，＋表示产酸产气，－表示不产酸或不产气。

　　2. 将实验结果拍照并附在实验报告中。

【要点提示及注意事项】

1. 糖类发酵实验中，灭菌后的德汉小管中的空气应排除干净后才能进行接种实验。

2. 吲哚实验中，注意先加入 3～4 滴乙醚，摇动数次，静置后再加入 2 滴吲哚试剂，注意顺序。待乙醚上升后再滴加吲哚试剂，否则难以看到乙醚与培养物之间的红色环状物。

3. 接种前要用记号笔做好标记，接种时要对号接种，以免接错菌种。

【思考题】

1. 微生物淀粉水解实验、糖类发酵实验所依据的原理是什么？

2. 为什么大肠杆菌甲基红反应呈阳性？

实验 13　微生物大小、数量的测定及生长曲线的绘制

【实验目的】

1. 掌握显微镜下使用目镜测微尺测定微生物细胞大小的技术。

2. 了解显微镜测定微生物大小与血细胞计数板测定微生物数量的原理。

3. 了解血细胞计数板的结构，掌握血细胞计数板测定微生物数量的技术。

4. 了解光电比浊计数法的原理，掌握光电比浊计数法的操作方法。

【实验原理】

微生物的细胞大小是微生物形态的基本特征之一，也是分类鉴定的重要依据。由于微生物很小，只能在显微镜下来测量，微生物细胞大小的测定需要使用目镜测微尺和镜台测微尺。目镜测微尺（图 2-1a）是一个可放入显微镜目镜内的圆形玻片，在玻片中央把 5mm 长度刻成 50 等份，或把 10mm 长度刻成 100 等份。测量时，将其放在目镜中的隔板上（此处正好与物镜放大的中间像重叠）来测量经显微镜放大后的细胞物像的大小。目镜测微尺中每小格代表的实际长度会随着目镜和物镜的放大倍率的改变而改变。因此，目镜测微尺不能直接用来测量微生物的大小。在使用前必须用镜台测微尺进行校

正，以求得在一定放大倍数的接目镜和接物镜下该目镜测微尺每小格的相对值，然后才可用来测量微生物的大小。

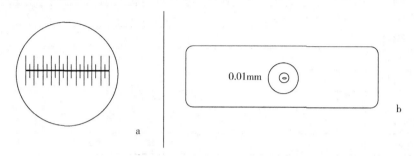

图 2-1　目镜测微尺和镜台测微尺

镜台测微尺（图 2-1b）是中央部分刻有精确等分线的载玻片，一般将 1mm 等分为 100 格，每一格长 $10\mu m$（即 0.01mm）。镜台测微尺并不直接测量细胞的大小，而是用于校正目镜测微尺每格的相对长度。校正时，将镜台测微尺放在载物台上，由于镜台测微尺与细胞标本处于同一位置，都经过物镜和目镜的两次放大成像进入视野，即镜台测微尺随着显微镜总放大倍数的放大而放大，因此其读数就是细胞的真实大小。用镜台测微尺的已知长度在一定放大倍数下校正目镜测微尺，即可求出目镜测微尺每一格所代表的长度，然后移去镜台测微尺，换上待测标本片，用校正好的目镜测微尺在同样放大倍数下测量微生物大小（图 2-2）。

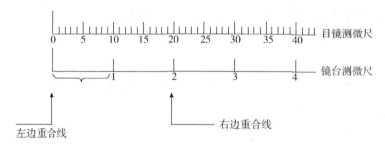

图 2-2　目镜测微尺与镜台测微尺校准

显微镜直接计数法是将微量待测样品的悬浮液置于一种特别的具有确定面积和容积的载玻片上（又称计菌器），于显微镜下直接计数的一种简便、快速、直观的方法。目前最常用的计菌器为血细胞计数板，可用于酵母、细菌、霉菌孢子等悬液的计数。

血细胞计数板是一块特制的载玻片，其上由四条槽构成三个平台；中间较宽的平台又被一短横槽隔成两半，每一边的平台上各列有一个方格网，每个方格网共分为九个大方格，中间的大方格即为计数室。计数室的刻度一般有两种规格，一种是一个大方格分成 25 个中方格，而每个中方格又分成 16 个小方格；另一种是一个大方格分成 16 个中方格，而每个中方格又分成 25 个小方格，但无论是哪一种规格的计数板，每一个大方格中的小方格都是 400 个。

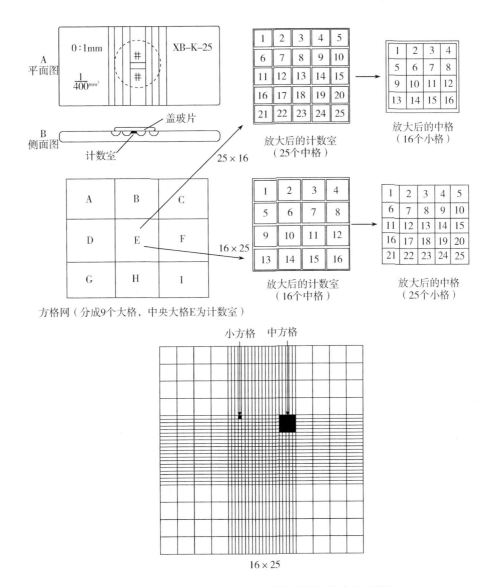

图 2-3　细胞计数板正面、侧面观与正面方格放大示意图

　　每 1 个大方格边长为 1mm，则每 1 个大方格的面积为 1mm²，盖上盖玻片后，盖玻片与载玻片之间的高度为 0.1mm，所以计数室的容积为 0.1mm³。计数时，通常数 5 个中方格的总菌数，然后求得每个中方格的平均值，再乘以 25 或 16，就得出 1 个大方格中的总菌数，然后再换算成 1mL 菌液中的总菌数。设 5 个中方格中的总菌数为 A，菌液稀释倍数为 B，如果是 25 个中方格的计数板，则 1mL 菌液中的总菌数 $=A/5\times25\times10^4\times B=50000A\cdot B$（个）；同理，如果是 16 个中方格的计数板，1mL 菌液中的总菌数 $=A/5\times16\times10^4\times B=32000A\cdot B$（个）。

　　将少量细菌接种到一定体积的新鲜培养液中，在适宜的培养条件下进行培养，定时取样测定细菌数目，以培养时间为横坐标，细菌数目的对数或生长速率为纵坐标绘制的曲线，称为该细菌的生长曲线。它反映了单细胞微生物在一定环境条件下于液体培养时所表现出的群体生长规律。依据其生长速率的不同，一般可把生长曲线分为延缓期、对数期、稳定期和衰亡期。这四个时期的长短因菌种的遗传性、接种量和培养条件的不同而有所改变。因此通过测定微生物的生长曲线，可了解细菌的生长规律，对于科研和生产都具有重要的指导意义。当光线通过微生物菌悬液时，由于菌体的散射及吸收作用使光线的透过量降低。在一定范围内，微生物细胞浓度与透光率成反比，与光密度（OD）成正比。因此，可将不同菌数的悬液在分光光度计上测定吸光度，做出吸光度-菌数的标准曲线，然后根据样品液所测得的吸光度，从标准曲线中查出对应的菌数。

【实验器材】

1. 实验材料

活性干酵母、大肠杆菌。

2. 实验仪器

分光光度计、恒温振荡摇床、无菌试管和微量移液器等。

3. 实验试剂

牛肉膏蛋白胨培养基、蒸馏水。

【实验步骤】

1. 微生物细胞大小的测定

（1）目镜测微尺的校正　取出目镜，将上面的透镜旋下，将目镜测微尺的刻度朝下轻轻地装入目镜的隔板上，把镜台测微尺置于载物台上，刻度朝上。先用低倍镜观察，对准焦距，视野中看清镜台测微尺的刻度后，转动目镜，使目镜测微尺与镜台测微尺的刻度平行，移动推动器，使两尺重叠，再使两尺的"0"刻度完全重合，定位后，仔细寻找两尺第二个完全重合的刻度，计数两重合刻度之间目镜测微尺和镜台测微尺的格数。因为镜台测微尺的刻度每格长 $10\mu m$，所以由下列公式可以算出目镜测微尺每格所代表的长度。

目镜测微尺每格长度（μm）＝两重合线间镜台测微尺的格数×10/两重合线间目镜测微尺的格数

（2）测量酵母细胞的大小　取一滴酵母菌悬液制成水浸片。移去镜台测微尺，换上酵母菌水浸片，先在低倍镜下找到目标，然后在高倍镜下用目镜测微尺来测量酵母菌菌体的长、宽各占几格（不足一格的部分估计到小数点后一位数）。测出的格数乘以目镜测微尺每格的校正值，即等于该菌的长和宽。

2. 酵母菌细胞数的测定

（1）用水稀释活性干酵母至不同浓度，充分混匀，制成菌悬液。

（2）将酵母菌悬液用滴管吸取少许，从计数板中间平台两侧的沟槽内沿盖玻片的右上角滴入一小滴（不宜过多），使菌液沿两玻片间自行渗入并充满计数室，避免产生气泡，并用吸水纸吸去沟槽中流出的多余菌液。

（3）先在低倍镜下找到计数室，再转换高倍镜观察计数。

（4）若使用 16 中格的计数板，要按对角线方位，取左上、左下、右上、右下的 4 个中格（即 100 小格）的酵母菌数。如果使用 25 中格计数板，除数上述四格外，还需数中央 1 中格的酵母菌数（即 80 小格）。如菌体位于中格的双线上，计数时则数上线不数下线，数左线不数右线，以减少误差。当酵母菌芽体大于母细胞体积的一半时，可作为两个细胞计数。

（5）16×25 型的计数板，按照下面的公式计算出 1mL 菌悬液所含有的酵母细胞数。

酵母菌细胞数/1mL＝100 个小方格细胞总数/100×400×10000×稀释倍数

3. 分光光度法测定细菌生长曲线

（1）制备菌种　取大肠杆菌斜面菌种 1 支，接入牛肉膏蛋白胨培养液中，于 37℃振荡培养 18 小时。

（2）标记培养时间　用记号笔分别标记培养时间，分别编号为 0、2、4、6、8、10、12、14、16、18、20、22、24 小时。

（3）接种培养　用移液器分别准确吸取 2mL 菌液加入锥形瓶中，于 37℃振荡培养。然后分别按对应时间从锥形瓶中取出 10mL 菌液注入试管中，立即放冰箱中贮存，待培养结束时一同测定 OD 值。

（4）生长量测定　将未接种的牛肉膏蛋白胨培养基（空白）倾倒入比色皿中，在波长 600nm 下，采用分光光度计对不同时间培养液从 0 小时起依次进行测定。

（5）绘制生长曲线　以培养时间为横坐标，以 OD 值为纵坐标绘制生长曲线。

【实验预期结果及分析】

1. 将目镜测微尺标定结果填入下表。

物镜倍数	目镜测微尺格数	镜台测微尺格数	目镜测微尺每格长
4×			
10×			
40×			
100×			

2. 将所测酵母细胞大小填入下表。

测定指标	细胞 1	细胞 2	细胞 3
宽度			
长度			

3. 将测得酵母菌液的细胞数填入下表。

		4或5个中方格细胞数					细胞总数
		1	2	3	4	5	
酵母菌	第一室						
	第二室						

4. 绘制大肠杆菌生长曲线。

【要点提示及注意事项】

1. 目镜测微尺属于精密配件，且容易损坏，在取放时应特别注意防止跌落。

2. 换用高倍镜或油镜时，要防止物镜压坏镜台测微尺。

3. 在使用血细胞计数板前应对其进行镜检。若有污染物，可用清水冲洗，用酒精棉球轻轻擦洗后吹干。

4. 测定 OD 值时，比色皿应保持洁净。测定前，需将分光光度计指针调零。

【思考题】

1. 你认为用血细胞计数板计数酵母菌细胞时，其误差与哪几个方面有关？应如何减少误差？

2. 更换不同倍数的物镜时，为何必须用镜台测微尺对目镜测微尺进行标定？

3. 测定和绘制细菌的生长曲线对科学研究和发酵生产有何意义？

实验 14　环境条件对微生物的影响

【实验目的】

1. 掌握温度、pH 对微生物生长的影响。
2. 掌握消毒剂、抗生素等对微生物生长影响的原理。

【实验原理】

微生物的生命活动是由其细胞内外一系列环境系统构成的，除营养条件外，物理因素、化学因素和生物因素等环境因素对微生物的生长繁殖、生理生化过程均能产生影响。一切不良的环境条件均能抑制微生物的生长，甚至导致菌体死亡。

1. 温度

温度影响蛋白质、核酸等生物大分子的结构与功能，以及细胞结构，从而影响微生物的生长、繁殖和新陈代谢。不同的微生物，生长繁殖所要求的温度不同。

2. pH

不同的微生物对 pH 条件的要求各不相同，特定的微生物只能在一定的 pH 范围内生长，而微生物生长的最适宜 pH 一般常局限于一个较窄的范围。微生物对 pH 条件的不同要求，在一定程度上反映出微生物对环境的适应能力。

3. 化学因素

化学消毒剂是指用化学消毒药物作用于微生物和病原体，使其蛋白质变性，失去正常功能而死亡。常用的化学消毒剂主要包括重金属及其盐类、有机溶剂（酚、醇、醛等）、卤族元素及其化合物和表面活性剂等。

4. 生物因素

许多微生物在其生命活动过程中能产生某种能选择性地抑制或杀死其他微生物的特殊代谢产物，这些特殊的代谢产物被称为抗生素。抗生素在极低浓度下即能抑制或杀死某些微生物。在抗生菌的筛选中，常以其对某些微生物产生的拮抗作用所形成的抑菌圈的大小来衡量抗生菌作用的强弱和抗生素的有效浓度。

【实验器材】

1. 实验材料

大肠杆菌、金黄色葡萄球菌、枯草芽孢杆菌、牛肉膏蛋白胨培养基、2.5%碘酒、75%酒精、次氯酸钠、青霉素。

2. 实验仪器

分光光度计、培养箱、灭菌锅、培养皿、试管、接种环、试管架、电子天平、称量纸、玻璃棒、锥形瓶、烧杯、药匙、标签纸、酒精灯、微量移液器。

【实验步骤】

1. 温度对微生物生长的影响实验

（1）按照培养基配方配制牛肉膏蛋白胨液体培养基，分装于试管中，121℃灭菌20分钟。

（2）向每管接入培养18小时的待测菌液0.1mL，标记清楚后混合均匀。

（3）将上述各管分别按照不同的温度（4℃、20℃、37℃、60℃）进行振荡培养24小时后观察，使用分光光度计测量其在600nm下的 OD 值。菌液的 OD 值越大，微生物越多，说明该温度越适宜微生物的生长。记录实验结果。

2. pH对微生物生长的影响实验

（1）按照培养基配方配制pH值为3.0、5.0、7.0、9.0的牛肉膏蛋白胨液体培养基，做好标记，分装于试管中，121℃灭菌20分钟。

（2）向每管中接入培养大约18小时的待测菌液0.1mL，标记清楚后混合均匀。

（3）将接种后的培养基在37℃振荡培养24小时后观察，使用分光光度计测量其在600nm下的 OD 值。记录实验结果。

3. 药物的抑菌作用实验

（1）取大肠杆菌、枯草杆菌和金黄色葡萄球菌斜面各1支，各注入4mL无菌水，无菌条件下用接种环将菌苔刮下，制成菌悬液。

（2）用微量移液器各吸取三种菌0.2mL至相应的培养皿中，将已融化冷却至50℃左右的牛肉膏蛋白胨培养基（不烫手为宜）分别倒入上述培养皿中，混匀后凝固成平板。

（3）用镊子将被滴有药物的小圆形滤纸片（图2-4）放于每一平板上，盖上皿盖于

37℃培养 24 小时后观察。如果有抑制作用，则滤纸片四周出现抑菌圈，抑菌圈的大小可表示药物抑菌的强弱。

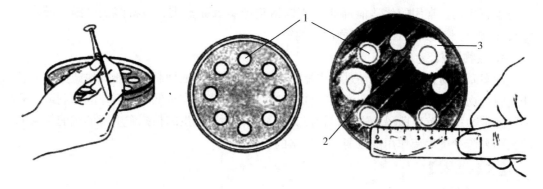

图 2-4　滤纸片法检测药物的杀菌作用
1. 滤纸片；2. 有菌区；3. 抑菌区

【实验预期结果及分析】

1. 记录三种供试菌在不同温度、pH 下的生长状况，将测定培养物 OD_{600} 值的结果填入下表中，并说明三种菌的生长温度、pH 范围及最适的温度、pH。

供试菌	温度				pH			
	4℃	20℃	37℃	60℃	3.0	5.0	7.0	9.0
大肠杆菌								
金黄色葡萄球菌								
枯草芽孢杆菌								

2. 将实验所测抑菌圈大小填入下表。

供试药品	抑菌圈半径		
	大肠杆菌	枯草杆菌	金黄色葡萄球菌
2.5% 碘酒			
青霉素			
75% 乙醇			
次氯酸钠			

【要点提示及注意事项】

1. pH 对微生物影响的实验中所用培养基，应于灭菌后在无菌条件下将培养基 pH 调节至所需。若灭菌前调节 pH，则培养基经灭菌后 pH 可能会发生改变，从而导致实验结果不够准确。

2. 在测定药物的抑菌作用时，需用无菌镊子粘贴滴有药物的小圆形滤纸片，粘贴后切勿再移动。

【思考题】

1. 高温和低温对微生物生长各有何影响？为什么？

2. 青霉素抑菌机理及对革兰阳性菌（G⁺）和革兰阴性菌（G⁻）抑菌效率不同的原因是什么？

实验 15 中成药微生物检测

【实验目的】

1. 了解中成药微生物检测的意义。

2. 掌握中成药的微生物限度检查法。

【实验原理】

微生物限度检查法系检查非规定灭菌制剂及其原料、辅料受微生物污染程度的方法。可用于判断非规定灭菌制剂及原料、辅料是否符合药典的规定，也可用于指导制剂、原料、辅料的微生物质量标准的制定，以及指导生产过程中间产品微生物质量的监控。

微生物限度检查法，为 2015 年版《中国药典》附录收载的关于药品微生物检查的法定方法。检查项目包括细菌数、霉菌数、酵母菌数及控制菌检查。微生物检测时，首先要进行供试品溶液的制备。不同特性的供试品溶液，应采取不同的制备方法。细菌、霉菌及酵母菌的计数常使用平皿法。细菌、霉菌及酵母菌计数用的培养基应进行培养基的适用性检查，若被检培养基上的菌落平均数不小于对照培养基上的菌落平均数的70%，且菌落形态大小与对照培养基上的菌落一致，判该培养基的适用性检查符合规定。对中成药进行微生物限度检查时，还应进行细菌、霉菌及酵母菌计数方法的验证，以确认所采用的方法适合于该产品的细菌、霉菌及酵母菌数的测定。验证时，按供试液的制备和细菌、霉菌及酵母菌计数所规定的方法进行。计数方法适用性试验中，采用平皿法时，试验组菌落数减去供试品对照组菌落数的值与菌液对照组菌落数的比值应在0.5～2 范围内。若各试验菌的回收试验均符合要求，按照所用的供试液制备方法及计数方法进行该供试品的需氧菌总数、霉菌和酵母菌总数计数。若不符合要求，应采用培养基稀释法、离心沉淀法、薄膜过滤法、中和法等方法或联合使用这些方法消除供试品的抑菌活性，并重新进行方法验证。

胰酪大豆胨琼脂培养基用于测定需氧菌总数；沙氏葡萄糖琼脂培养基用于测定霉菌和酵母菌总数。

【实验器材】

1. 实验材料

氯化钠-蛋白胨缓冲液、胰酪大豆胨琼脂培养基、沙氏葡萄糖琼脂培养基、三黄片、板蓝根颗粒。

2. 实验仪器

培养箱、灭菌锅、培养皿、试管、电子天平、称量纸、烧杯、药匙、标签纸、酒精灯、滴管、微量移液器。

【实验步骤】

1. 供试品溶液制备

（1）板蓝根颗粒供试液　称取板蓝根颗粒样品 10g，加 pH 值 7.0 氯化钠-蛋白胨缓冲液至 100mL，45℃水浴至全部溶解，制成 10^{-1} 的供试液，再用氯化钠-蛋白胨缓冲液稀释成 10^{-2}、10^{-3} 浓度的供试液。

（2）三黄片供试液　称取三黄片样品 10g，加 pH 值 7.0 氯化钠-蛋白胨缓冲液至 100mL，用匀浆仪或其他适宜的方法混匀，制成 10^{-1} 的供试液，再用氯化钠-蛋白胨缓冲液稀释成 10^{-2}、10^{-3} 浓度的供试液。

2. 细菌、霉菌及酵母菌计数

采用平皿法进行菌数测定，取适宜的连续 2~3 个稀释级的供试液，每稀释级每种培养基至少制备 2 个平皿。

（1）阴性对照实验　取实验用氯化钠-蛋白胨缓冲液 1mL，置无菌平皿中，注入培养基，凝固，倒置培养。每种计数用的培养基各制备 2 个平板，均不得有菌生长。

（2）培养与计数　取制备的供试液 1mL，置于直径 90mm 的无菌平皿中，注入 15~20mL 温度不超过 45℃熔化的胰酪大豆胨琼脂或沙氏葡萄糖琼脂培养基，混匀，凝固，倒置培养。胰酪大豆胨琼脂培养基平板在 30℃~35℃培养 3~5 天，沙氏葡萄糖琼脂培养基平板在 20℃~25℃培养 5~7 天，观察菌落生长情况，点计平板上生长的所有菌落数，计数并报告。菌落蔓延生长成片的平皿不宜计数。点计菌落数后，计算各稀释级供试液的平均菌落数，按菌数报告规则报告菌数。若同稀释级两个平皿的菌落数平均值不小于15，则两个平皿的菌落数不能相差 1 倍或以上。

3. 菌数报告规则

需氧菌总数测定宜选取平均菌落数小于 300cfu 的稀释级、霉菌和酵母菌总数测定宜选取平均菌落数小于 100cfu 的稀释级，作为菌数报告（取两位有效数字）的依据。取最高的平均菌落数，计算 1g 或 1mL 供试品中所含的微生物数。如各稀释级的平皿均无菌落生长，或仅最低稀释级的平板有菌落生长，但平均菌落数小于 1 时，以<1 乘以最低稀释倍数的值报告菌数。

【实验预期结果及分析】

计算三黄片和板蓝根颗粒中细菌、霉菌和酵母菌数目。

【要点提示及注意事项】

1. 供试液制备中应严格无菌操作，防止外源微生物污染。

2. 供试品制备成供试液后，应在均匀状态取样。

3. 10cfu 指可接受的最大菌数为 20；10^2cfu 指可接受的最大菌数为 200；10^3cfu 指可接受的最大菌数为 2000，依此类推。

【思考题】

不同剂型中成药供试品溶液制备方法有何异同？

实验 16 药用植物内生菌的分离

【实验目的】

1. 了解药用植物内生菌的概念及意义。

2. 熟悉药用植物内生菌的分离、纯化、培养技术。

【实验原理】

植物内生菌是一类在其部分或全部生活史中存活于健康植物组织内部，而不使宿主植物表现出明显感染症状的微生物。它与宿主植物在长期的进化过程中形成了一种稳定的互惠共生关系：①植物内生菌对寄主植物的促生作用。如某些内生菌可以产生不同种的激素，促进寄主生长。②植物内生菌防治植物病虫害及拮抗病原菌。如从蛇藤中分离得到一株可以产生广谱多肽类抗生素的内生链霉菌，这种链霉菌能够有效抑制多种植物病原菌及疟原虫等。③内生菌可诱导药用植物形成次生代谢产物，或其本身可产生寄主特有的次生代谢产物。如从红豆杉中分离到的内生菌可产生紫杉醇等抗癌物质。

【实验器材】

1. 实验材料

新鲜半夏叶片、茎、根和块茎，马铃薯葡萄糖琼脂培养基，高氏 1 号培养基，沙氏培养基，75%酒精，次氯酸钠，无菌水。

2. 实验仪器

培养箱，高压灭菌器，电子天平，超净工作台。

【实验步骤】

1. 培养基配制

按照以下配方配制三种不同的培养基，121℃灭菌 20 分钟后，倒平板待用。

马铃薯葡萄糖琼脂培养基配方：马铃薯 200g，葡萄糖 20g，琼脂粉 7g，蒸馏水 1000mL。

高氏 1 号培养基配方：KNO_3 1g，NaCl 0.5g，K_2HPO_4 0.5g，$MgSO_4$ 0.5g，$FeSO_4$ 0.01g，淀粉 20g，琼脂粉 7g，蒸馏水 1000mL。

沙氏培养基配方：蛋白胨 10g，葡萄糖 10g，琼脂粉 7g，蒸馏水 1000mL。

2. 实验材料的表面消毒处理

半夏块茎与叶片分别用自来水冲洗干净，肥皂水浸泡 30 分钟，自来水持续冲洗 1 小时，切成 $1cm^2$ 左右小块。在超净工作台中，先用 75% 的酒精浸泡 3 分钟，无菌水冲洗 3 遍，再用次氯酸钠溶液浸泡 3 分钟，无菌水冲洗 4 遍。

3. 接种与培养

将经过表面消毒后的组织块分别接种于三种不同培养基上，并编号。28℃恒温培养。观察培养皿中组织块与培养基接触处是否有菌丝（菌落）生长。同时以最后一遍无菌水洗液作为空白对照，若对照组中有菌落长出则表明表面消毒未彻底，有分离到表面菌的可能，需弃去本实验组。

4. 内生菌的纯化与保存

用无菌镊子或接种针将生长的内生菌菌丝转接至新的马铃薯葡萄糖琼脂培养基中进行纯化培养，连续纯化多次，直至单一菌落。用接种针挑取少量菌丝接种到马铃薯葡萄糖琼脂斜面培养基上，28℃恒温培养 2～3 天，置于 4℃的冰箱中保存。

5. 数据分析

分离率是指从样本组织块中得到的菌株数与全部样本组织块数的比值，可以衡量植物组织中内生菌的丰富程度和每个组织块受多重侵染的频率。定殖率是指样本中受内生菌侵染的组织块数占全部样本组织块数的百分数，它能够反映出同一植物的不同组织受内生菌侵染的程度。

【实验预期结果及分析】

1. 将统计数据填入下表。

分离部位	分离率（%）	定殖率（%）
根		
茎		
叶		
块茎		
总体		

2. 观察并描述分离出的内生菌菌落形态。

【要点提示及注意事项】

1. 分离过程应严格无菌操作，表面消毒必须彻底。
2. 注意在培养皿盖上做标记，避免盖错培养皿盖而造成混乱。

【思考题】

1. 如何提高药用植物内生菌的分离率？
2. 试述药用植物内生菌次生代谢产物多样性的意义。

第三章　　免疫学实验 ▷▷▷▷

实验 17　ABO 血型鉴定

【实验目的】

1. 掌握凝集反应的基本原理。

2. 熟悉 ABO 血型的分型依据。

3. 了解 ABO 血型鉴定的应用。

【实验原理】

人类 ABO 血型的分型是依据血液中红细胞表面的血型抗原。红细胞上有 A 抗原、血清中有抗 B 抗体即 A 型；红细胞上有 B 抗原、血清中有抗 A 抗体即 B 型；红细胞上既有 A 抗原又有 B 抗原、血清中无抗 A 和抗 B 抗体为 AB 型；红细胞上无 A 抗原和 B 抗原、血清中有抗 A 和抗 B 抗体为 O 型。

玻片法凝集试验为定性试验方法，是 ABO 血型鉴定的常用方法之一。颗粒性抗原与相应的抗体结合形成肉眼可见的凝集团块，称为凝集反应。凝集反应通常需要有适当浓度的电解质参与，并且抗原与抗体的比例合适。本实验采用标准的含抗 A 抗体的血清和抗 B 抗体的血清，在生理盐水中分别与被检者的红细胞做凝集反应。

临床在输血或血制品、器官移植前，ABO 血型鉴定是必不可少的检测项目。

【实验器材】

1. 实验材料

人新鲜血液、标准抗 A 血清、标准抗 B 血清。

2. 实验仪器

载玻片、采血针、医用酒精棉球、无菌棉签。

【实验步骤】

1. 取 1 张干净载玻片，用记号笔标记好 A、B 两区。

2. 在 A、B 区分别滴加 1 滴标准抗 A 血清和标准抗 B 血清。

3. 毛细血管采血：用酒精棉球消毒被检者手指端后，针刺取血。

4. 将适量血分别与标准抗 A 血清和标准抗 B 血清在载玻片上轻轻混匀。

5. 观察有无凝集现象，初步判断被检者的血型。

【实验预期结果及分析】

1. 用标准血清与受检者红细胞初步鉴定 ABO 血型的结果。如表 3-1 所示。

表 3-1　用标准血清鉴定 ABO 血型

标准抗 A 血清	标准抗 B 血清	受检者血型
+	−	A
−	+	B
−	−	O
+	+	AB

注："＋"表示出现凝集现象，"−"表示未出现凝集现象。

【要点提示及注意事项】

1. 室温下进行实验操作。

2. 反应时间通常≥10 分钟。

3. 避免器材污染。

4. 尽量使用新鲜试剂，禁止使用混浊或者变色的试剂。

5. 临床检测 ABO 血型时，还需要同时用标准 A 型及 B 型红细胞鉴定受检者血清中的抗体（Simonin 反转实验）。受检者红细胞的抗原鉴定和血清中的抗体鉴定结果完全一致时，才能确定其血型。

【思考题】

1. ABO 血型是如何分型的？

2. 凝集反应的基本原理是什么？

3. 如果用标准 A 型及 B 型红细胞与受检者血清做玻片凝集试验，有无凝集反应？请完成表 3-2。

表 3-2　用标准红细胞鉴定 ABO 血型

标准 A 型红细胞	标准 B 型红细胞	受检者血型
		A
		B
		O
		AB

实验 18　血清抗体效价的测定

【实验目的】

1. 掌握试管法凝集试验的原理和倍比稀释的操作方法。

2. 了解试管法凝集试验的应用。

【实验原理】

试管法凝集试验是半定量试验，常用于检测抗体的滴度或效价。先将受检者血清在试管中进行一系列稀释，然后定量加入已知颗粒抗原（如伤寒沙门菌），根据各个试管中的凝集情况，测定血清中特异性抗体的相对含量。

【实验器材】

1. 实验材料

待测血清、无菌生理盐水、伤寒沙门菌 O 诊断菌液。

2. 实验仪器

小试管、试管架、微量移液器、恒温水浴箱。

【实验步骤】

1. 待测血清用无菌生理盐水进行 1∶20 稀释（例如 1.9mL 生理盐水＋0.1mL 血清，充分混匀）。

2. 取 7 支小试管，依次编号并排列在试管架上。

3. 每支试管中加入 0.5mL 生理盐水。

4. 取 1∶20 稀释的待测血清 0.5mL 加入第 1 支小试管，充分混匀后，吸取 0.5mL 加入第 2 支小试管；在第 2 支小试管充分混匀后，吸取 0.5mL 加入第 3 支小试管；以此类推连续稀释至第 6 支小试管，混匀后吸取 0.5mL 弃去。第 1～6 支试管中的血清稀释倍数分别为 1∶40、1∶80、1∶160、1∶320、1∶640、1∶1280。第 7 支小试管作为阴性对照，不加血清。

5. 每支试管中加入伤寒沙门菌 O 诊断菌液 0.5mL，混匀。至此，各管液体总量均为 1.0mL，1～6 支试管中的血清最终稀释倍数分别为 1∶80、1∶160、1∶320、1∶640、1∶1280、1∶2560。

6. 7 支试管全部静置于 37℃水浴 2～4 小时后观察结果，或室温静置过夜，次日观察结果。

【实验预期结果及分析】

1. 阴性对照管

无凝集，管底有边缘整齐的圆形沉淀。轻轻摇动试管，沉淀分散，呈均匀浑浊。

2. 试验管

伤寒沙门菌 O 抗原凝集物呈颗粒状，黏附于管底，轻摇不易散开。根据凝集情况分为 5 级：

＋＋＋＋：细菌全部凝集，凝集块沉于管底，上清液澄清。

＋＋＋：细菌大部分凝集并沉于管底，上清液稍浑浊。

＋＋：约有 50%的细菌凝集并沉于管底，上清液较浑浊。

＋：仅少量细菌凝集，上清液浑浊。

－：细菌不凝集，液体浑浊程度与阴性对照管相同。

试管中出现"＋＋"以上的凝集反应为阳性。

3. 判定抗体效价

将待测样本倍比稀释后做反应，出现阳性反应的最高稀释度即为该样品的效价（或滴度）。

【要点提示及注意事项】

1. 阴性对照不加血清，目的是排除抗原的非特异性凝集，出现假阳性。

2. 抗原与相应的抗体比例合适时，才能出现肉眼可见的凝集反应。

3. 一般而言，随着血清浓度的降低，凝集反应越来越弱。

4. 倍比稀释时应准确标记稀释倍数。

5. 静置时不要晃动试管，拿出时先不要振摇。

【思考题】

1. 效价与血清抗体相对含量的关系是什么？

2. 查阅资料后，简述试管法凝集试验的特点及应用。

实验 19　双抗体夹心法检测 HBsAg

【实验目的】

1. 掌握酶联免疫吸附试验及双抗体夹心法的基本原理。

2. 熟悉双抗体夹心法的操作过程及酶标仪的使用。

3. 了解乙型肝炎表面抗原（HBsAg）的检测意义。

【实验原理】

乙型肝炎表面抗原（HBsAg）是乙型肝炎病毒（HBV）的标志物，检测血清中 HBsAg 是诊断 HBV 感染的重要指标。

酶联免疫吸附试验（ELISA）将抗原抗体的特异结合与酶的高效特异催化相结合，用来检测、定量特定蛋白质，应用非常广泛。ELISA 有 4 种基本类型：夹心法（包括双抗原夹心法和双抗体夹心法）、间接法、竞争法及捕获法。其中，双抗体夹心法是检测抗原（如 HBsAg）最常用的方法。

双抗体夹心法的基本原理是：将特异性抗体与固相载体连接，形成"固相抗体"；加入待测样品，样品中的抗原与固相抗体结合形成"固相抗体-抗原复合物"；再加入酶标抗体，形成"固相抗体-抗原-酶标抗体复合物"，即"双抗体夹心复合物"；最后加入酶的底物，在酶的催化下底物反应生成有色产物，根据颜色的深浅（吸光度）判定样品中抗原的量。

【实验器材】

1. 实验材料

HBsAg 检测试剂盒，通常包括系列标准品抗原（HBsAg）、抗-HBsAg 抗体、酶标抗体（抗-HBsAg-HRP，即用辣根过氧化物酶 HRP 标记的抗-HBsAg 抗体，使用前用酶标抗体稀释液稀释至工作浓度）、显色底物（含有 H_2O_2 的显色液 A、含有四甲基联苯胺的显色液 B）、终止液（0.1mol/L 硫酸溶液）、洗涤液（0.02mol/L pH 值 7.4 Tris-HCl-Tween20 溶液，使用前稀释至工作浓度）、0.05mol/L pH 值 9.6 碳酸盐缓冲液、1% BSA-碳酸盐缓冲液、HBsAg 阳性对照、HBsAg 阴性对照、质控血清或待测血清。

2. 实验仪器

96 孔酶标记反应板、酶标仪、微量移液器、吸水纸等。

【实验步骤】

1. 包被

将抗-HBsAg 抗体用碳酸盐缓冲液稀释至工作浓度（3~10μg/mL）。在酶标板中加入抗体溶液，150μL/孔，37℃，2 小时。弃包被液，用碳酸盐缓冲液洗涤后，每孔加入 250μL 1‰ BSA-碳酸盐缓冲液封闭，37℃，2 小时。弃封闭液，用碳酸盐缓冲液洗涤后，干燥备用。

2. 加样、孵育

在已包被好的酶标板中加入标准品抗原和待测血清（或质控血清），100μL/孔，37℃孵育 30 分钟。需同时做阴性对照、阳性对照和空白对照。

3. 洗涤

弃孔中液体，用洗涤液洗涤 3 次。

4. 加酶标抗体、孵育

加酶标抗体（抗-HBsAg-HRP），100μL/孔，37℃孵育 30 分钟。

5. 洗涤

弃孔中液体，用洗涤液洗涤 3 次，最后将孔中的液体排干。

6. 显色

每孔分别加显色液 A 和显色液 B 各 50μL，混匀，37℃孵育 10 分钟。

7. 终止

每孔加 50μL 终止液，混匀。

8. 酶标仪检测

波长 450nm，空白对照孔校零点，读取各孔的吸光度 A 值。

【实验预期结果及分析】

1. 阴性对照孔和空白对照孔不显色，阳性对照孔有明显的颜色变化。

2. 样品孔 A 值/阴性对照孔 A 值≥2.1 为阳性，否则为阴性。

3. 绘制标准曲线定量：以标准品浓度为横坐标，A 值为纵坐标，绘制标准曲线，对血清样品的 HBsAg 进行定量检测。

【要点提示及注意事项】

1. 实验前设计酶标板孔的分布，写好卡片。

2. 试剂使用前注意放置室温平衡。

3. 加样准确。

4. 每个加样孔最好设置 2~3 个复孔，求 A 平均值。

5. 洗涤酶标板应尽量彻底。

6. 终止后在 10 分钟内测 A 值。

【思考题】

1. ELISA 的基本原理是什么？

2. 简述双抗体夹心法的基本原理。

3. 查阅资料，比较 4 种基本类型 ELISA 的特点及主要用途。

实验 20 密度梯度离心法分离外周血单个核细胞

【实验目的】

1. 掌握密度梯度离心法分离外周血单个核细胞的原理和方法。

2. 了解分离外周血单个核细胞的意义。

【实验原理】

外周血单个核细胞（peripheral blood mononuclear cell，PBMC）包括淋巴细胞和单核细胞，是免疫学实验最常用的细胞。从 PBMC 中还可以进一步用流式细胞分选或免疫磁珠法等方法分离纯化出淋巴细胞。

葡聚糖-泛影葡胺密度梯度离心法是目前分离 PBMC 常用的方法，其主要依据外周血细胞密度的差异，在一定条件下离心后分层：红细胞密度最大，约为 1.093，沉至管底；多形核粒细胞的密度为 1.092，铺于红细胞上；PBMC 的密度约为 1.075，位于葡聚糖-泛影葡胺（密度 1.077）的液面上（云雾层）；最上层是血浆。吸取云雾层的细胞，即可获得 PBMC。

【实验器材】

1. 实验材料

人外周静脉血、葡聚糖-泛影葡胺（Ficoll-Urografin，又称淋巴细胞分离液，密度为 1.077）、RPMI 1640 液、10％小牛血清 RPMI 1640 液、0.2％台盼蓝染色液、医用碘伏。

2. 实验仪器

水平离心机（无刹车）、显微镜、10mL 刻度离心管、有抗凝剂的静脉采血管、毛细吸管、微量移液器、血细胞计数板、无菌干棉签、止血带。

【实验步骤】

1. 用静脉采血管（已加抗凝剂）抽取 2mL 静脉血，立即轻柔摇匀，防止凝血。

2. 在抗凝血中加入 2mL RPMI 1640 液，轻柔混匀稀释，防止溶血。

3. 在离心管中加入 4mL 淋巴细胞分离液，用毛细吸管吸取全部稀释全血，在分离液面上约 1cm 处沿离心管壁缓慢加入，使稀释血液与分离液之间形成清晰的界面。

4. 将离心管盖好盖子，置于水平离心机中，2000r/min，离心 20 分钟。

5. 轻柔取出离心管后可观察到管内容物从上到下分层：上层为血浆（含血小板），中层为淋巴细胞分离液，下层为粒细胞和红细胞。在血浆层和淋巴细胞分离液层的界面处，还有一层云雾状的白膜，即为单个核细胞层。

6. 用毛细吸管轻轻插至白膜层，小心吸取该层细胞。

7. 将白膜层的细胞加入另一离心管中，加入 5 倍以上体积的 RPMI 1640 液混匀后，

1500r/min，离心 10 分钟，弃上清；再重复洗涤 1 次。

8. 末次离心后，将细胞重悬于 10％小牛血清 RPMI 1640 液，即为单个核细胞悬液。

9. 高倍镜下观察单个核细胞的形态，并进行细胞计数和台盼蓝细胞活力检测。

【实验预期结果及分析】

细胞纯度可达 90％～95％，细胞获得率达 80％以上，活细胞率在 95％以上。分离效果与实验者的操作技术关系密切。

【要点提示及注意事项】

1. 淋巴细胞分离液 4℃保存，使用前应放置室温，否则影响其密度。

2. 全血等体积稀释可降低红细胞凝聚，有利于分离。

3. 使用水平离心机，不要用"刹车"功能。

4. 血液与分离液之间形成清晰的界面、用毛细吸管吸取白膜层细胞不要吸到相邻层是操作的关键。

5. 注意安全防护。

【思考题】

1. 如何保证本实验获得的细胞有较高的纯度和活性？

2. 全血加在分离液面上时需要注意什么？

3. 写出准确吸取白膜层细胞的操作体会。

实验 21　间接免疫荧光法检测 T 淋巴细胞表面标志

【实验目的】

1. 掌握间接免疫荧光法的基本原理。

2. 了解荧光显微镜的操作及间接免疫荧光法的应用。

【实验原理】

活细胞表面有结构完整的抗原。先用特异性鼠单克隆抗体与细胞表面的相应抗原结合，再用标记有荧光素的第二抗体结合，在细胞表面即形成"抗原-单克隆抗体-荧光素标记的二抗"，即间接免疫荧光法。置荧光显微镜下观察，可见到相应的细胞膜上发出特异性点状或线状荧光。

T 细胞表面有多种白细胞分化抗原（CD），主要有 CD_2、CD_3、CD_4、CD_8 等，这些表面标志是鉴别 T 细胞亚群的重要依据。用不同 CD 分子的单克隆抗体分别与这些细胞表面的 CD 分子特异性结合，再用荧光素标记的二抗以荧光的形式显现出来。

【实验器材】

1. 实验材料

外周血单个核细胞、10％小牛血清 RPMI 1640 液、鼠抗人 CD_4 单克隆抗体、鼠抗人 CD_8 单克隆抗体、荧光素（FITC）标记的兔抗鼠或羊抗鼠 IgG、洗涤液、固定液等。

2. 实验仪器

荧光显微镜、水平离心机、离心管、滴管、微量移液器、血细胞计数板、EP 管、载玻片等。

【实验步骤】

1. 制备高活性的人外周血单个核细胞（PBMC），分离方法同前所述。

2. 用 10％小牛血清 RPMI 1640 液调整细胞浓度至 $1 \times 10^7/mL$，制成单细胞悬液。

3. 取 3 支 EP 管，分别加入 $50\mu L$ 鼠抗人 CD_4 单克隆抗体、鼠抗人 CD_8 单克隆抗体、RPMI 1640 液（阴性对照），然后加入 $50\mu L$ 细胞悬液，轻柔混匀，4℃孵育 30 分钟。

4. 取出各管，用洗涤液洗涤 2 次，1500r/min 4℃离心 5 分钟，弃上清。

5. 在各管中加入 $50\mu L$ 兔抗鼠或羊抗鼠 IgG 荧光抗体，4℃孵育 30 分钟。

6. 取出各管，用洗涤液洗涤 2 次（1500r/min 4℃离心 5 分钟），弃上清。

7. 在各管中加入 $100 \sim 500\mu L$ 固定液，轻柔混匀后，吸取适量细胞悬液至载玻片上，盖上盖玻片。

8. 荧光显微镜下用高倍镜观察。

【实验预期结果及分析】

1. 阳性细胞是细胞膜上有黄绿色荧光亮点或线的细胞。

2. 计数 200 个淋巴细胞，细胞膜上有黄绿色荧光亮点或线的细胞为阳性细胞，可进一步计算出 CD_4^+/CD_8^+ T 淋巴细胞的比值。

【要点提示及注意事项】

1. 洗涤需充分。

2. 细胞活性要高。

3. 荧光抗体染色后应尽快观察荧光情况，一般不超过 3 小时。

4. 用流式细胞仪可对已经进行荧光抗体染色的细胞进行准确计数。

【思考题】

1. 荧光显微镜和普通显微镜的主要差别是什么？

2. 简述间接免疫荧光法和直接免疫荧光法的原理及特点。

第四章　生物工程设备使用实验 ▷▷▷

实验 22　小型发酵罐的特点及使用

【实验目的】

1. 了解小型发酵罐的基本结构。

2. 掌握小型机械搅拌式发酵罐的使用方法。

【实验原理】

1. 发酵罐的分类和特点

发酵罐是进行大规模悬浮微生物培养的反应器，主要为微生物代谢提供一个优化稳定的物理与化学环境，使得微生物能更快更好地生长，得到更多需要的生物量或目标代谢产物；也是开展生物工程、微生物学、发酵工程、医药工业等科学研究所必需的设备，是发酵工业的心脏，是连接原料和产物的桥梁。工业化的发酵罐容积较大，均用钢板或不锈钢板卷焊而成；而实验室使用的小型发酵罐，其容积可从约 1L 至数百升。一般来说，10L 以下的发酵罐多采用耐压玻璃制作罐体，10L 以上的发酵罐则用不锈钢板或普通钢板制作罐体。罐体上设有米洛板或迷宫式夹套，可通入加热或冷却介质来进行循环加热或冷却。发酵罐还配备有控制器和各种电极，可以自动地调控实验所需的培养条件。

发酵罐种类繁多，根据发酵所用的培养基可分为固体发酵罐和液体发酵罐；根据微生物类型，又分为嫌气和好气两大类，如酒精、啤酒和丙酮等产品需要嫌气发酵罐，谷氨酸、酶制剂和抗生素等好气发酵产品需要通风发酵罐，在发酵过程中需要不断通入无菌空气；根据发酵罐容积，一般认为 500L 以下的是实验室发酵罐，500~5000L 是中试发酵罐，5000L 以上是生产规模的发酵罐。

大多数生化反应都是好氧的，因此好气发酵罐是生产和实验室中最常见的发酵罐。好气发酵罐又称通风发酵罐，常见的通风发酵罐可分为机械搅拌式、气升式和自吸式三大类。机械搅拌式发酵罐采用机械搅拌实现反应体系的混合，强化传热和传质，促使氧在发酵液中溶解，以保证供给微生物生长繁殖、发酵所需要的氧气。它在生产工业和实验室中使用最为广泛，以实用性强、适应性强和放大相对容易著称，因此又称为通用型发酵罐。其主要组成部分有罐体、搅拌装置、传热装置、通气装置、进出料口和测量系统等，结构示意图见图 4-1。

气升式发酵罐以压缩空气作为动力来源，把无菌空气通过喷嘴或喷孔喷射进发酵液中，通过气液混合物的湍流作用使得空气泡分割细碎，同时由于形成的气液混合物密度降低而向上运动，而气含率小的发酵液则下沉，形成循环流动，实现混合和溶氧传质。气升式发酵罐类型常见的有气升环流式、鼓泡式和空气喷射式等，其主要的结构包括罐体、上升管（通气管）和喷嘴等（图 4-2）。

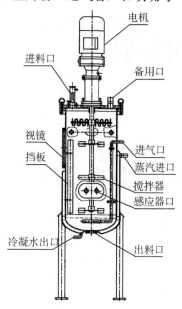

图 4-1 机械搅拌式发酵罐示意图

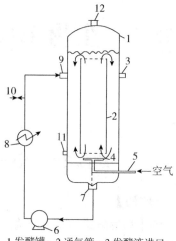

1.发酵罐；2.通气管；3.发酵液进口；
4.空气分布器；5.空气进口；6.循环泵；
7.发酵液出口；8.热交换器；9、11.喷嘴；
10.发酵液出料口；12.排气管

图 4-2 气升式发酵罐示意图

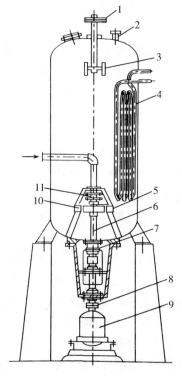

1. 带轮；2. 排气管；3. 消泡器；4. 冷却管；
5. 定子；6. 轴；7. 双端面式轴封；8. 联轴器；
9. 电动机；10. 转子；11. 端面式轴封

图 4-3 自吸式发酵罐示意图

自吸式发酵罐的搅拌器由罐底向上伸入的主轴带动，叶轮旋转时叶片不断排开周围的液体使其背侧形成真空，由导气管吸入罐外空气，吸入的空气与发酵液充分混合后在叶轮末端排出，并立即通过导轮（又称定子及转子）向罐壁分散，经挡板折流涌向液面，均匀分布。自吸式发酵罐是一种不需要空气压缩机，而是在搅拌过程中自动吸入空气的发酵罐，这种设备的耗电量较小，能保证发酵所需的空气，并能使气液分离细小，均匀地接触，吸入的空气能被高效地利用，在生产葡萄糖酸钙、利福霉素、酵母等方面应用比较多。其主要组成是罐体、自吸搅拌器和导轮等，见图 4-3。

2. 常见通风发酵罐的优缺点

机械搅拌式发酵罐的主要优点是搅拌过程产生的漩涡及剪切力将鼓入的空气打碎成小气泡，并均匀分散在培养液中，提高了氧的溶解及利用效率；变速搅拌更能适应发酵过程中发酵物在不同生长期对搅拌转速的不同要求，这样不仅节约了搅拌所消耗的电能，还使一个发酵罐能适用于多种产品的生产，同时在培养基采用实罐灭菌工艺时，低转速搅拌可避免电机因无通气下搅拌电流超标，导致电机烧掉。缺点主要是机械搅拌产生的剪切力容易对耐剪切力差的菌体造成损伤，影响菌体的生长和代谢。

气升式发酵罐的优点是溶氧速率和溶氧效率高、能耗低；生物细胞受到的剪切力小；设备结构简单，冷却面积小；无搅拌传动装置，节约动力；不需要消泡剂；维修、操作及清洗简便，特别是避免了因机械轴封造成的漏液、染菌现象。缺点主要是需要非常大的空气吞吐量，相间混合接触较差，对于黏度大的发酵液溶氧系数较低。

自吸式发酵罐相对于机械搅拌式发酵罐的主要优点是不需要配备空气压缩机及附属设备，节约成本和空间面积；溶氧速率高，溶氧效率高，能耗低；用于酵母生产和醋酸发酵具有生产效率高、经济效益高的特点。主要缺点是进罐空气处于负压，因而增加了染菌机会；搅拌转速高，有可能使菌丝被搅拌器切断或堵截，影响菌体的正常生长。

【实验器材】

1. 实验材料

红霉素链霉菌、种子培养基、发酵培养基、NaOH、消泡剂等。

2. 实验仪器

10L 不锈钢机械搅拌式发酵罐、高压灭菌锅、恒温摇床、超净工作台等。

【实验步骤】

1. 种子培养

在超净工作台中，取新鲜斜面菌种，接种到含种子培养基的 1L 锥形瓶中，置于恒温摇床，28℃、100r/min 条件下培养 48～52 小时。

2. 发酵

（1）空消　空罐灭菌，空消前应取出 pH 电极、DO（溶氧）电极，用堵头堵上相应位置，保持温度 121℃，罐内压力在 0.1～0.15Mpa 间，时间为 30 分钟。空消主要用于发酵罐长时间未使用或发酵结束消灭罐体内的微生物，防止微生物在罐内生长繁殖。

（2）实消　将 6L 左右的发酵培养基从进样口倒入发酵罐中，盖上进样口盖子，保持温度 121℃，罐内压力在 0.1～0.15MPa 间，时间为 30 分钟。实消前，将经校验的 pH、DO 电极分别插入 pH、DO 端口，并旋压紧螺母。蒸汽管道阀门不能开过大，以免蒸汽大量进入罐内，稀释培养基。

（3）接种与发酵　采用火焰封口接种，接种前请装备好酒精、棉花、坩埚钳等工具。在接种圈的火焰保护下将种子培养基迅速倒入发酵罐中，控制发酵温度 34℃，pH 值维持在 6.8～7.1，发酵罐搅拌速度控制为 100r/min，DO 维持在 30% 以上，罐内压力大于 0.03MPa。实验采用间歇式补料，发酵周期是 185 小时。

（4）放罐　发酵结束后要进行放罐，打开出料口即可。

（5）清洗　发酵及反应结束和再次使用前都必须清洗罐体及相关设备，清洗时应注意电器元件、电极接口，不能进水受潮。清洗后应排尽罐内清洗水。

【实验预期结果与分析】

通过本实验学习发酵罐的使用和维护。

【要点提示及注意事项】

1. 如果发酵罐暂时不用，则需对发酵罐进行空消，并排尽罐内及各管道内的余水。

2. 压力表与安全阀应定期检查，如有故障要及时调换或修理。

3. 发酵过程中一定要保持工作台的清洁，用过的培养瓶及其他物品及时清理，因故溅出的酸碱液或水应立即擦干。

4. 对罐体安装、拆卸和灭菌时要特别小心，pH 电极等设备易损且昂贵。

5. 发酵完毕后清洗罐体和电极，将 pH 电极插入电极保护液中，溶氧电极的探头用保护套套好，保存备用。

【思考题】

1. 为何在空消时将 pH、DO 电极取出？

2. 10L 的发酵罐为何只加入约 6L 的培养基？

实验 23   离心机的使用

【实验目的】

1. 掌握常见离心机的使用方法。

2. 熟悉差速离心法和密度梯度离心法分离细胞器的原理和方法。

【实验原理】

1. 离心技术

生物工程下游实验中常常涉及固液分离。固液分离是指以收集含目标物质的液相为目的时，必须首先将菌体、固体杂质、悬浮固体物质或它们的絮凝体除去，以保证处理液澄清；或者，以收集产生胞内产物的细胞或者菌体为目的时，需要分离除去液体。常用的固液分离方法主要有离心和过滤。一般浓度较小，粒径较大，硬度较强的不溶物，可以采用过滤分离；固体颗粒细小而黏度大，难以过滤时，需用到离心分离。

离心技术是借助离心力，使不同大小和密度的物质分离的技术。根据离心力的大小，离心分离可以分为低速离心、高速离心和超高速离心（也叫超速离心或超离心），具体分类标准和适用范围见表 4-1。其中，超离心技术应用最广泛，已成为分离、纯化、鉴别生物大分子的重要手段。超离心技术又可分为：以最大限度地从样品中分离收集高纯度的目标组分为目的的制备性超离心，和以研究生物大分子的沉降特性和结构为目的的分析性超离心。制备性超离心技术分离和纯化生物样品一般采用两类方法：①差速离心法，即逐渐加速或交替使用高速和低速离心，用不同强度离心力使不同大小物质根据沉降系数大小分级分离。适用于混合样品中各组分沉降系数差别大（＞10 倍）的样品，例如从组织匀浆中分离细胞器和病毒。②密度梯度区带离心法，即将样品加在惰性梯度介质中进行离心沉降或沉降平衡，在一定离心力作用下把颗粒分配到梯度中的某一位置，形成区带的分离方法。这种方法分离效果好，适应范围广，颗粒不会挤压变形，保持生物活性，且梯度液在离心完毕后起支持介质和稳定剂的作用，防止分层的粒子再次混合。主要用于细胞器的分离。

表 4-1　离心技术分类及适用范围

		普通离心	高速离心	超高速离心
转速（r/min）		2000～6000	10000～26000	30000～120000
离心力（g）		2000～7000	8000～80000	100000～600000
适用范围	细胞	适用	适用	适用
	细胞核	适用	适用	适用
	细胞器	—	适用	适用
	蛋白质	—	—	—

离心技术的应用一般可分为两大类：一类是用于化工、制药、食品工业等的大型制备分离所用的离心技术，其所使用的离心机及其附件一般为中、大型工业生产设备；转速一般在 5000r/min 左右，样品处理量大。另一类是用于生物、医学、化学、农业、食品及制药等的实验室研究、中间生产、部分小批量生产的离心技术，目的在于分离和纯化样品和对已纯化的样品性能进行分析；这一类离心机的转速从每分钟数千转到每分钟数万转，处理样品量较小。

2. 离心机的工作原理及分类

离心机主要是利用离心力使得需要分离的物料得到加速分离的机器。将样品放入离心机转头的离心管内，待离心机驱动时，样品液就随离心管做匀速圆周运动，于是就产生了一个向外的离心力。由于不同颗粒的质量、密度、大小及形状等各不相同，在同一固定大小的离心场中的沉降速度也就不相同，由此便可以实现固液分离。

实验室中离心机的种类比较多，通常按照转速的大小可分为低速离心机、高速离心机和超高速离心机；按照是否具备制冷系统可分为普通离心机和冷冻离心机；按照转子的不同分为水平转子离心机和角转子离心机；按照离心机体积的大小还可分为落地式离心机、台式离心机和掌上离心机等。

本实验是利用差速离心法和密度梯度离心法分离已破碎细胞中的各组分。首先需要将组织制成匀浆，然后进行分级分离，最后得到细胞器进行分析，这种方法已成为亚细胞成分研究的主要手段。

【实验器材】

1. 实验材料

大鼠、生理盐水、0.25mol/L 蔗糖溶液、0.34mol/L 蔗糖-0.5mmol/L Mg（Ac）$_2$ 溶液、0.88mol/L 蔗糖-0.5mmol/L Mg（Ac）$_2$ 溶液、95％乙醇溶液、丙酮、PBS 缓冲液、甲基绿-派洛宁染液、中性红-詹纳斯绿染液。

2. 实验仪器

高速冷冻离心机、天平、显微镜、Eppendorf 管、冰块、冰盒、载玻片、盖玻片、玻璃匀浆器。

【实验步骤】

1. 细胞匀浆的制备

将饥饿 24 小时的大鼠处死后立即剪开腹部，迅速取出肝脏组织浸入预冷的生理盐水，洗去血污，用滤纸吸干。称取 0.5g 肝组织，在小烧杯中剪碎，用预冷的 0.25mol/L 蔗糖溶液洗涤数次。将烧杯中的悬浮肝组织倒入匀浆管中进行匀浆，匀浆过程要在冰浴中进行。匀浆完毕，移入 1.5mL 离心管中。

2. 细胞核的分离与鉴定

（1）分离　需在低温离心机（4℃）中进行。第一次以 600g 离心 10 分钟，将其上清液移入 Eppendorf 管中，盖好盖子置于冰浴中备用（分离线粒体）。沉淀使用 1mL 预冷的 0.25mol/L 蔗糖溶液离心洗涤 2 次，每次 1000g 离心 10 分钟。将沉淀用 5 倍体积 0.34mol/L 蔗糖-0.5mmol/L $Mg(Ac)_2$ 溶液混悬，用长针头注射器在混悬液下轻轻加入 4 倍体积 0.88mol/L 蔗糖-0.5mmol/L $Mg(Ac)_2$ 溶液，尽量使两种溶液明显分层。以 1500g 离心 15～20 分钟，弃上清液，沉淀即为经过纯化的细胞核，用 PBS 溶液悬浮，4℃保存。

（2）鉴定　将分离纯化的细胞核制成涂片，空气干燥。将干燥的涂片浸入 95％乙醇溶液固定 5 分钟，晾干，滴加甲基绿-派洛宁染液染色 20～30 分钟，丙酮分色 30 秒，蒸馏水漂洗，滤纸吸干水，镜检。

3. 线粒体的分离与鉴定

（1）分离　将分离细胞核时收集的上清液以 10000g 离心 10 分钟。沉淀用预冷 0.25mol/L 蔗糖溶液悬浮，10000g 离心 10 分钟，反复 2 次，收集沉淀。

（2）鉴定　在干净的载玻片中央滴加 1～2 滴中性红-詹纳斯绿染液，用牙签挑取沉淀物均匀涂片。盖上盖片，染色 5 分钟，镜检。

【实验预期结果与分析】

1. 细胞经甲基绿-派洛宁混合液处理后，甲基绿染高聚分子的 DNA 呈蓝绿色，派洛宁染低聚分子的 RNA 呈红色。细胞核涂片镜检时，应观察到细胞核 DNA 呈蓝绿色，核仁和混杂的细胞质 RNA 呈红色。

2. 线粒体镜检时，应观察到线粒体呈蓝绿色，小棒状或圆形。

3. 观察每个视野中所见完整细胞核和线粒体的数量及纯度。

【要点提示及注意事项】

1. 离心管中的液体不能加满，以防离心管破裂或液体外溢。外溢后会污染转头并使离心腔失去平衡，影响感应器正常工作。

2. 离心机运转时，不得移动离心机。

3. 对称位置的离心管加液后应称量平衡。若差异过大在运转时会产生大的振动，此时应立即停机检查，使符合平衡要求。平衡好的离心管必须对称放入，在转头不平衡的条件下禁止启动离心机。

4. 若运行过程中发生离心管破裂，会引起较大振动，此时应立即停机处理。

5. 每次离心完成后，必须尽快将转子取出，否则可能造成转子无法取出，从而造成仪器报废。

【思考题】

1. 分离介质 0.34mol/L 及 0.88mol/L 缓冲蔗糖溶液哪一种在下层？有什么作用？

2. 要获得高活性的线粒体，在线粒体提取、分离和活性鉴定的过程中需注意哪些问题？根据自己体会与思考，写出操作注意事项及改进方法。

3. 线粒体提取分离过程中，为什么要在 0～4℃进行？

实验 24　常用柱层析技术和使用

【实验目的】

1. 掌握常见的柱层析技术类型及操作方法。

2. 熟悉常见柱层析技术的原理。

【实验原理】

柱层析技术又称柱色谱技术。在圆柱管中先填充不溶性基质，形成一个固定相。将样品加到柱子上，用特殊溶剂洗脱，溶剂组成流动相。在样品洗脱的过程中，不同组分在层析柱中行进速度不同，从而实现各组分分离。常见的柱层析技术分为离子交换层析、凝胶过滤层析、亲和层析、疏水作用层析等。

1. 离子交换层析

离子交换层析中，基质是由带有电荷的树脂或纤维素组成。按活性基团性质（交换基或官能团）分为阳离子交换树脂（强酸型、弱酸型）和阴离子交换树脂（强碱型、弱碱型）。带有正电荷的称之阳离子交换树脂；而带有负电荷的称之阴离子交换树脂。离子交换层析常用于蛋白质的分离纯化。蛋白质处于不同的 pH 条件下，其带电状况不同。阴离子交换基质结合带正电荷的蛋白质，所以这类蛋白质被留在柱子上，然后通过提高洗脱液中的盐浓度等措施，将吸附在柱子上的蛋白质洗脱下来。结合较弱的蛋白质首先被洗脱下来。反之阳离子交换基质结合带负电荷的蛋白质，结合的蛋白可以通过逐步增加洗脱液中的盐浓度或提高洗脱液的 pH 值洗脱下来。

2. 凝胶过滤层析

凝胶层析亦称凝胶过滤、排阻色谱或分子筛层析等。其机理是分子筛效应，主要根据蛋白质分子的大小进行分离和纯化。层析柱中的填料通常是惰性的多孔网状结构物质，混合样品如同"过筛"一样，因分子大小的不同得以分开。分子量大的物质不能进入凝胶粒子内部，先随洗脱液从凝胶粒子之间的空隙挤落下来，所以大分子物质迁移速度快；小分子物质要通过凝胶网孔进入凝胶粒子内部，因此小分子物质迁移速度慢。根据网孔不同可制成不同规格。

常用分子筛：

（1）葡聚糖凝胶（Sephadex G）　葡聚糖凝胶型号及用途如表 4-2 所示。

表 4-2　葡聚糖凝胶型号及用途

型号	G200、G150、G100	G75、G50	G25、G15
用途	分离大蛋白质	分离小蛋白质	除盐

（2）琼脂糖凝胶（Sepharose、Bio-Gel A）　孔径大，用于分离大分子物质。

（3）聚丙烯酰胺凝胶（Bio-Gel P）　由丙烯酰胺单体与次甲基双丙烯酰胺进行交联聚合而成的。

选择何种凝胶及型号，需要根据实验条件、溶质的分子量大小和分离的目的而定，每种型号凝胶都有一定分离溶质分子量的范围，选择的凝胶型号要能满足实验要求。排阻极限是指不能进入凝胶颗粒孔穴内部的最小分子的分子量。所有大于排阻极限的分子都不能进入凝胶颗粒内部，直接从凝胶颗粒外流出，所以它们同时被最先洗脱出来。排阻极限代表一种凝胶能有效分离的最大分子量，大于这种凝胶排阻极限的分子用这种凝胶不能得到有效分离。例如 Sephadex G—50 的排阻极限为 30000，即分子量大于 30000 的分子都将直接从凝胶颗粒之外被洗脱出来。

3. 亲和层析

亲和层析是利用蛋白质分子对其配体分子特有的识别能力（即生物学亲和力）建立起来的一种有效的纯化方法。其属于吸附层析，依赖于蛋白质及其配体（ligand）之间的相互作用来分离。配体通常指的是能与另一个分子或原子结合（一般是非共价结合）的分子、基团、离子或原子。但在亲和层析中，配体是通过共价键先与基质结合，配体可以是酶结合的一个反应物或产物，或是一种可以识别靶蛋白的抗体。通常只需一步处理即可将某种所需蛋白质从复杂混合物中分离出来，纯度相当高。当蛋白质混合物通过装有配体的基质的亲和层析柱时，只有靶蛋白可以特异地与基质结合，而其他没有结合的蛋白质首先被洗脱下来。特异结合在基质上的靶蛋白最后可以用含有高浓度自由配体的溶剂洗脱。亲和层析纯化过程简单、迅速，且分离效率高。对分离含量极少又不稳定的活性物质尤为有效。但本法必须针对某一分离对象，制备专一的配基和寻求层析的稳定条件，因此亲和层析的应用范围受到了一定的限制。

4. 疏水作用层析

疏水作用层析是根据分子表面疏水性差别来分离蛋白质和多肽等生物大分子的一种较为常用的方法，只需改变溶液中的盐含量，就可以进行吸附或洗脱。疏水层析的优点有：①操作条件温和，蛋白质分子结构无明显变化，蛋白质分子活性回收率高。尤其适用于对环境比较敏感，分子量较大的蛋白质的分离。②选择性强，在特定盐浓度下，疏水作用层析介质对蛋白质的吸附选择性较强，对于疏水性不同的蛋白，只要改变洗脱盐的浓度，就可以对蛋白实现较好的分离。③具有优良的物理、化学稳定性，分离介质结构稳定，可以有较长的使用寿命，并可长期反复使用。疏水作用层析在操作过程中仅使用盐水溶液作流动相，除介质的再生外很少使用有机溶剂，不会对环境造成危害，易于工业规模生产，易于和其他层析技术联合使用。

【实验器材】

1. 实验材料

待分离蛋白样品、NaCl、HCl、NaOH、去离子水、$AgNO_3$。

2. 实验仪器

层析柱、离子交换树脂。

【实验步骤】

以离子交换型树脂为例。

1. 新树脂填装：先将交换器内从底部上水至1/2处，打开上部入孔门装入树脂。

2. 树脂装入交换器后，用10% NaCl溶液浸泡8~12小时，用洁净水反洗树脂层，展开率为50%~70%，直至出水清澈、无气味、无杂质、无细碎树脂为止。

3. 用约2倍树脂体积的4%~5% HCl，以2m/h流速通过树脂层。全部通入后，浸泡4~8小时，排去酸液，用洁净水冲洗至出水呈中性。冲洗流速为10~20m/h。

4. 用约2倍树脂体积的2%~5% NaOH溶液，按上面进HCl的方法通入和浸泡。排去碱液，用洁净水冲洗至出水呈中性。流速同上。

5. 酸、碱溶液重复进行2~3次，可获得最佳效果。阳树脂如用钠型最后一次用NaOH处理，如用氢型最后一次用HCl处理。阴树脂如用碱型最后一次用NaOH处理，如用氯型最后一次用HCl处理。

6. 将含有样品的流动相加入层析柱中，样品中带有正电荷的蛋白质X，通过静电吸引，与树脂中的带电基团相互作用，结果X与Na^+交换（阳离子交换），形成SO_3-X，蛋白质就结合到了层析柱上。

7. 在样品与树脂充分交换后，可通过提高流动相中的盐浓度，或改变流动相的pH，或是同时采用这两种方法，就可以将结合于树脂上的蛋白质X成分，按照它们与树脂结合的强弱程度不同而逐一地洗脱下来。

8. 树脂的再生：离子交换树脂使用失效后，可用酸碱再生处理，重新使用。

（1）阳柱再生

①逆洗：将水从交换柱底部通入，废水从顶部排出，将被压紧的树脂松动，洗去树脂碎粒及其他杂质，排出树脂层内的气泡，洗至水清澈。

②加酸：将4%~5% HCl水溶液从柱的顶部加入，控制流速，30~45分钟加完。

③正洗：将水从柱顶部通入，废水从柱下端流出，控制流速为约2倍于加酸的流速，开始的15分钟可慢些。洗至pH值3~4，此时用铬黑T检验应无阳离子。

（2）阴柱再生（以下操作均不可将柱中水放至树脂层以下）

①逆洗：用阳柱水逆洗，可将阳柱出水口连接至阴柱下端，通入阳柱水。条件同阳柱。

②加碱：将5% NaOH溶液从柱顶部加入，控制一定流速，使碱液在1~1.5小时加完。

③正洗：从柱顶部通入阳柱水，下端放出废水，流速可以是加碱时的2倍，开始15分钟可慢些，洗至pH值11~12，用硝酸银溶液检验有无氯离子。

【实验预期结果与分析】

通过本次实验，以离子交换层析为例学习用层析柱分离纯化蛋白的原理及一般过程。

【要点提示及注意事项】

1. 离子交换树脂内含有一定量的水分，在运输及储存过程中应尽量保持这部分水分。如树脂不慎失水，应先用 10% 浓盐水浸泡，再逐渐稀释，以免树脂急剧膨胀而破碎。

2. 树脂在储存或运输过程中应保持 5℃～40℃ 的温度环境，避免过冷或过热。若冬季没有防冻措施，可将树脂存放在食盐水中，食盐水浓度视温度而定。树脂一旦受冻，不要突然转到高温环境中，宜放置于 5℃～10℃ 的低温环境中，让其缓慢自然解冻。

3. 当原水水质发生波动（如潮汐、雨季、气候等因素影响）或周围环境温度（相当于化学反应温度）变化时，出水水质也会发生波动，比较理想的交换温度是 30℃。

实验 25　蛋白质纯化系统的原理及使用

【实验目的】

1. 掌握蛋白质纯化系统的组成和作用。
2. 掌握亲和层析进行蛋白分离纯化的步骤。

【实验原理】

蛋白质的纯化一般分为初步纯化和高度纯化两个阶段。初步纯化即提取过程，以去除与目标产物性质有较大差异的杂质为目的，可采取沉淀、吸附、萃取和膜分离等操作。高度纯化即精制过程，以去除与目标产物性质相近的杂质为目的，可采取凝胶过滤、离子交换、亲和分离、疏水层析等操作。凝胶过滤柱可以根据分子量大小不同而实现蛋白质分离；离子交换树脂柱是利用不同蛋白质等电点不同，在不同 pH 下所带电荷性质和强弱有差异，将蛋白通过离子交换树脂，不同蛋白因与离子交换树脂具有不同的吸附能力被分级洗脱下来，从而达到蛋白质分离纯化的目的；亲和层析柱是将具有生物亲和作用的两种分子中的一种与支持物共价偶联，作为固定相，特异性吸附另一种分子，从而使另一种分子从混合物中得到选择性分离纯化；疏水层析柱是利用高浓度中性盐使蛋白质疏水部分暴露，以表面偶联弱疏水性基团的介质为固定相，以一定浓度盐溶液为流动相，利用蛋白质表面疏水性程度的差异，不同蛋白质与固定相之间疏水相互作用力的强弱不同，从而实现蛋白质分离。

蛋白质纯化操作一般包括以下四个步骤：①平衡：用平衡液冲洗柱子，确保柱子处于稳定状态。②吸附：样品中各组分依据亲和力大小与柱子中吸附剂或者交换剂作用，目标分子结合在吸附剂或者交换剂上，杂质不被吸附从而流出柱子。③洗脱：洗脱剂与目标分子竞争吸附位点，实现洗脱。通常采用梯度洗脱，逐渐提高洗脱剂浓度，不同蛋白依次洗脱下来。④再生：洗脱剂冲柱，使吸附剂或者交换剂重新具有吸附能力或者交换能力。

蛋白质纯化系统是目前较为常用的蛋白纯化工具，它具有模块式组成，装卸方便，可任意搭配不同分离原理的各种分离柱或所需的检测器，扩大了使用范围，能满足多种实验需要；使用不同盐浓度的缓冲液，进行多样品分析及工艺探索，配合电磁阀和分部收集器做活性组分收集；流速最高可达 100mL/min；结合某些制备层析介质，可以进行各类蛋白质、核酸和天然产物分离纯化工艺的开拓及中试放大工作。因此，蛋白纯化系统已广泛应用到蛋白纯化领域中。蛋白质纯化系统作为蛋白质纯化技术的全自动解决方案，可以自动执行亲和层析、离子交换层析、疏水层析、凝胶层析等多个纯化步骤，能完整、方便地完成蛋白质的纯化和脱盐，操作简单，是自动、快速、高效的层析仪器，无须复杂的纯化知识和丰富经验即可迅速获得高纯度的目标蛋白。

蛋白质纯化系统的组成一般包括梯度泵系统、进样系统、层析柱系统、检测系统、自动收集系统、数据处理系统等。梯度泵系统主要提供连续、稳定而精确的液体流量，并且能进行梯度混合和洗脱，可完成缓冲液自动配制。系统压力检测器连接在系统泵上，连续测定系统压力，并能够自动调整流速以避免到任何设定的压力上限，从而保护层析柱。进样系统主要是引入要分离纯化的样品，包括样品泵（进样泵）和上样环。样品泵可以直接把样品上样到层析柱或间接通过毛细管样品环上样。样品泵有压力控制模式，确保压力不变的情况，自动调节流速，防止过大压力对层析柱造成损坏。层析柱系统主要指多柱位阀和连接其上的不同类型的层析柱，多柱位阀可同时连接多根层析柱，并可进行自由切换。多柱位阀可以连接 5 根以上的层析柱，并进行流向控制，用于自动化的层析柱探索与填料筛选。检测系统包含紫外检测、电导检测、pH 检测和温度检测等检测器，可根据实际需要进行单独配置。自动收集系统可根据收集器按时间、体积、滴数和峰收集，并可延迟收集，组分收集器还具有冷却功能以防止样品过热并保护纯化的样品，可放置多种容量的管架和不同类型的深孔板。数据处理系统可对分离纯化的样品进行详细分析，具有层析柱 logbook，追踪层析柱历史记录，如使用次数和柱效等。同时配有在位清洗和柱效测定提醒功能，直接显示熟悉的实验流程和每一步的实验条件，既可直接调用模板，删除添加步骤，也可自行修改每一步的参数，还可以根据实验要求给出实验设计方案，同时改变多个变量，用少量的实验次数得到系统信息，便于条件优化。蛋白质纯化系统流程示意图如图 4-4 所示。

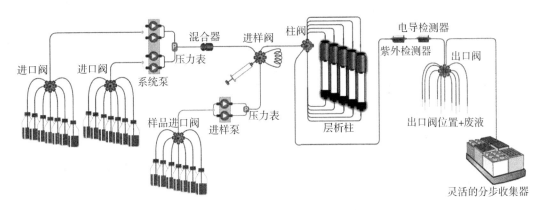

图 4-4　蛋白质纯化系统各组分示意图

本实验以镍柱亲和层析为例,使用蛋白纯化系统对蛋白进行纯化。镍柱亲和层析原理是利用蛋白质表面的一些氨基酸,如组氨酸能与多种过渡金属离子如 Cu^{2+}、Zn^{2+}、Ni^{2+}、Co^{2+}、Fe^{3+} 发生特殊的相互作用,吸附富含这类氨基酸的蛋白质,从而达到分离纯化的目的。因此,偶联这些金属离子的琼脂糖凝胶就能够选择性地分离出这些含有多个组氨酸的蛋白及对金属离子有吸附作用的多肽、蛋白和核苷酸。

【实验器材】

1. 实验材料

表达可溶性 His-α 干扰素蛋白的大肠杆菌、平衡缓冲液、结合缓冲液、洗脱缓冲液、去离子水、20%乙醇溶液。

2. 实验仪器

层析柱、超声破碎仪、蛋白纯化仪、垂直电泳仪、摇床、水浴锅、5mL 注射器、5mL 样品环、离心管。

【实验步骤】

1. 大肠杆菌破碎

大肠杆菌培养液倒入 50mL 离心管中,4℃,12000g 离心 15 分钟,收集菌体。沉淀加入适量的 PBS(pH 值 7.0)缓冲液,冰浴条件下,300W,超声 5 秒,间隔 5 秒,共超声波破碎 10 分钟。然后离心,4℃,1000g 离心 15 分钟,去掉大碎片,收集上清液。

2. 样品纯化

将镍柱连接在蛋白纯化系统上,用 5 倍柱体积以上平衡缓冲液对镍柱平衡,将过滤后的样品通过上样环或样品泵上样,流速为 0.5～1mL/min;上样结束后再用结合缓冲液冲洗 2 倍柱体积,使目的蛋白与层析柱充分结合。用自动收集器收集穿透液,之后用低浓度洗脱缓冲液洗脱,洗去杂蛋白,流速为 2mL/min,并收集洗脱峰;接着用高浓度的洗脱缓冲液洗脱目的蛋白,流速为 1mL/min,收集洗脱峰。

3. 镍柱再保存

分离纯化结束后,用超纯水进行泵清洗,再用已脱气 20%乙醇对系统泵和镍柱进行冲洗,然后将镍柱两段密封,保存在 4℃环境中。

4. SDS-PAGE 电泳检测

分别取过柱前样品、穿透液、洗杂液、洗脱液各 1mL,加入上样缓冲液,沸水浴 5 分钟,进行 SDS-PAGE 检测,分析分离纯化效果。

【实验预期结果与分析】

通过 SDS 电泳可观察到,过柱前样品应有大量目的蛋白条带和杂蛋白条带;洗杂液中杂蛋白条带较多,而无目的蛋白;洗脱液样品应观察到高纯度目的蛋白条带,而杂蛋白条带较少。

【要点提示与注意事项】

1. 层析柱使用后一定要保存在 20%乙醇中。

2. 上样时流速不应过高，要使目的蛋白充分与层析柱结合。

【思考题】

1. 若分离纯化之后目的蛋白的纯度不高，该如何解决？

2. 若分离纯化之后目的蛋白的收率不高，该如何解决？

实验 26 喷雾干燥仪的基本结构和使用

【实验目的】

1. 掌握喷雾干燥仪的使用方法，了解其基本结构。

2. 掌握喷雾干燥的流程。

【实验原理】

1. 喷雾干燥仪的基本结构和干燥原理

喷雾干燥技术是一种将溶液、乳浊液或悬浊液通过雾化器分散成微小的雾状液滴，并在干燥热气流的作用下进行热交换，使雾状液滴中的溶剂迅速蒸发，得到粉末状或细颗粒状成品或半成品的干燥技术。由于物料的干燥是在瞬间完成，受热时间非常短，特别适用于热敏性物料。其设备一般由雾化器（喷头）、干燥塔、进出气及物料收集回收系统等组成。喷雾干燥仪的工艺流程示意图如图 4-5 所示。

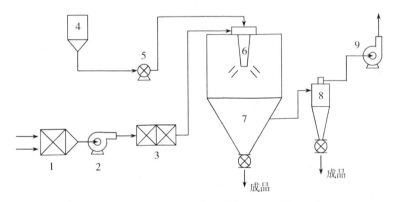

1.空气过滤器；2.鼓风机；3.加热器；4.料液罐；
5.送料泵；6.雾化器；7.干燥塔；8.旋风分离器；9.引风机

图 4-5 喷雾干燥仪的工艺流程示意图

2. 雾化器的分类及特点

雾化器（喷嘴）是喷雾干燥仪的关键部件。理想的雾化器要求喷雾粒子均匀、结构简单、操作方便、产量大、能耗低，并能控制雾滴的大小和数量。不同的雾化器可以产生不同的雾化形式，按照不同的雾化形式可以将喷雾干燥分为气流式雾化、压力式雾化和离心式雾化。

（1）气流式雾化 利用压缩空气（或水蒸气）高速从喷嘴喷出并与另一通道输送的料液混合，借助空气（或蒸汽）与料液两相间相对速度不同产生的摩擦力，把料液分散

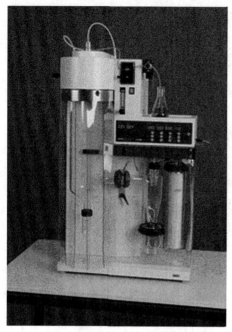

图 4-6　Buchi B-290 小型喷雾干燥仪

成雾滴。根据喷嘴的流体通道数及其布局，气流式雾化器又可以分为二流体外混式、二流体内混式、三流体内混式、三流体内外混式及四流体外混式、四流体内-外混式等。气流式雾化器的结构简单，处理对象广泛，但能耗大（图 4-6）。

（2）压力式雾化　利用压力泵将料液从喷嘴高压喷出，直接将压力转化为动能，使料液与干燥介质接触并被分散为雾滴。压力式雾化器生产能力大，耗能小，细粉生成少，能产生小颗粒，固体物回收率高。

（3）离心式雾化　利用高速旋转的盘或轮产生的离心力将料液甩出，使之与干燥介质接触形成雾滴。离心式雾化器受进料影响（如压力）变化小，控制简单（图 4-7）。三种雾化器的特点见表 4-3。

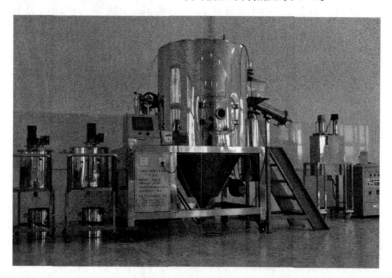

图 4-7　LPG 系列高速离心喷雾干燥机组

表 4-3　三种雾化器的比较

比较项目	气流式	压力式	离心式
溶液	可以	可以	可以
悬浮液	可以	可以	可以
膏糊状	可以	不可以	不可以
料液黏度适应性	改变压缩气压力	适于低黏度料液	改变转速，但有限
进料变化影响	中等	大	小

续表

比较项目	气流式	压力式	离心式
喷雾器磨蚀情况	中等	大	小
喷雾过程控制	中等	难	易
喷雾器堵塞情况	中等	大	小
相对成本	1	3	5
动力消耗	很大	小	较小
进料压力（MPa）	0.1～0.5	2～40	0
原料颗粒粒径（μm）	200～400	100～200	50～1000

　　三种雾化原理的理论研究，主要是围绕喷雾器关键参数与雾化性能展开。这将有助于喷雾器性能的改进，也有利于应用过程中根据喷雾料液及其产品要求对雾化器进行选择。

　　中药提取液的喷雾干燥，基本上是以离心式雾化和气流式雾化形式进行的，而后者以小型实验设备多见。就实际而言，压力式雾化需要高压泵与较大雾化空间，气流式雾化能耗又很高，这些都限制了它们的应用。相对而言，离心式雾化器技术要求相对较低，是最容易实现的。

　　3. 喷雾干燥的过程阶段

　　喷雾干燥可分为三个基本阶段：一是料液雾化成雾滴；二是雾滴和干燥介质接触、混合及流动，即进行干燥；三是干燥产品与空气分离。

　　（1）**喷雾干燥的第一阶段——料液的雾化**　料液雾化为雾滴和雾滴与热空气的接触、混合，是喷雾干燥独有的特征。雾化的目的在于将料液分散成微细的雾滴，使其具有较大的表面积，当其与热空气接触时，雾滴中水分迅速汽化而干燥成粉末或颗粒状产品。雾滴的大小及其均匀程度对产品质量和技术经济指标影响很大，特别是对热敏性物料的干燥尤为重要。如果喷出的雾滴大小不均匀，则易出现大颗粒还没达到干燥要求、小颗粒却已干燥过度而变质的现象。

　　（2）**喷雾干燥的第二阶段——雾滴和空气的接触**　雾滴和空气的接触、混合及流动是同时进行的传热传质过程，即干燥过程，此过程在干燥塔内进行。雾滴和空气的接触方式、混合与流动状态决定于热风分布器的结构形式、雾化器在塔内的安装位置及废气排出方式等。

　　在干燥塔内，雾滴-空气的流向有并流、逆流及混合流。雾滴与空气的接触方式不同，对干燥塔内的温度分布、雾滴（或颗粒）的运动轨迹、颗粒在塔内的停留时间及产品性质等均有很大影响。

　　雾滴的干燥过程也经历着恒速和降速阶段。研究雾滴的运动及干燥过程，主要是确定干燥时间及干燥塔的主要尺寸。

　　（3）**喷雾干燥的第三阶段——干燥产品与空气分离**　喷雾干燥的产品大多采用塔底出料，部分细粉夹带在排放的废气中，废气在排放前必须将这些细粉收集下来，以提高产品收率，降低生产成本。排放的废气必须符合环境保护的排放标准，防止污染环境。

4. 喷雾干燥仪的优缺点

（1）优点　干燥速率快，时间短，特别适合热敏性物料的干燥；干燥后所得产品多为松脆的空心颗粒或粉末，溶解性能好；操作稳定，能实现连续自动化生产，改善了劳动条件；可由低浓度料液直接获得干燥产品，因而省去了蒸发、结晶分离等操作。

（2）缺点　喷雾干燥设备投资费用比较高；热效率比较低（除非利用非常高的干燥温度），一般为30%～40%。

【实验器材】

1. 实验材料

大枣、糊精、乙醇、纯净水。

2. 实验仪器

离心式喷雾干燥机、磁力搅拌机。

【实验步骤】

1. 大枣多糖的提取

称取100g洗净大枣于4L蒸馏水中煮沸4小时，过滤，滤渣用同法水提4次，合并水提液，减压浓缩，加浓度为80%的乙醇，静置过夜，收集多糖沉淀。

2. 喷雾干燥

将上述收集的多糖沉淀和糊精用磁力搅拌机搅拌1小时，配成相对密度为1.1的溶液，进行喷雾干燥。喷雾干燥条件：进风温度180℃，出风温度95℃，雾化器转速18000r/min，糊精与浸膏的比例为30%。

【实验预期结果与分析】

通过本次实验，掌握喷雾干燥的原理及一般过程。

【要点提示与注意事项】

1. 喷雾干燥进风温度选用180℃左右，出口温度95℃左右为宜，在此温度下可提高干燥效率且粉末的含水量较小。若温度过高会使粉末焦化，影响产品的质量；温度过低会使粉末含水量较大而粘壁。

2. 雾化器的转速以18000r/min为宜，转速太高粉末过细不利收集；转速太低则粉末过粗，水分含量高且有的会形成较大的颗粒粘结成块。糊精与浸膏的比例选用30%为宜，糊精太少喷雾干燥粘壁现象较为严重，而糊精太多，能耗增加，不适合工业化生产，同时也不利于大枣多糖浸膏粉的应用。

【思考题】

1. 喷雾干燥仪的干燥原理？

2. 喷雾干燥仪的雾化方式及各自的特点？

3. 喷雾干燥仪的优缺点？

4. 喷雾干燥的条件如何确定？

实验 27　超临界流体萃取设备的原理及使用

【实验目的】

1. 了解超临界萃取装置的基本原理和实验方法。
2. 掌握超临界二氧化碳流体萃取装置的操作技术。
3. 通过实验得出影响超临界 CO_2 流体溶解性能的因素。

【实验原理】

1. 超临界流体萃取原理

超临界流体萃取是利用高压、高密度的超临界流体具有类似气体的强穿透力及类似于液体的大密度和溶解度的性质，将超临界流体作为溶剂，从液体或固体中萃取所需组分，然后升温、降压，将所萃取组分与超临界流体分开的方法。

（1）临界状态与气体等温线　纯气体加压液化所允许的最高温度称临界温度 t_c，临界温度条件下发生液化所需的最小压力称临界压力 p_c。超临界流体（supercritical fluid）是指温度和压力超过临界温度和临界压力时的流体。此时的流体进入临界状态，气体和液体的分界面消失，体系的性质均一，不再分为气相和液相。为避免与通常的气体及液体混淆，称其为超临界流体。超临界状态在相图中的状况如图 4-8 所示。

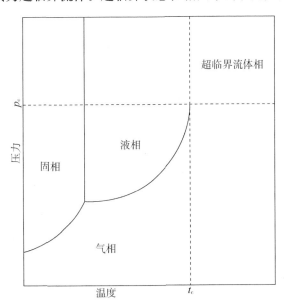

图 4-8　物质超临界状态的相图

不同的气体其临界温度和临界压力各不同。一般而言，分子极性较强的气体容易液化，临界温度高，临界压力低，如氨气、二氧化硫等气体；相反，一些极性弱的气体不易液化，临界温度低，相应的临界压力也高，如氢气、氦气等。临界状态是气态向液态过渡的一种中间状态，即气、液两相共存的状态。任何物质在临界状态时，温度、压力、摩尔体积都有某一确定值，在临界温度和临界压力下，该物质的摩尔体积称为临界体积。把物质临界状态时的温度、压力和摩尔体积等热力学性质统称为临界参数，分别用符号 t_c、p_c 和 V_c 等表示。

（2）超临界流体的基本性质

①溶剂性质：超临界流体的溶剂性质主要表现在对溶质的溶解能力和选择性。超临界流体作为一种溶剂其溶解能力和温度、压力、密度有关。密度是影响溶解能力的重要参数，在超临界状态下，其密度随压力增高而急剧上升，在高压下密度接近于液体，可以使溶解能力大大提高；超临界流体的介电常数也随压力增加而增大。所以，可以通过改变压力来改变超临界流体的极性，以满足对不同极性溶质分离的需要。

②传递性质：传递性质是指影响流体分子运动的性质，即密度、黏度、扩散系数和导热系数。超临界流体在不同于常态流体的状态下操作，其传递性质会发生很大变化。超临界流体的黏度接近于气体，比液体小近 2 个数量级，因此流动性要比液体好得多；它的扩散系数介于气体和液体之间，溶质在超临界流体中的扩散系数比在液体中大几百倍；从导热系数来看，在超临界流体中的传质也比在液体中好得多。因而，超临界流体既具有液体对溶质有较大溶解度的特点又具有气体易于扩散和运动的特点，传质速度大大高于液相过程。

③其他性质：超临界流体在临界点附近许多物理性质都发生变化，如表面张力为零，音速最小，热容、导热系数发生突变等。

由以上特性可以看出，超临界流体兼有液体和气体的双重特性，扩散系数大，黏度小，渗透性好。与液体溶剂萃取相比，可以更快地完成传质达到平衡，促进高效分离过程的实现。因此，超临界流体对萃取效果起到了关键的作用，在选择上通常遵循两点原则：一是具有良好的溶解性能；二是具有良好的选择性。

表 4-4　常用超临界流体的特性常数

气体种类	沸点/℃	临界压力/MPa	临界温度/℃	临界密度/（g/mL）
二氧化碳	−78.0	7.30	31.04	0.468
氧化亚氮	−89.0	7.10	35.50	0.457
乙烯	−103.7	5.00	9.50	0.200
三氯甲烷	−83.2	4.60	29.50	0.516
六氟化碳	−63.8	3.77	45.56	0.730
氮气	−195.8	3.28	−147.0	0.310
氩气	−185.7	4.70	−122.3	0.434

表 4-4 中各物质以 CO_2 最受瞩目。它的超临界流体密度大，临界压力适中，临界温度较低，而且 CO_2 无毒、易挥发，在萃取物或萃余物料中有毒溶剂无残留，也不会造成环境污染，比一般有机溶媒成本低，是首选的超临界流体。但 CO_2 不是对所有的有效成分提取都适用，它主要适用于亲脂性或低沸点成分，如挥发油、内酯、烃、酯、醚类、

环氧化物等；而对水溶性大、沸点高或分子质量大的成分，效果则不理想。因此，必须根据实际情况选择适宜的溶剂。

2. 超临界流体萃取设备构造及萃取流程

超临界流体萃取工艺设备主要由萃取釜、分离釜、压缩机、冷凝器和换热器等构成（图4-9）。此外，因控制和测量的需要，还需有数据采集系统、处理系统和控制系统。在超临界流体萃取技术中，萃取装置是关键。中小型萃取设备结构简单、体积小，便于操作与使用，适合一般科研机构。而大型工业化装置要求能连续装填物料，具有连续萃取的功能，在溶剂的使用方面还要求能将其回收。

超临界流体萃取技术具有条件温和、选择性好、收率高、快速高效及成本低等特点，在中药有效成分提取和研究方面具有巨大的优越性。目前，国内外研究者多采用 CO_2 超临界流体萃取技术提取中草药中不同种类的药用成分，如挥发油、生物碱、萜类、丙素酚类、醌类及蒽衍生物及其他成分等，其中提取挥发油和精油的研究最为广泛。

以 CO_2 为溶剂进行超临界萃取，基本原理就是控制 CO_2 在高于临界温度和临界压力（31.06℃、7.39MPa）条件下，以其为溶剂从原料中萃取有效成分。当压力和温度恢复常压和常温时，溶解在 CO_2 流体中的成分立刻以液体或固体状态与气态的 CO_2 分开。不论用何种物质作超临界流体萃取，其基本设备都要有萃取釜、分离釜、压缩装置和热交换器等。根据萃取物料的聚集状态不同（液态或固态），可采用不同的工艺流程。超临界流体萃取方法主要有三种：①等温法，指萃取釜和分离釜的温度相等，而萃取釜的压力高于分离釜，即高压萃取，低压分离；②等压法，指萃取釜和分离釜的压力相等，而两者温度不同，即低温萃取，高温分离；③吸附法，即分离器中的吸附剂选择性吸附目标组分。通常，超临界 CO_2 萃取大多采用等温法，其基本操作流程如图4-9所示。

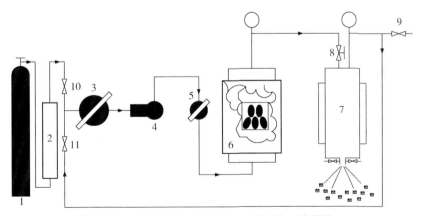

1.CO_2钢瓶；2.空气净化器；3.冷凝器；4.高压泵；5.加热器；
6.萃取釜；7.分离釜；8.减压阀；9、10、11.阀门

图4-9 超临界流体萃取流程示意图

【实验器材】

1. 实验材料

核桃仁（松籽、葵花籽）、二氧化碳气体（纯度≥99.9%）。

2. 实验仪器

超临界二氧化碳流体萃取装置（图 4-10）、天平、水浴锅、筛子、烘箱、粉碎机、索氏提取器。

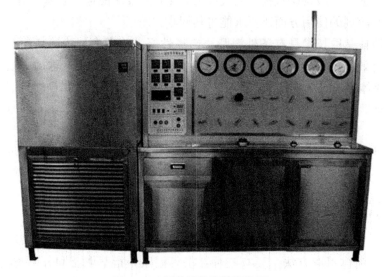

图 4-10　超临界流体萃取装置

【实验步骤】

1. 原料预处理

取 700g 核桃仁（松籽、葵花籽）用多功能粉碎机破碎成 4～10 瓣，利用木辊将预备好的颗粒状料轧成薄片（0.5～1mm 厚）。在 105℃下分别加热 0、20、30、40 分钟，将其粉碎，过 20 目筛。

2. 萃取

取过筛后的核桃仁 600g，进入萃取釜，CO_2 由高压泵加压至 30MPa，经过换热器加温至 35℃左右，使其成为既具有气体的扩散性又有液体密度的超临界流体。该流体通过萃取釜萃取出植物油料后，进入第一级分离柱，经减压至 4～6MPa，升温至 45℃，由于压力降低，CO_2 流体密度减小，溶解能力降低，植物油便被分离出来。CO_2 流体在第二级分离釜进一步经减压，植物油料中的水分、游离脂肪酸全部析出，纯 CO_2 由冷凝器冷凝，再由高压泵加压，如此循环使用。

【实验预期结果与分析】

计算出油率：出油率＝萃取物重量/原料重量。

【要点提示与注意事项】

详见实验 47。

【思考题】

1. 简述超临界流体的性质。

2. 简述超临界流体萃取装置的主要组成。

3. 为什么以 CO_2 作为最常用萃取剂?

4. 影响超临界 CO_2 提取效率的主要因素有哪些? 如何得到最佳工艺条件?

第五章　发酵工程实验 ▷▷▷▷

实验 28　L-谷氨酸的发酵与提取

【实验目的】

1. 了解发酵工业菌种的制备工艺和质量控制，为发酵实验做准备。

2. 了解发酵罐的操作过程，掌握 L-谷氨酸发酵和提取的操作技能，同时学习工业上 L-谷氨酸发酵和提取的工艺原理。

【实验原理】

谷氨酸是由谷氨酸棒杆状菌以葡萄糖为原料产生的一种呈味氨基酸。谷氨酸发酵为好气性发酵，其代谢机理为：葡萄糖先经糖酵解（EMP）途径生成丙酮酸，丙酮酸经氧化脱羧基作用生成乙酰辅酶 A，乙酰辅酶 A 进入三羧酸循环生成 α-酮戊二酸，α-酮戊二酸再经氨基化作用生成谷氨酸。

在发酵生产中产物的积累主要取决于微生物本身的代谢调节（主要指酶调节），在谷氨酸代谢中存在明显的产物反馈抑制调节，因此如何及时将细胞内积累的谷氨酸分泌到细胞外是提高发酵产物产量的关键。实际生产中主要通过增加细胞膜的通透性实现。生物素是脂肪酸生物合成中乙酰 CoA 羧化酶的辅基，该酶催化乙酰 CoA 的羧化生成丙二酸单酰 CoA，进而合成细胞膜磷脂的主要成分脂肪酸。因此，只要控制生物素的含量就可以改变细胞膜的成分，进而改变膜的通透性，影响代谢产物的分泌。在谷氨酸发酵中，生物素的浓度对谷氨酸的积累有明显影响，只有把生物素的浓度控制在亚适量的情况下，才能大量分泌谷氨酸，若生物素过量，菌体内即使有大量谷氨酸积累，也不能分泌到体外。研究表明，当生物素含量为 2.5mg/mL 时，谷氨酸的产量最高。

L-谷氨酸提取有多种方法，如等电点法、离子交换法、等电点离子交换法、金属盐法、盐酸水解-等电点法等。本实验主要是利用等电点离子交换的方法提取发酵液中的谷氨酸。实验是根据谷氨酸在等电点时溶解度最小的原理设计，首先将发酵液加入一定量的硫酸，调节 pH 值到谷氨酸等电点，使谷氨酸晶体析出。由于谷氨酸含有两个酸性的羧基和一个碱性的氨基，所以，原则上既可以选择阴离子交换树脂也可以用阳离子交换树脂进行提取，但是因为弱碱性的阴离子交换树脂价格昂贵且机械强度差，因此一般采用强酸性阳离子交换树脂来提取谷氨酸。

每种氨基酸对阳离子交换树脂的亲和力大小都可以根据氨基酸的等电点值的大小来

判断，pI 越大，则表示它与阳离子交换树脂的交换能力越强；反之，则越弱。因此，强酸性阳离子交换树脂对谷氨酸发酵液中各种离子的亲和能力的大小如下所示：

$$Ca^{2+} > Mg^{2+} > K^+ > NH_4^+ > Na^+ > 丙氨酸 > 亮氨酸 > 谷氨酸 > 天冬氨酸$$

【实验器材】

1. 实验材料

谷氨酸棒状杆菌、发酵培养基、牛肉膏、蛋白胨、酵母浸出粉、氯化钠、琼脂、玉米浆、硫酸镁、磷酸二氢钾、硫酸锰、硫酸亚铁、氯化钾、磷酸氢二钠、糖蜜、去离子水、葡萄糖、尿素、消泡剂、L-谷氨酸分析纯、茚三酮等。

2. 实验仪器

高压灭菌锅、培养箱、恒温水浴锅、分光光度计、发酵罐及控制系统、高速离心机、pH 计、往复式振荡摇床、干燥箱、732♯磺酸型阳离子交换树脂、锥形瓶、容量瓶、漏斗、滤纸等。

【实验步骤】

1. 培养基的准备

（1）斜面培养基（g/L）　葡萄糖 1，蛋白胨 10，酵母浸出粉 10，氯化钠 0.25，牛肉膏 10，琼脂 20～25，pH 值 7.0～7.2。

（2）种子培养基（g/L）　葡萄糖 25，玉米浆 30，硫酸镁 0.5，尿素 5，磷酸氢二钾 1.2，硫酸锰和硫酸亚铁各 0.002，pH 值 7.0。

（3）发酵培养基（g/L）　葡萄糖 80，玉米浆 0.5，氯化钾 1.6，磷酸氢二钠 1.6，硫酸镁 0.5，硫酸亚铁和硫酸锰各 0.002，糖蜜 0.1，消泡剂 0.3，pH 值 7.2。

2. 培养过程

（1）斜面菌种活化培养　按照斜面培养基配方配置试管斜面培养基，将菌种接种在斜面培养基上，32℃，培养 15 个小时。对每一批斜面培养的菌种进行仔细观察，了解菌苔生长的情况，观察其颜色和边缘特征是否正常，以及有无感染其他杂菌和噬菌体等。

（2）摇瓶种子培养　将斜面活化的菌株接种到装有 30mL 无菌培养基的 500mL 锥形瓶中，放置在转速为 200r/min 的摇床上，32℃条件下培养至对数生长后期，使菌液 OD 值净增 0.6 以上。

（3）发酵罐发酵　采用亚适量生物素流加糖发酵工艺，将摇瓶中培养的种子液接种到发酵罐中，接种量为 10%。0～4 小时是菌体发酵前期，是菌体生长的主要阶段，温度应为 32℃～34℃，而中后期温度应控制在 36℃～38℃。

实验过程中用氨水来调节 pH 值，同时也可以补充氮源，通过调节加入量来控制发酵前期的 pH 值为 7.0，中期为 7.2，放罐时 6.7～6.8 为好。

采用葡萄糖溶液作为可发酵性糖，浓度为 55%～75%，当发酵罐发酵 7 小时左右，残留的糖达到 1.5% 以下时，开始加葡萄糖，一直加至发酵时间为 26 小时左右结束，葡萄糖含量达到总糖量的 60%～70%。

3. 提取

（1）利用等电点提取回收部分谷氨酸：将发酵液倒入含有搅拌器的烧杯中，置于恒温水浴槽内，边倒入边搅拌，当达到烧杯容量的80%时，加入盐酸（或硫酸）调节pH值，刚开始加入的量可以大点，但要保持均匀，防止局部偏酸。当溶液的pH值为5时，放小流量，并仔细观察晶核的形成情况。一旦观察到晶核形成，立刻停止加酸，育晶2小时。

（2）2小时过后，调节pH值至3.2，继续育晶2小时，降低温度搅拌16~20小时，作用是使晶体充分长大。静置4~6小时，通过虹吸的方法获得上清液和分离晶体的母液，并将其合并到一个新的烧杯中，搅拌均匀，加入10%的NaOH溶液使pH值升高到5.5，上离子交换柱，保证上柱料液的浓度为10g/L左右，流速定为1BV/h。同时需用茚三酮溶液对流出液进行检测，一旦发现颜色变化应立刻停止上柱，并且压出柱中残留液体至调酸杯中。之后用水冲洗柱子，用4% NaOH溶液进行洗脱，流速设为1BV/h。

（3）对获得的离子交换收集液进行处理：将样品流出液再次上离子交换柱进行再交换，而洗脱液则收集起来通过等电点的方法提取谷氨酸。

【实验预期结果与分析】

1. 通过本次实验，绘制出L-谷氨酸发酵过程中L-谷氨酸产量-时间曲线、L-谷氨酸产量-pH曲线、L-谷氨酸产量-菌体量曲线图。

2. 通过谷氨酸发酵实验，绘制出谷氨酸发酵中温度及还原糖随时间变化的曲线图。

3. 记录谷氨酸发酵的36小时中各项指标的变化，列表分析。

【要点提示与注意事项】

1. 斜面培养时，一定要保证无菌环境，并实时观察菌苔的生长情况等。

2. 发酵罐进行灭菌时，由于蒸汽的温度较高，应注意防止烫伤。

3. 菌体生长繁殖期对于氧的需求量要高于谷氨酸生成期，因此实验过程中要注意氧气供应量的改变，即通风量的变化。

4. 在提取谷氨酸过程中，加酸调节pH值，一定要保证充分地搅拌均匀，避免局部偏酸。

5. 观测到有晶核产生时，应立刻停止搅拌，否则将无沉淀产生。

6. 已知谷氨酸棒状杆菌的最适生长温度为31℃~32℃，针对不同的生长时期注意温度的调节。

【思考题】

1. 用简洁的语言复述L-谷氨酸的发酵工艺流程。

2. 发酵产生谷氨酸的过程中，菌体的形态会有何变化，为什么？

3. 等电点沉淀法中存在哪些因素可以影响到谷氨酸的沉淀？

4. 获得谷氨酸晶体的过程中，除了pH，还存在哪些因素会影响谷氨酸的结晶？

实验 29　酒精发酵

【实验目的】

1. 掌握酵母菌的筛选方法。
2. 掌握酵母菌发酵糖产生酒精的工艺原理和工艺流程。
3. 熟悉酒精发酵成熟醪的检测分析方法。

【实验原理】

酒精发酵是一种经典的微生物发酵技术。酒精是一种无色透明、易燃、易挥发的液体，学名是乙醇，分子式为 C_2H_5OH，相对密度低于水。由于其具有易燃的特性，因此可代替汽油作为燃料，是一种可再生能源。酒精发酵主要是利用酵母的新陈代谢促使单糖转化为酒精的方式。在无氧条件下，酵母菌利用葡萄糖发酵生成酒精和二氧化碳，此过程即为酒精发酵，反应式为：

$$C_6H_{12}O_6 \xrightarrow{\text{酵母}} 2C_2H_5OH + 2CO_2$$

通常情况下，以淀粉为基础原料进行发酵。因此需要对原料进行预处理，将淀粉水解为葡萄糖后才能供发酵使用，这个过程包括淀粉的液化和糖化。液化是利用液化酶使糊化淀粉水解转化成糊精和低聚糖，使其黏性大大降低，可溶性增加。液化的方法主要有酸法、酶酸法、酶法；按照生产工艺的不同又可分为间歇法、半连续和连续式。淀粉水解为葡萄糖等可发酵性糖的过程称为淀粉的糖化，所得的糖液被称为淀粉的水解液。

发酵醪中酒精含量的测定方法很多，如常规蒸馏法、碘量滴定法、比色法及改良康维法等，本实验主要采用蒸馏法和改良康维法。

蒸馏法原理：酒精的沸点低于水的沸点，因此利用高于酒精沸点的温度对酒精发酵醪进行加热蒸发，挥发出高浓度的酒精蒸汽，经过冷却处理，即可获得酒精溶液。

改良康维法测定酒精浓度的操作及原理：在康维皿内圈加入重铬酸钾溶液，外圈则加入发酵液。外圈的边比较厚，可通过涂甘油将其与皿密封。挥发出来的酒精即与重铬酸钾发生反应，生成绿色的硫酸铬，反应的方程式如下所示：

$$2K_2Cr_2O_7 + 3C_2H_5OH + 8H_2SO_4 \longrightarrow 3CH_3COOH + 3K_2SO_4 + 2Cr_2(SO_4) + 11H_2O$$

颜色的深浅在一定范围内与酒精的浓度成正比，因此通过测定醪液的 OD 值便可在已经标定好的标准曲线上确定酒精的实际浓度。改良康维法结合了微量扩散法和比色法的优点，具有简便、快速、准确等特点，特别适合于工厂发酵液的测定要求。

【实验器材】

1. 实验材料

玉米粉、高温 α 淀粉酶、活性干酵母、糖化酶、酸性蛋白酶、青霉素、0.1% 标准葡萄糖液、2% 盐酸溶液、20% 浓盐酸溶液、20% NaOH 溶液、碘液、斐林试剂、4% $K_2Cr_2O_7$ 溶液、饱和 $K_2Cr_2O_7$ 溶液、甘油。

2. 实验仪器

天平、水浴锅、吸管、烧杯（50mL、500mL 和 1000mL）、100mL 量筒、漏斗、pH 试纸、电炉、温度计、康维皿、分光光度计、电热鼓风干燥箱、酒精比重计。

【实验步骤】

1. 淀粉的液化

本实验采用间歇液化法液化淀粉，其工艺流程为：配制 30% 的淀粉乳，pH 值 6.5，加入 0.2% 的 $CaCl_2$ 固体粉末，加入液化酶（酶量见说明书），在剧烈的搅拌下加热至 72℃，保温 15 分钟，持续加热至 90℃，维持 30 分钟，直到达到液化所需要程度，即 DE 值（淀粉水解程度）为 15%～18%。碘反应呈棕红色，最好在液化之后再将温度升至 120℃，维持 5～8 分钟，使蛋白质凝聚沉淀到底部，有助于后期过滤。

2. 淀粉的糖化

液化结束以后，立刻加入酸将料液的 pH 值调至 4.2～4.5，同时迅速降温至 60℃，之后加入糖化酶，在 60℃ 保温数小时后，用无水酒精检验确定无糊精存在时，将料液 pH 值调节至 4.5～5.0；同时，将料液加热升温至 80℃，维持 20 分钟，然后再次将料液温度降低至 60℃～70℃，开始过滤，即可得到糖化醪。

3. 酒精发酵

糖化结束以后，冷却，使醪液温度降低到 30℃ 左右。醪液要求：糖度在 16～17°Bx（糖度是表示糖液中固形物浓度的单位，工业上一般用白利度°Bx 表示糖度，指的是 100g 糖溶液中所含固体物质的溶解克数），还原糖 4%～6%，pH 值为 2～3。加入 0.1%～0.2% 活化后的干酵母，温度 30℃ 发酵 68～72 小时，发酵结束。

4. 分析与检测

（1）蒸馏法测定发酵液中酒精含量　装好全套蒸馏装置，用容量瓶量取 100mL 发酵液，放入 500mL 蒸馏瓶中，加 100mL 水，迅速安装到冷凝管上进行蒸馏，将此容量瓶用水洗净后，置冷凝管下端收集馏出液 100mL，停止蒸馏，摇匀备用。

将酒精比重计慢慢放入酒精发酵液的蒸馏液中，手持温度计插在比重计杆旁，待温度稳定后，酒精停稳时读数，读数应以弯月面下缘为准，观察视线要与弯月面下缘相平。

校正：根据所量的酒精度和温度，查表校正为 20℃ 时酒精度。

（2）改良康维法测定发酵液中酒精含量　标准曲线的制作。发酵液中酒精含量的测定，与制定标准曲线时步骤相同，只是将标准溶液换成 0.2mL 的发酵液。最终将测得的发酵液的 OD 值与标准曲线进行对照，计算获得发酵液中的酒精含量。

（3）蒸馏残液中还原糖的测定　采用斐林测定法。

【实验预期结果与分析】

1. 详细阐述酒精发酵的工艺原理。

2. 观察实验现象，尤其是淀粉糖化和酒精发酵过程的现象，记录并分析原因。

3. 检测并记录下发酵前后的糖度，计算出酒精的理论生成量。

4. 记录实验过程中测得的 OD 值，根据制定的标准曲线，获得对应的酒精浓度。

【要点提示与注意事项】

1. 在淀粉糖化的过程中，应当注意糖化酶的用量及其糖化时间。

2. 在用蒸馏法测定酒精的含量时，用来做蒸馏的发酵液一定要保证体积为 100mL，同时，实验过程中收集到的流出液体积不能超过 100mL，否则实验结果会存在很大的误差。

3. 在用改良康维法测定酒精含量时，要保证康维皿不漏气。

【思考题】

1. 阐述酒精蒸馏的实验原理。

2. 淀粉液化时，液化酶用量及液化时间会对液化效果产生怎样的影响？

3. 详述酒精发酵的整个流程中，影响酒精发酵的因素有哪些，它们又是如何作用的。

实验 30　啤酒酿造

【实验目的】

1. 通过啤酒的发酵实验，了解啤酒酿造的特点，并熟悉无氧发酵的工艺流程。

2. 掌握啤酒发酵的主发酵和后发酵的工艺，了解发酵各阶段的变化特征。

3. 掌握啤酒发酵过程中的质量监控及成品检测方法。

【实验原理】

啤酒是一种以麦芽（包括特种麦芽）和水为主要原料，加入啤酒花（包括酒花制品），经酵母发酵酿制而成的含有二氧化碳的低浓度酒精饮料。

首先，利用麦芽汁所含的酶使原料中的大分子物质如淀粉、蛋白质等逐步降解，使可溶性物质如糖类、糊精、氨基酸、肽类等溶出，经过原料糖化、麦醪过滤和麦汁煮沸等手段获得可用于发酵啤酒的麦芽汁；麦芽汁经制备、冷却后，加入酵母菌，输送到发酵罐中，发酵。传统工艺分为主发酵和后发酵，啤酒主发酵是静止培养的典型代表，是将酵母接种至盛有麦芽汁的容器中，在一定温度下培养的过程；但是主发酵结束后的啤酒尚未成熟，被称为嫩啤酒，必须经过后发酵过程才能饮用。后发酵是在 0℃～2℃下利用酵母菌本身的特性去除嫩啤酒的异味，使啤酒成熟的过程。

【实验器材】

1. 实验材料

麦芽、市售啤酒活性干酵母、酒花、成品啤酒、0.5％碘液、4mol/L 和 6mol/L 盐酸溶液、有机硅消泡剂。

邻苯二胺溶液：10g/L，称量 0.1g 邻苯二胺，用盐酸溶液将其溶解并定容至 10mL 摇匀，放在阴暗处。注意此试剂要现配现用。

异辛烷：将异辛烷加入 NaOH，蒸馏，馏出液在 275nm 波长下，用 1cm 石英皿，以水作空白对照，测其光密度，其值应小于 0.01。

2. 实验仪器

啤酒发酵容器、小型粉碎机、酒精蒸馏装置、酒精密度计、温度计、糖度计、糖化容器、白瓷板、滤布、pH 计、量筒、锥形瓶、容量瓶、紫外分光光度计。

【实验步骤】

1. 麦芽汁的制备

（1）麦芽粉碎　称取 200g 大麦芽，用谷物粉碎机粉碎，使粗细比例控制在 1：2.5，同时使表皮破而不碎。必要时可稍稍回潮后再粉碎。

（2）糖化　采用浸出糖化法（纯粹利用酶的生化作用进行糖化的方法），每组称取 200g 麦芽加入 1000mL 水，分入两个烧杯中，水浴锅上加热，使水浴锅中的液面高于烧杯中的液面。

（3）糖化流程　55℃，保温 40 分钟→63℃，20～40 分钟糖化完全（碘液反应完全）→78℃，10 分钟，糖化结束。

（4）麦汁过滤　糖化完全的麦汁首先用 4～6 层纱布进行过滤，然后把糟用 500mL 70℃的水冲洗出来，充分利用原料。

（5）麦汁煮沸　收集全部滤液，加足量水（总体积约 1L）。麦汁加热煮沸后加入 0.1g 酒花，持续煮沸 40 分钟；然后加入 0.5g 酒花，再持续煮沸 40 分钟；最后加入 0.4g 酒花，煮沸 10 分钟，获得成型麦芽汁。其间要经常搅拌。停火后，沿着锅壁顺着一个方向搅拌，锅底中间会出现沉淀物。静置，把热麦汁趁热缓缓倒入灭过菌的封口容器（带盖子），尽量减少沉淀物进入。将上述制备麦芽汁冷却，备用。

2. 啤酒的发酵

（1）主发酵　称取 250g 白糖加水 500mL，加热煮沸备用；用此糖水调整麦芽汁的浓度为 12°P，测定其 pH。称取适量酵母（调整后麦芽汁的体积×0.4%）放入 2% 的糖水（酵母质量的 25 倍）中，27℃保温 30 分钟进行活化。将活化好的酵母倒入发酵液，搅拌均匀，盖好瓶盖，发酵 5～7 天。

（2）后发酵　将主发酵结束后的酒装进干净的瓶子，每瓶再加入 5mL 浓度为 30% 的糖水，总液体量为瓶子的 85%～90%。在室温的条件下放置 2 天，转入 1℃的冷藏柜中，后发酵 7 天以上，即可获得成品啤酒。

3. 产品检测

（1）发酵过程的检测　从开始啤酒发酵算起，每 24 小时取一次样品，检测糖浓度、pH 和温度，等到糖浓度下降到 4.5°Bx 时，表示主发酵结束。采用的检测方法是：用 100mL 量筒量取 100mL 样品，使用糖度计测定并记录其糖浓度及温度；并用 pH 计测定发酵液的 pH，做好记录。

（2）成品啤酒的检测　酒精含量的测定：取 100mL 除气啤酒、50mL 蒸馏水于 500mL 烧瓶内，安装好蒸馏装置，用量筒接收蒸馏液。当馏出液接近 100mL 时，停止蒸馏，并加水定容到 100mL，摇匀。使用酒精密度计测定酒精度，同时做温度矫正，做好记录。

（3）啤酒苦味质含量的测定　麦芽汁、啤酒的苦味物质主要来自酒花中的 α-酸、β-

酸及其氧化降解、重排产物。在麦汁煮沸过程中最大的变化是 α-酸受热异构化，生成异α-酸，异 α-酸更易溶于水，是啤酒和麦芽汁苦味的主要来源，也是啤酒花的重要指标。取 10℃未脱气啤酒（浑浊样品先离心澄清）10mL，放入 50mL 离心管中。加入 0.5mL浓度为 6mol/L 的盐酸和 20mL 异辛烷，盖上盖子上下颠倒混匀 15 分钟成乳状。3000r/min 离心 10 分钟，将离心分离后的异辛烷层对照纯品异辛烷，在波长 275nm 处进行吸光度测定，结果计算：$X = 50 \times OD_{275}$（X 为啤酒试样中苦味质含量；OD_{275}：异 α-酸在275nm 波长下吸光度）。

【实验的预期结果与分析】

1. 从啤酒发酵算起，到糖浓度达到 4.5°Bx 主发酵结束，每隔 24 小时取样品，测定并记录糖浓度和 pH。

2. 通过蒸馏-密度法测定啤酒中的酒精含量。

3. 列表记录对成品啤酒的感官评价。

【要点提示与注意事项】

1. 在制备麦芽汁时，在煮沸的过程中要保证一定的蒸发强度和适当的煮沸时间，以便于麦芽汁中的高分子多肽、部分可溶性蛋白充分絮凝，这样才能使得啤酒具有良好的生物稳定性。

2. 在后发酵过程中，因会产生大量气体，不能选用不耐压的玻璃瓶，以免发生危险。并且不能吸入太多氧气，瓶子上端也不要留有太多空气，通常液体占瓶子总体积的90%，如果瓶子空气太多，啤酒会带严重氧化味。

3. 在测定酒精浓度时，一定要保证不多加发酵液和不多接馏出液。

【思考题】

1. 在使用粉碎机将麦芽粉碎时，为什么要求麦芽不能太碎？

2. 啤酒发酵工艺流程中，为什么要对麦芽汁进行煮沸处理？

3. 在啤酒发酵过程中，为什么要分批加入酒花而不是一次性加入？

4. 后发酵时为什么要在瓶中补加糖分？

实验 31　酸乳制作

【实验目的】

1. 掌握酸乳制作的基本工艺与方法。

2. 掌握影响酸乳质量的因素和控制方法。

3. 熟悉酸乳制作的基本原理。

【实验原理】

酸乳是以牛乳等为主要原料，经过高温灭菌之后，经乳酸发酵生产的一种具有较高营养价值和特殊风味的饮料，并可作为具有一定疗效的发酵型乳制品。其制作原理是通过乳酸菌发酵产生乳酸，使牛乳中酪蛋白凝固，颜色乳白，同时形成酸乳独特的香味

（与乙醛生成有关）。

一般情况下，生产酸乳所使用的乳酸菌种为嗜热乳酸链球菌和德氏乳杆菌保加利亚种，也有人采用嗜酸乳杆菌、酪乳杆菌和瑞士乳杆菌等。酸乳的种类有很多，根据发酵工艺的不同，酸乳的类型主要分为凝固型和搅拌型两大类。

【实验器材】

1. 实验材料

鲜牛乳、白砂糖、乳酸菌发酵剂、稳定剂、香精、果酱、冰水。

2. 实验仪器

不锈钢锅、恒温培养箱、高压蒸汽灭菌锅、均质机、搅拌器、冰箱、天平、pH计、滴定管、试管、玻璃棒。

【实验步骤】

1. 发酵剂的制备

（1）乳酸菌纯培养物　先将11％的脱脂乳分装于已灭菌的试管中，115℃灭菌15分钟，然后冷却至40℃，将已被活化的菌种按照1％～2％的量接种，43℃培养3～6小时，凝固，冷却到4℃，置冰箱冷藏备用。

（2）母发酵剂的制备　将11％脱脂乳分装于已灭菌的锥形瓶中（300～400mL），115℃灭菌15分钟，冷却至43℃，取乳酸菌纯培养物2％～3％接种，45℃培养3～6小时，凝固，冷却至4℃，放冰箱备用。

（3）工作发酵剂的制备　将11％的脱脂乳在85℃灭菌15分钟，冷却至43℃，取母发酵剂，接种量为2％～3％进行接种，在43℃～45℃下培养2.5～3.5小时，凝固，冷却至4℃，冷藏备用。

2. 配料

鲜牛乳的要求　不含抗生素或其他抑菌物质，干物质的量在11.5％以上，酸度不大于20°T（吉尔涅尔度°T指滴定100mL牛乳样品，消耗0.1mol/L NaOH溶液的毫升数）；采用鲜乳来溶解白砂糖，变性淀粉、果胶或明胶等制成的复配稳定剂和糖按照1：10混合后加入。

3. 均质

在均质器内，将混合好的料在压力为15～18MPa下均质。

4. 灭菌

使用不锈钢锅将牛乳混合液加热到90℃～95℃，灭菌5分钟。

5. 冷却、接种

将灭菌后的混合液冷却至43℃，依照3％比例加入发酵剂，搅拌至均匀。

6. 发酵

接种后，凝固型酸乳立即装进已消毒的容器内发酵、成熟；而搅拌型酸乳需在恒温培养箱内进行发酵。当乳液凝固，酸度可达到85°T，凝固型酸乳移入冷藏柜，结束发酵；而搅拌型酸乳则需要用冰水冷却至15℃后，停止发酵。

7. 搅拌

加入果酱，采用搅拌器进行破乳搅拌。一般情况下，速度很慢，且力度要小，时间不能超过 1.5 分钟。应当注意，在搅拌器搅拌的同时一定要用冷水冷却降温。

8. 灌装

搅拌型酸乳灌装后，需在冷藏柜内冷却至 4℃，完成酸乳的后熟。

【实验预期结果与分析】

1. 在酸乳发酵的过程中，列表记录在不同发酵时间下，酸度检测和风味评价的结果。

2. 对制作好的酸乳产品进行感官评定，并列表呈现。

3. 对酸乳制品进行品尝，并与市场上出售的酸乳制品进行比较，若发现有很大不同，分析原因。

【要点提示与注意事项】

1. 在分离乳酸菌时，一定要保证无菌环境。

2. 对鲜牛乳进行灭菌消毒时，一定要把握好温度和时间，否则长时间或高温度消毒都会影响酸乳的风味。

【思考题】

1. 酸乳的制作原理是什么？

2. 论述凝固型酸乳和搅拌型酸乳在工艺流程上有何区别。

3. 酸乳制品的营养与保健作用主要体现在哪些方面？

实验 32　农家干酪制作

【实验目的】

1. 掌握农家干酪的凝乳原理及其加工方法。

2. 熟悉农家干酪的制作技术。

【实验原理】

农家干酪是未经成熟直接食用的新鲜软质干酪，在凝乳颗粒外包裹着一层加盐的稀奶油，风味清爽、新鲜，具有柔和的酸味和香味，在欧洲是非常受欢迎的干酪品种。因其含有较高的水分含量（约 80%），因此与硬质干酪相比（如 Cheddar 的水分含量 < 39%，保质期在冷藏条件下可达数年），保质期相对较短。

本实验以脱脂乳为原料，通过酸凝乳、切割、加热、排乳清，最后与稀奶油混合而制成。制作工艺按凝乳时间不同，可以分为短时凝乳和长时凝乳两种。凝乳酶可加也可不加。

【实验器材】

1. 实验材料

脱脂乳粉、奶油、牛乳、干酪发酵剂、凝乳酶、食盐。

2. 实验仪器

乳脂分离机、干酪布、干酪刀、均质机、pH 计、干酪槽等。

【实验步骤】

1. 制作前检测

首先对原料乳进行感官评定、酒精试验及酸度测定实验，特殊情况下还要做抗生素残留测定。

（1）感官检测标准

项目	指标
色泽	呈乳白色或微黄色，不得有红色或绿色等异色
组织状态	呈均匀的胶装流体，无沉淀，无凝块，无肉眼可见杂质和其他异物
滋味与气味	具有鲜牛乳固有的香味，无异味，不能有苦、涩、咸的滋味和饲料、青贮、霉等异味

（2）酒精试验　由于滴定法测酸度在现场收购时受实验室条件限制，故常采用酒精试验。酒精试验原理是依据一定浓度的酒精能使高于一定酸度的牛乳蛋白产生沉淀，当牛乳的酸度增高时，酪蛋白胶粒带有的负电荷被［H$^+$］中和，酒精具有脱水作用，浓度越大，脱水作用越强。酪蛋白胶粒周围的结合水层易被酒精脱去而发生凝固。因此，酒精试验可检测出鲜乳的酸度，对于盐类平衡不良乳、初乳、末乳及因细菌作用而产生凝乳酶的乳和乳房炎乳，因为微生物引起乳中酸度的变化，从而可以鉴别原料奶的新鲜度。

（3）酸度测定实验　用标准碱液滴定食品中的酸，中和生成盐，用酚酞做指示剂。当滴定终点（pH＝8.2，指示剂显红色）时，根据耗用标准碱液的体积，计算出总酸的含量。

化学反应式：$RCOOH + NaOH \longrightarrow RCOONa + H_2O$

（4）抗生素残留检测（TTC 法，又称氯化三苯四氮唑法）　TTC 是指示剂氯化三苯基四氮唑（2,3,5-triphenyltetrazolium chloride）的缩写，TTC 法的原理是往检品中先加入菌液和 TTC 指示剂，如检品中有抗生素存在，则会抑制细菌繁殖，TTC 指示剂不被还原，不显色；如检品中无抗生素残留，则细菌大量繁殖，指示剂被还原而呈红色。在具体检测过程中对不显色的检品，可再继续保温 30 分钟做第 2 次观察，如仍不显色，说明检品中确有抗生素残留，即结果为阳性，若显色则为抗生素可疑（图 5-1）。

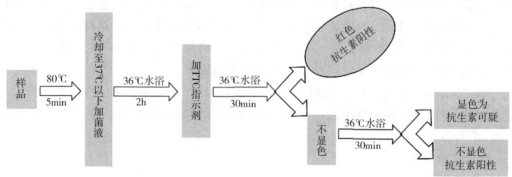

图 5-1　抗生素检测 TTC 法示意图

2. 标准化

称取适量脱脂原料乳，并对脱脂原料乳的固形物含量进行测定，最终将脱脂乳粉加到原料乳内，使得干酪乳的乳固体量达到 11%。

3. 灭菌和冷却

63℃水浴灭菌 30 分钟，之后冷却至 32℃。

4. 添加干酪发酵剂

将乳酸链球菌和乳脂链球菌组合成的干酪发酵剂以 3%～5% 的剂量加入干酪乳中，发酵的温度设为 30℃～32℃。

5. 凝乳

发酵 1 小时之后加入凝乳酶。添加时先用无氯水（不含氯气）稀释，之后立即添加。凝乳酶可以提高凝乳性能并提高获得率。也可以不加凝乳酶，但应在稍高一些的 pH 值时就开始切割。如果等到凝乳很结实时再进行切割，将会导致最终产品过碎。

6. 切割

当 pH 值达到 4.6 时一般按照 6～10mm 尺寸进行切割。切割要尽可能地均匀。尺寸较小的凝块出乳清更快，但是也会使得产品容易产生砂砾感。切割后需要让凝乳颗粒静置 15～20 分钟，使切面愈合。凝乳块脱水收缩，强度增加，能够耐受升温时的搅拌。

7. 搅拌和升温

逐渐升温至 43℃，然后加速升温至最终温度（51℃～57℃）。开始升温要缓慢，以免凝块的表面硬化（表皮形成）。表面硬化会减慢脱水收缩，需要更高的加热温度来达到预期的硬度。可根据下列升温方式：

第一阶段：31℃～38℃，15～30 分钟。

第二阶段：38℃～43℃，10～30 分钟。

第三阶段：43℃～57℃，30 分钟或更少。

8. 水洗

在经过搅拌和升温之后，排掉凝乳块上的乳清，然后用凉水来清洗凝乳块。水洗的过程是：需水洗两次，水温分别是 15℃和 1.5℃～5℃。每次加水清洗时，都需要浸泡 15～20 分钟，并且搅拌要充分。

9. 沥干

排除部分凉水后，需在凝乳块上挖个小沟，以使水分能充分地排出，此过程需 30～60 分钟。

10. 拌盐

按照凝乳块质量的 1% 加入食盐，可加到调味的稀奶油中，也可直接加到凝乳块中。

11. 添加稀奶油

加入稀奶油后的农家干酪的典型脂肪含量为 5%～10%（全脂）或 2%（低脂），添加比率约为 1∶1。通常向稀奶油混合物中加入盐，最终产品中的盐含量为 0.75%～1%。

【实验预期结果与分析】

1. 列表记录农家干酪的工艺流程及参数。

2. 制作的农家干酪进行感官评定，并做记录。

【要点提示与注意事项】

1. 对脱脂乳进行灭菌处理时，要把握好温度和时间。注意避免热处理过度，因为过热会使牛奶的等电点升高，清蛋白变性使持水能力增强，从而导致凝乳过软过弱，不易切割。

2. 在将脱脂乳注入干酪槽内时，注意避免牛奶起沫。空气会导致凝块浮起，凝乳弱，最终导致产品碎。

3. 加入发酵剂时，一定避免选择能产生 CO_2 的菌种。

【思考题】

1. 阐述农家干酪制作的工艺流程。

2. 在干酪制作的过程中，如何控制农家干酪的发酵过程？

3. 凝乳切割过程会对产品的质量造成什么影响？

实验 33　红霉素发酵

【实验目的】

1. 学习和熟悉红霉素发酵的工艺原理及工艺流程。

2. 掌握红霉素发酵的相关技术。

3. 熟悉和掌握萃取原理及操作技术。

【实验原理】

红霉素最早于 1952 年由 J. M. Mcguire 等人在菲律宾群岛土样中分离到的红霉素链霉菌经发酵制得，美国礼莱公司和 Abbott 公司最先生产并将产品推向市场。

红霉素是由红霉素链霉菌（*Streptomyces erythreus*）所产生的大环内酯类抗生素。具有广谱抗菌作用，其抗菌谱与青霉素相似，对革兰阳性菌尤其敏感，对葡萄球菌、化脓性链球菌、绿色链球菌、肺炎链球菌、梭状芽孢杆菌、白喉杆菌、李司特菌等均有较强的抑制作用。临床主要用于扁桃体炎、猩红热、白喉、淋病、李司特菌病、梅毒、肠道阿米巴病、皮肤软组织感染等的治疗。对于军团菌肺炎和支原体肺炎，红霉素可以作为首选药物。上、下呼吸道感染也可选用红霉素。需要特别指出的是，红霉素对于不能耐受青霉素的患者也适用。红霉素除被收入《中国药典》外，还被收入美国、英国、日本等许多国家的药典中。近年来，在竞争激烈的抗生素市场上，红霉素及其衍生物产量逐年增长，销售额不断上升。

本实验采用硫酸水解法测定红霉素效价，首先红霉素经过硫酸水解会呈黄色，在 483nm 处会有极大的吸收值，可被用来测定发酵液中红霉素效价，用乙酸丁酯在 pH 值 9.5 时进行抽提，再用 0.1mol/L HCl 抽取，所获得的盐酸抽提液加入 8mol/L H_2SO_4

水解比色，跟生物效价对比，误差在 0.3%。

【实验器材】

1. 实验材料

红霉素链霉菌、乙酸丁酯、乙醇、红霉素碱、无水 Na_2SO_3、亚铁氰化钾、硫酸锌、碱式氧化铝、pH 值 10 的碳酸盐缓冲液、0.1mol/L HCl 溶液、0.35% K_2CO_3 溶液、8mol/L H_2SO_4。

培养基：

(1) 斜面培养基（g/L）：淀粉 10、氯化钠 3、硫酸铵 3、玉米浆 10、碳酸钙 2.5、琼脂 20，pH 值 7.0～7.2。

(2) 种子培养基（g/L）：淀粉 40、蛋白胨 5、黄豆饼粉 15、糊精 20、葡萄糖 10、氯化钠 4、$MgSO_4 \cdot 7H_2O$ 0.5、硫酸铵 2.5、$CaCO_3$ 6、KH_2PO_4 0.2，pH 值 7.0。

(3) 发酵培养基（g/L）：淀粉 40、葡萄糖 50、黄豆饼粉 45、KH_2PO_4 0.5、$CaCO_3$ 6、硫酸铵 1，pH 值 7.0。

2. 实验仪器

锥形瓶、培养皿、试管、试管架、烧杯、涂布棒、高压蒸汽灭菌锅、恒温培养箱、恒温摇床、发酵罐、恒温水浴锅、pH 计、分析天平、温度计、量筒、刻度吸管、玻璃棒、纱布、超净工作台、分液漏斗、陶瓦圆盖、吸耳球。

【实验步骤】

1. 菌种平板分离

(1) 准备工作　培养皿每 8 个为一组用报纸包好，涂布棒用报纸包好，于烘箱中 160℃～170℃，干热灭菌 2 小时（时间以温度升到 160℃算起）。试管各加入 9mL 蒸馏水，塞上硅胶塞用报纸包好，用来制备无菌水。按照斜面培养基的配方配制培养基，一部分装到锥形瓶中，并用 8 层纱布加两层报纸包好；将剩余部分装到试管，达到试管体积的 1/4，塞上硅胶塞并用报纸包好。将无菌水试管、锥形瓶和培养基试管于 121℃ 湿热灭菌 30 分钟，灭菌完成后，将装有培养基的试管倾斜放置在超净工作台中，凝固好备用。

(2) 倒平板　在超净工作台中，将灭菌好的培养基冷却到不烫手的程度，开始倒平板，倒入量是 25mL，盖上盖子，轻轻晃动，使培养基均匀地分布在皿底部，冷凝待用。

(3) 梯度稀释　在超净工作台中，先将冻干管的封口处用酒精灯灼烧，用无菌水滴到灼烧处，致使冻干管受凉破裂，加入 2mL 无菌水，使受冻孢子迅速扩散到无菌水中。

(4) 涂布分离　将之前准备好的无菌水试管按照 10^{-1}、10^{-2}、10^{-3}…10^{-7} 标上序列号，吸取 1mL 孢子悬浮液，按照 10 倍量梯度稀释至 10^{-7}，之后吸取稀释 3 个梯度的稀释液各 0.1mL，分别接在预先倒好的平板上，每个稀释的梯度做 3 个平板，用无菌涂布棒均匀地涂于平板上。

(5) 培养　将涂布好的平板按照接种的菌种浓度标上序号，用报纸包好，放置到生化培养箱内，37℃，在湿度为 50% 左右条件下避光培养 7～10 天。

2. 斜面菌种的培养

（1）每组（8 个人）按照斜面培养基配方配制 100mL 培养基，同时包好 10 个带胶塞的试管，121℃灭菌 15 分钟备用。

（2）灭菌完毕，冷却至 60℃左右，在超净工作台分别向试管中加入 5～6mL 斜面培养基，放置在约 1cm 厚度的玻璃棒上冷却，做试管斜面培养基。

（3）之后挑选不同类型的单菌落，依次接种到备好的斜面培养基上，用报纸包好，放在生化培养箱内，37℃，50％湿度条件下进行避光培养 7～10 天。

3. 摇瓶种子培养

（1）培养基的制备　根据种子培养基的配方配制 50mL 种子培养基，制备好后依次分装于 250mL 锥形瓶中，用两层封口膜封好，121℃灭菌 30 分钟。

（2）接种　已灭菌好的液体培养基冷却至 40℃左右。挑选色泽明亮、籽粒饱满、无黑点、灰白色且背面有红色及棕红色色素的斜面菌种，用接种铲在无菌环境下接入种子培养基。

（3）摇瓶培养　将接种好的液体种子锥形瓶放置在恒温摇床，28℃，100r/min，培养 48～52 小时。

4. 摇瓶发酵培养

（1）发酵培养基的制备　按照上述培养基配方配制 100mL 所用的培养基，分装于 500mL 锥形瓶中，之后步骤同种子培养基的制备方法。

（2）接种　将发酵培养基晾凉后，在无菌环境下，按照 10％的接种量将种子接入发酵培养基中，同时将已灭菌的 1.0％的正丙醇加入发酵液中。发酵时添加丙醇当作前体物可以显著提高红霉素的产量，但是丙醇参与抑制菌丝生长，抑制作用跟其浓度有明显的相关性。

（3）培养　将已接种的发酵瓶放到恒温培养箱，100r/min，28℃，培养 166～180 小时。

5. 发酵罐发酵

（1）液体种子培养　观察斜面培养基的菌落，挑选大小约为 1cm² 的单菌落，用接种环接到装有 70mL 灭菌种子培养基的 500mL 锥形瓶中，在 220r/min，34℃，相对湿度 40％～45％的摇床里培养 48 小时。

（2）发酵罐发酵　10L 发酵罐加入发酵培养基，通入蒸汽进行培养基实消处理，完成灭菌后，使温度降低到约 35℃，然后将种子液按照 10％的接种量接到发酵罐中，每分钟通入单位体积发酵液的空气体积是 0.8L，搅拌速度是 200r/min，34℃，发酵罐的压力设为 0.05MPa，此过程中 pH 值维持在 6.8～7.1，DO 维持在 30％以上。实验采用间歇式补料，培养周期是 185 小时。

（3）补料方法

①硫酸铵溶液（8％）：依据氨基氮（NH_2-N）的水平进行补加，当 NH_2-N 的量低于 0.4g/L 时，开始补加。

②正丙醇溶液（2％）：24 小时过后，根据红霉素的生产情况采用低流速进行添加

（参考速率是 0.15mL/h）。

6. 发酵液的预处理

（1）量取 50mL 发酵液，采用定性滤纸的方法测定发酵液的滤速，做记录。

（2）按照 50mL 为一个单位体积，分装 5 份，依照下列方式做预处理：

①用 NaOH 调节 pH 值 8.5～9.0，之后加入固体碱式氧化铝 1.5g，搅拌数分钟后观察聚集情况。

②加盐酸调节 pH 值 2.5～3.0，加入固体碱式氧化铝 0.8g，搅拌几分钟后观察聚集情况。

③调节 pH 值为 2.5～3.0，加入固体硫酸锌 1.5g，再加入 1.6g 亚铁氰化钾，搅拌数分钟后观测聚集情况。

④将发酵液的 pH 值调至 9，加入固体碱式氧化铝 0.8g，搅拌几分钟后，加入 2mL 高分子絮凝剂。

⑤加固体硫酸锌 1.5g，搅拌数分钟后调节 pH 值 8～8.5，加 2mL 高分子絮凝剂。

（3）将上述预处理好的发酵液进行如下测定：

①絮体沉降速率测定：沉降 10 分钟，检测发酵液中固液相界面向下移动的距离，由此计算出絮体沉降速率。

②絮凝发酵液过滤速率的测定：量取相同体积的絮凝后发酵液，采用滤纸进行过滤，检测每 5 分钟通过漏斗的滤液量，计算出絮凝发酵液的过滤速率。

③滤液透光度的测量：通过分光光度计测定滤液的透光度，吸收波长为 610nm，用水作空白对照。

④详细且准确记录上述测定结果：不同的凝聚剂、絮凝剂对发酵液絮体的沉降速率、过滤速率及滤液透光度的影响。

7. 溶媒萃取法抽提红霉素

（1）首先将经过预处理的发酵液进行过滤。量取 50mL 发酵罐发酵液滤液和 50mL 锥形瓶发酵液滤液，分别稀释 2 倍和 4 倍的浓度梯度，用 0.35% K_2CO_3 溶液进行稀释。

（2）取 20mL 稀释液于分液漏斗中，加入 20mL 乙酸丁酯，振荡 30 秒，静置分层，排除下层液；再加入约 1g 无水 Na_2SO_3，振荡 30 秒，以液体透明为准。

（3）吸取上述脱水液 10mL 于另一支干燥的分液漏斗中，加入 10mL 0.1mol/L HCl，振荡 30 秒，静置分层，将下层液 HCl 缓慢吸入试管中，此溶液即为红霉素提取液。

8. 红霉素效价测定

标准曲线：

①倒平板：将 LB 琼脂培养基融化后，倒平板，每个 15mL。

②涂平板：吸取 37℃培养 18 小时的金黄色葡萄球菌液 0.1mL 加入上述平板，用无菌三角涂棒涂布均匀。

③标记：将上述平板皿底用记号笔分成 5 等份，分别标明红霉素标准浓度（1.5×10^{-4}、1.5×10^{-5}、1.5×10^{-6}、1.5×10^{-7}、1.5×10^{-8} mg/mL）。

④贴滤纸片：用镊子取无菌滤纸片分别浸入 5 种不同浓度（1.5×10^{-4}、1.5×10^{-5}、1.5×10^{-6}、1.5×10^{-7}、1.5×10^{-8} mg/mL）的红霉素溶液中，沥干，再将滤纸片分别贴在金黄色葡萄球菌平板相应位置上，在平板中央贴上浸有发酵滤液的滤纸。平行做 3 个培养面。

⑤培养、观察：将上述平板倒置于 37℃，培养 24 小时，观察并记录抑菌圈的大小，并计算红霉素发酵液的浓度。

【实验预期结果与分析】

1. 在分离菌落时，注意观察平板上菌落的分布及特征。根据红色链霉菌菌种的特征来鉴定分离出来的菌落，看是否符合标准。如不理想，请分析原因。

2. 闻一下平板斜面培养出来的菌种，注意检测是否有红霉素的特有气味，并分析其原因。

3. 采用费林定糖法测定发酵液中的总糖和还原糖。

4. 根据上述方法，计算出发酵液中红霉素的效价。

【要点提示与注意事项】

1. 在制备固体培养基的过程中，一定要保证琼脂完全溶解之后再进行分装。

2. 发酵罐培养时，前期一定要确定发酵罐及相关装置运作正常。

3. 红霉素萃取过程中，分液漏斗振荡之后，一定要保证两液相分界线非常清晰，否则是静置的时间不够，应继续静置。

【思考题】

1. 是什么原因使得培养过红色链霉菌的固体培养基背面呈红色？

2. 详细阐述红霉素发酵的操作流程。

3. 叙述溶媒萃取法的基本原理。

实验 34　平菇生产菌的制作

【实验目的】

1. 掌握分离食用菌孢子的分离方法和操作技术。

2. 熟悉食用菌菌种的一级种、二级种及三级种的制作流程，并掌握其技术要点。

【实验原理】

平菇（*Pleurotus ostreatus*），又名侧耳、糙皮侧耳、蚝菇、黑牡丹菇、秀珍菇，是担子菌门下伞菌目侧耳科的一种，也是种相当常见的灰色食用菇。平菇属木腐菌，适应性强，凡是适合木生食用菌的培养基，也都适合平菇菌丝的生长。在生产中根据菌种的来源、繁殖代数及生产目的，把菌种分为母种、原种和栽培种，分别称为一级种、二级种和三级种。

为了获得相对纯的菌种，必须从其他微生物内分离出来。孢子分离法即是在无菌操作条件下使孢子在适宜的培养基上萌发，长成菌丝体而获得纯菌种的方法。其特点是：

菌丝菌龄短；因是有性繁殖产物，其菌丝生命力强。孢子分离的方法又可分为菌褶上涂抹法、孢子印分离法、单孢子分离法和孢子弹射分离法。在做一般的菌种分离时，为了避免异族接合的菌类如香菇、平菇产生单孢子不孕现象，通常都采用多孢分离的方法，而单孢分离法主要用于食用菌的杂交育种。

分离获得孢子后，依次通过一级培养基、二级培养基和三级培养基的培养，最终获得可用于批量生产平菇所需要的生产菌种。

【实验器材】

1. 实验材料

平菇子实体。

一级培养基：①马铃薯葡萄糖琼脂培养基（PDA 培养基）：马铃薯（去皮）200g，葡萄糖 20g，琼脂 20g，水 1000mL。②马铃薯葡萄糖蛋白胨培养基：马铃薯 200g，葡萄糖 20g，蛋白胨 2g，硫酸镁 0.5g，磷酸氢二钾 1g，维生素 B 10.5mg，琼脂 20g，水 1000mL。

二级培养基：原种选用玉米粒作培养基，以 750mL 玻璃瓶或 250mL 锥形瓶作容器，按每瓶装干玉米 0.1～0.3kg 计算。培养基配方：玉米粒 98%，石膏 1%，碳酸钙 1%。

三级培养基：栽培种以棉籽壳为培养料，聚丙烯塑料袋（17cm×34cm×0.05cm）为容器。培养基配方：石膏 1%，棉籽壳 99%（棉籽壳按 1:1.1～1:1.2 的料水比加入清水，以使用手捏料指缝间见水但不滴下为宜，此时即为 65% 的含水量）。

2. 实验仪器

孢子收集器、试管、酒精灯、培养皿、接种针、高压灭菌锅、载玻片、试纸或黑布、漏斗、乳胶管、纱布、接种箱、恒温培养箱等。

【实验步骤】

1. 平菇的选择

选择个体健壮，菇形正常，外表清洁，无病虫害，八、九分成熟的平菇进行孢子分离。

2. 孢子采集方法

（1）菌褶上涂抹法　将伞菌子实体用 75% 酒精表面消毒，在无菌操作条件下用接种环直接插入两片菌褶之间，轻轻地抹过褶片表面，然后用划线法涂抹于试管培养基上。

（2）孢子印分离法　取成熟子实体经表面消毒后，切去菌柄，将菌褶向下放置于灭菌的有色纸上，在 20℃～24℃ 静置一天，大量孢子落下形成孢子印，然后移少量孢子在试管培养基上培养。

（3）单孢子分离法　进行单孢子分离后，在人工控制的条件下，使两个优良品系的单孢子进行杂交，从而培育出新品种。

①连续稀释法：挑取一定量孢子，经连续稀释后，直到每滴稀释液中只有一个孢子，然后滴入试管中保温培养。当发现单个菌落时，转到新试管中继续培养，并通过镜

检以确定是否为单孢菌落。

②平板稀释法：挑取少许孢子在无菌水中形成孢子悬浮液，取几滴涂于培养基上，用无菌玻璃三角架推平。经48~72小时后，镜检孢子萌发情况。在单个孢子旁边做好标记，然后将其转接到斜面培养基上，待菌落长到1cm左右时进行镜检，观察有无锁状联合，初步确定是否是单核菌丝。

③孢子弹射分离法：它是利用孢子能自动弹射出子实体层的特性来收集孢子。收集有几种不同的装置。

④整菇插种法：需用一套孢子收集器来收集孢子，将钟罩上的孔加上棉塞或包上6~8层纱布，放在垫有4~6层纱布（浸过0.1%升汞液）的塘瓷盘上，纱布上放一培养器，内放一个不锈钢支架。把收集器包装好，灭菌备用。将菌幕未破裂的成熟子实体洗干净，用0.1%升汞溶液或0.25%新洁尔灭浸泡2~3分钟，以杀死表面的杂菌。对于菌幕破裂、子实层已外露的子实体或无菌幕包裹的子实体，可用棉花蘸75%酒精涂擦子实体表面消毒。按无菌操作要求移入孢子收集器，插在支架上，在适宜的温度中培养。2~3天后孢子散落在培养皿中，加入无菌水，用针筒吸取孢子液，接种在斜面培养基中央，置于22℃~26℃恒温箱中培养即可。

⑤钩悬法：在生产上，采集木耳、银耳孢子常用此法，伞菌也可采用此法。先将新鲜成熟的耳片用无菌水冲洗，然后用无菌纱布将水吸干，取一小片挂在灭菌的钩子上（伞菌则消毒后挂上），钩子的另一端挂在锥形瓶口，瓶内装有培养基，在25℃下培养24小时。孢子落到培养基上后，取出耳片，塞上棉塞继续培养。

⑥贴附法：取一小块成熟的菌褶或小块菌盖，用溶化的琼脂或胶水、浆糊（需先灭菌）贴附在试管斜面的上方或培养皿盖上，经6~12小时，待孢子落下后，立即将试管或培养皿中的培养基移到另一支消毒过的空试管或培养皿中进行培养。

3. 生产菌的一级种制作

（1）一级种培养基的制备　根据一级培养基的配方配制培养基，制备好以后，依次分装到玻璃试管内，装入培养基的量不能超过试管体积的1/5，塞上棉签。灭菌时将试管扎成捆，用牛皮纸或其他防潮纸将整捆试管包好，放入底部盛水的高压灭菌锅内，121℃灭菌30分钟。趁热取出试管，试管温度降低到60℃左右，斜卧放置，使之冷却，凝固成斜面，斜面为试管长的1/2，即成斜面培养基。

（2）一级种的接种培养　将待接种的斜面试管及一级种、接种针等放入已消毒的接种箱内，双手消毒后，左手持空白斜面试管和一级种，右手夹持棉塞，火焰封口，将接种针顶端烧红，并将整支接种棒在火焰上过火，挑取黄豆大小的菌丝琼脂块，迅速接种到空白斜面中央，然后将棉塞塞回试管，将已接种好的试管放入恒温培养箱，在22℃~26℃下培养，长满试管便可作为一级种（母种）使用。

4. 生产菌的二级种制作

（1）二级种培养基的制备　根据二级培养基的配方配制。将玉米粒浸泡数小时，再煮软但不能过软（即玉米粒中央还有一点白色），然后捞出晾干，加入石膏和碳酸钙，装瓶，加棉塞，用牛皮纸将瓶口包扎，以免消毒时将棉塞弄湿。消毒在高压蒸汽消毒锅内进行，当压力达 0.5kg/cm^2 时，排去冷空气；压力升至 1.5kg/cm^2 时开始计时，消毒 50 分钟。

（2）二级种的接种培养　将灭菌完全的二级种培养基放入接种箱内进行接种，采用低温型平菇菌种，一支试管母种（一级种）接四瓶原种，母种试管培养基中央的老菌块除去不用。

5. 生产菌的三级种制作

（1）三级种培养基的制备　根据三级培养基的配方，以每袋 0.3kg 干棉籽壳计算配料，装料。装袋后将袋口套上塑料环，并加棉塞，环口用牛皮纸复盖，用胶圈或绳子将牛皮纸捆紧。然后将塑料袋装入常压消毒锅中进行消毒。消毒时间为上汽后（即灶内水开有蒸汽冒出）10～12 小时，冷却后在塑料袋上贴上标签，做好记录。

（2）三级种的接种培养　将塑料袋放入接种箱内消毒接种。每瓶玉米原种接种 30 袋左右。接种后放入 22℃～26℃ 条件下进行培养。

【实验预期结果与分析】

1. 比较和分析不同的孢子分离方法所获得的菌种是否存在差异性。
2. 记录各个阶段平菇菌种的外观形态有何差异，并分析其原因。
3. 论述平菇生产菌制作的操作流程。

【要点提示与注意事项】

1. 平菇选择时，一定要挑选优质的平菇做材料，否则会影响到后期栽培种的质量。
2. 培养基配制好之后一定要按照规范操作流程进行杀菌，保证灭菌充分。
3. 在进行生产菌制作时，在接种环节一定要注意消毒并保持无菌环境，以防培养基被污染，长出杂菌。

【思考题】

1. 如何鉴定平菇的母种培养基已灭菌充分？
2. 一级种接种培养时所需的斜面培养基如何制作？
3. 在制作斜面培养基的过程中，灭菌之后为什么不立刻将试管斜卧放置，而要等温度降低到 60℃ 左右时才斜卧放置？

第六章 药物分离纯化技术实验 ▷▷▷▷

实验 35 牛乳中酪蛋白的分离、鉴定

【实验目的】

掌握等电点沉析法从牛乳中制备酪蛋白的原理和方法。

【实验原理】

酪蛋白是乳蛋白质中含量最高的一种蛋白质，占乳蛋白的 $80\%\sim82\%$，它在牛乳中的含量约为 35g/L，比较稳定，利用这一性质可以检测牛乳中是否掺假。

蛋白质等两性电解质在 pH 处于其等电点时，分子表面净电荷为 0，分子表面水化膜和双电层破坏，分子引力增加，溶解度降低，极易沉淀析出。等电点沉析是利用不同蛋白质等电点不同，调节 pH 将混合物中不同蛋白分级沉淀析出来的过程。酪蛋白不溶于水、醇、有机溶剂，等电点为 4.7。利用等电点沉析原理，将牛乳的 pH 值调至 4.7 时，酪蛋白就沉淀出来。用乙醇洗涤沉淀物，除去脂质杂质后便可得到纯的酪蛋白。称取酪蛋白的质量，计算它在牛奶中的含量即可判断牛奶质量优劣。

【实验器材】

1. 实验材料

鲜牛奶、95%乙醇、无水乙醚、0.2mol/L 的醋酸-醋酸钠缓冲液（pH 值 4.7）、乙醇-乙醚混合液（乙醇：乙醚＝1：1）。

2. 实验仪器

恒温水浴锅、台式离心机、抽滤装置、烧杯、量筒、表面皿、天平、酸度计等。

【实验步骤】

1. 将 20mL 鲜牛奶置烧杯中，水浴缓慢加热至 40℃，加入 pH 值 4.7 的醋酸-醋酸钠缓冲液 20mL，不断搅拌，用酸度计测定其 pH，用 1%NaOH 或 10%醋酸溶液调节 pH 值至 4.7。观察牛奶开始有絮状沉淀出现，保温一定时间使沉淀完全。

2. 将上述沉淀液冷却至室温，然后转移到离心管中，5000r/min 离心 5 分钟，弃去上清，沉淀即为酪蛋白粗制品。

3. 用 2mL 去离子水洗涤沉淀，将沉淀颗粒用干净枪头或吸管吹打，使其充分洗涤。5000r/min 离心 5 分钟，弃去上清。重复上述步骤两次。

4. 用 30mL 95%乙醇洗涤沉淀，具体操作为：在沉淀中加入 30mL 95%乙醇并搅

拌片刻后，将全部悬浊液转移至布氏漏斗中进行抽滤。用 20mL 乙醇-乙醚混合液（乙醇、乙醚各 10mL）洗涤沉淀 2 次，最后用 20mL 乙醚洗涤沉淀 2 次，抽干。

5. 将沉淀置于表面皿上，烘干，得酪蛋白精制品。

6. 精确称取所获酪蛋白的质量，计算出每 100mL 牛乳所制备出的酪蛋白产量（g/100mL），并与理论产量（3.5g/100mL）相比较，求出实际获得百分率。

【实验预期结果与分析】

1. 采用等电点沉析法从牛奶中提取酪蛋白，观察等电点沉析现象。

2. 精确称取酪蛋白，并计算从牛奶中制备的酪蛋白的获得百分数，判断牛奶质量。

【要点提示及注意事项】

1. 离心管中装入样品后必须严格配平，否则会损坏离心机。

2. 离心管装入样品后必须盖严，并擦干表面的水分和污物后方可放入离心机。

3. 第一步沉淀尽可能完全，否则会影响到其得率。

4. 沉淀置于表面皿后尽量风干，否则计算得率时数值会偏大。

【思考题】

1. 为什么将 pH 值调到 4.7，可以将酪蛋白沉淀出来？

2. 利用其他性质能否将某种蛋白分离出来，为什么？

实验 36　香菇总糖的提取分离及含量测定

【实验目的】

1. 掌握超声波提取糖类物质的方法。

2. 掌握超声波细胞破碎仪的使用。

3. 掌握苯酚-硫酸比色法测定糖含量的方法。

【实验原理】

超声破碎提取法是利用超声波（15～25kHz）在液体介质中传播所产生的剪切力而达到破碎的过程。目前，超声破碎提取法逐渐被广泛应用于天然产物的提取，如超声波提取皂苷、生物碱、黄酮等中药有效成分。超声对细胞的作用主要有空化效应、机械效应和热效应。空化效应是在超声照射下，生物体内形成空泡，随着空泡震动和其猛烈的聚爆而产生出机械剪切压力和动荡，从而破碎细胞。机械效应是超声的原发效应，超声波在传播过程中，介质质点交替地压缩与伸张构成了压力变化，引起细胞结构破坏。热效应是当超声在介质中传播时，摩擦力阻碍了由超声引起的分子震动，使部分能量转化为局部高热（42℃～43℃）。因此，超声提取过程产热大，需间歇冷却（破碎数秒冷却数秒）。

细胞破碎的强弱与超声的频率和强度密切相关。另外，超声波破碎过程是一个物理过程，浸提过程中无化学反应发生，糖的结构和性质也不会发生变化。所以用超声波提取香菇总糖可大大地缩短提取时间，减少料液比和降低提取液的黏度，而提取液黏度的降低，有利于超滤分离时降低浓差极化的影响，从而提高得率。本实验采用超声破碎提取法提取香菇总糖，实验过程中应注意超声时间、超声温度、超声功率的选择：一般超声时间为 20～40 分钟，超声温度为 65℃～70℃，而最佳超声功率为 80W 左右。提取到香菇总糖后，用有机溶剂洗涤去除杂质，最后用有机溶剂沉淀法得到纯净的香菇总糖。

【实验器材】

1. 实验材料

香菇、无水乙醇、氯仿、正丁醇、6％苯酚、浓硫酸、0.1mg/mL 葡萄糖标准液。

2. 实验仪器

超声波细胞破碎仪、捣碎机、台式高速离心机、分光光度计、分液漏斗。

【实验步骤】

1. 称取 20g 香菇切成小块，加入 100mL 水，用组织捣碎机进行均质。

2. 取匀质液置于烧杯中，设定超声功率为 80W，每超声 5 秒，间隔 5 秒，共超声 10 分钟。

3. 超声完成后，将杯内液体用 8 层纱布过滤，除去残渣。上清液转入离心管中，5000g 离心 5 分钟，将上清液转入烧杯，弃沉淀。

4. 上清液中加入等体积的氯仿-正丁醇混合溶液（氯仿与正丁醇体积比为 4∶1），分液漏斗中充分振荡 10 分钟，静置 30 分钟分层，将下层的氯仿和正丁醇放出，取上清液。

5. 上清液中加入 4 倍体积的无水乙醇，搅拌均匀，静置 10 分钟，5000g 离心 10 分钟，弃上清，沉淀即为香菇总糖。

6. 沉淀用 100mL 去离子水定容，取定容液 1mL 加入 6％苯酚 0.5mL，混匀，再加入浓硫酸 2.5mL，混匀，放置 20 分钟后，于 490nm 测吸光度。

7. 葡萄糖标准曲线的制定：1mg/mL 葡萄糖标准液，稀释 10 倍作为母液。分别取 0、0.2、0.3、0.4、0.5、0.6、0.7、0.8 及 0.9mL，补水至 1mL，依步骤 6 分别制备反应液，并测定吸光度，根据葡萄糖浓度和吸光度绘制标准曲线。

8. 根据样品吸光度和葡萄糖标准曲线，计算总糖含量。公式如下：

$$香菇总糖含量 = \rho \times V \times n \times 100\%$$

式中，ρ 为根据标准曲线计算的总糖浓度，V 为定容后的体积，n 为稀释倍数。

【实验预期结果与分析】

1. 采用超声破碎提取法提取香菇中糖类物质。

2. 计算香菇中总糖的含量。

【要点提示及注意事项】

1. 样品检测时，向样品中加苯酚溶液需要迅速摇匀。

2. 加入硫酸基本操作：硫酸沿壁加，最好能旋转比色管，让硫酸能均匀地沿壁流下，且加完硫酸需要立即摇匀。

3. 测定时根据光密度值确定取样的量，光密度值最好在 0.1～0.6 之间，样品吸光度须在标准曲线的线性范围内，若高于线性范围需稀释后再测定。

4. 苯酚一定要现配现用。

【思考题】

水溶性多糖与脂溶性多糖有什么区别？

实验 37　纳豆激酶的分离纯化

【实验目的】

1. 掌握盐析法和离子交换层析法分离蛋白质的实验原理和方法。

2. 了解常见的蛋白质分离方法和使用介质。

【实验原理】

纳豆激酶是一种丝氨酸蛋白酶，分子量为 28kD，等电点为 8.6。本实验通过硫酸铵盐析法从纳豆中初步提取纳豆激酶，然后运用 GE 蛋白质纯化系统，通过 Sephadex G—25 凝胶层析、阳离子交换层析等方法进行逐步纯化。层析过程中收集洗脱液分别进行检测，分析各个峰值，最后对整个纯化方案进行评价。

盐析是蛋白质等生物大分子物质在高浓度中性盐中，由于中性盐夺走水分子，破坏水化膜，暴露蛋白质疏水区域相互结合，同时中和电荷，破坏亲水胶体，使蛋白质分子溶解度降低而沉淀析出的过程。利用蛋白质等生物大分子物质在高浓度中性盐溶液中溶解度的差异，通过向处理溶液中引入一定浓度的中性盐，使不同溶解度的生物分子先后凝聚析出，从而可以达到不同蛋白质分离的目的。盐析法中应用最广泛的盐类是硫酸铵，因为它具有温度系数小而溶解度大的优点，并且在其溶解度范围内，许多蛋白质和酶类都可以盐析出来，而且硫酸铵廉价易得，分级沉淀效果比其他盐类好，不容易引起蛋白变性。

采用硫酸铵进行盐析时，硫酸铵的加入方法有三种：

方法一：直接加入硫酸铵固体。此法常用于工业生产。加入速度不能太快，分批加入，充分搅拌，防止局部浓度过高。

方法二：加入硫酸铵饱和溶液。此法常用于实验室和小规模生产，或硫酸铵浓度不需太高时使用。可防止局部浓度过高，但是加入量多时溶液会被稀释。

方法三：透析法。此法是将盛有蛋白质溶液的透析袋放入一定浓度的大体积盐溶液中，通过透析作用改变蛋白质溶液中的盐浓度。但仅用于精细、小规模实验中。分级盐析，每次加入硫酸铵后需要放置一段时间（0.5～1 小时），待沉淀完全后才能过滤或离心。

本实验采用直接加入硫酸铵固体的方法进行分级盐析。此法的硫酸铵饱和度配制表如下：

表 6-1　硫酸铵饱和度配制表 （0℃）

硫酸铵初浓度,%饱和度	在0℃硫酸铵终浓度,%饱和度																
	20	25	30	35	40	45	50	55	60	65	70	75	80	85	90	95	100
	每100mL溶液加固体硫酸铵的克数																
0	10.6	13.4	16.4	19.4	22.6	25.8	29.1	32.6	36.1	39.8	43.6	47.6	51.6	55.9	60.3	65.0	69.7
5	7.9	10.8	13.7	16.6	19.7	22.9	26.2	29.6	33.1	36.8	40.5	44.4	48.4	52.6	57.0	61.5	66.2
10	5.3	8.1	10.9	13.9	16.9	20.0	23.3	26.6	30.1	33.7	37.4	41.2	45.2	49.3	53.6	58.1	62.7
15	2.6	5.4	8.2	11.1	14.1	17.2	20.4	23.7	27.1	30.6	34.3	38.1	42.0	46.0	50.3	54.7	59.2
20	0	2.7	5.5	8.3	11.3	14.3	17.5	20.7	24.1	27.6	31.2	34.9	38.7	42.7	46.9	51.2	55.7
25		0	2.7	5.6	8.4	11.5	14.6	17.9	21.1	24.5	28.0	31.7	35.5	39.5	43.6	47.8	52.2
30			0	2.8	5.6	8.6	11.7	14.8	18.1	21.4	24.9	28.5	32.3	36.2	40.2	44.5	48.8
35				0	2.8	5.7	8.7	11.8	15.1	18.4	21.8	25.4	29.1	32.9	36.9	41.0	45.3
40					0	2.9	5.8	8.9	12.0	15.3	18.7	22.2	25.8	29.6	33.5	37.6	41.8
45						0	2.9	5.9	9.0	12.3	15.6	19.0	22.6	26.3	30.2	34.2	38.3
50							0	3.0	6.0	9.2	12.5	15.9	19.4	23.0	26.8	30.8	34.8
55								0	3.0	6.1	9.3	12.7	16.1	19.7	23.5	27.3	31.3
60									0	3.1	6.2	9.5	12.9	16.4	20.1	23.1	27.9
65										0	3.1	6.3	9.7	13.2	16.8	20.5	24.4
70											0	3.2	6.5	9.9	13.4	17.1	20.9
75												0	3.2	6.6	10.1	13.7	17.4
80													0	3.3	6.7	10.3	13.9
85														0	3.4	6.8	10.5
90															0	3.4	7.0
95																0	3.5
100																	0

表 6-2 硫酸铵饱和度配制表（25℃）

	在25℃硫酸铵终浓度，%饱和度																
	10	20	25	30	33	35	40	45	50	55	60	65	70	75	80	90	100
硫酸铵初浓度，%饱和度	每1000mL溶液加固体硫酸铵的克数																
0	56	114	144	176	196	209	243	277	313	351	390	430	472	516	561	662	767
10		57	86	118	137	150	183	216	251	288	326	365	406	449	494	592	694
20			29	59	78	91	123	155	189	225	262	300	340	382	424	520	619
25				30	49	61	93	125	158	193	230	267	307	348	390	485	583
30					19	30	62	94	127	162	198	235	273	314	356	449	546
33						12	43	74	107	142	177	214	252	292	333	426	522
35							31	63	94	129	164	200	238	278	319	411	506
40								31	63	97	132	168	205	245	285	375	469
45									32	65	99	134	171	210	250	339	431
50										33	66	101	137	176	214	302	392
55											33	67	103	141	179	264	353
60												34	69	105	143	227	314
65													34	70	107	190	275
70														35	72	153	237
75															36	115	198
80																77	157
90																	79

由于使用盐析法提取的纳豆激酶粗品中残存大量盐分，在后续离子交换层析时，对离子交换柱的交换容量和交换效率有影响，因此，本实验在离子交换层析实验前，预先使用凝胶层析对纳豆激酶粗品进行脱盐和除杂处理。

凝胶层析又称分子筛、凝胶过滤、排阻层析等，是一种按分子量大小分离物质的层析方法。该方法是把样品加到充满凝胶颗粒的层析柱中，然后用缓冲液洗脱。大分子不能进入凝胶颗粒中的静止相中，只能留在凝胶颗粒之间的流动相中，因此以较快的速度首先流出层析柱；小分子则能自由出入凝胶颗粒，并很快在流动相和静止相间形成动态平衡，因此就要花费较长的时间流经柱床，从而使不同大小的分子得以分离。凝胶层析是分离纯化实验中一种常用的分离手段，它具有设备简单、操作方便、样品回收率高、实验重复性好，特别是不改变样品生物学活性等优点，被广泛用于蛋白质（包括酶）、核酸、多糖等生物分子的分离纯化。

商品凝胶的种类很多，常用的有葡聚糖凝胶（Sephadex G）及羟丙基葡聚糖凝胶（Sephadex LH—20）。其中，Sephadex G 是由平均分子量一定的葡聚糖及交联剂（如环氧氯丙烷）交联聚合而成。生成的凝胶颗粒网孔大小取决于所用交联剂的数量及反应条件。加入的交联剂数量越多即交联度越高，网孔越紧密，孔径越小，吸水膨胀也越小；交联度低，则网孔越稀疏，吸水后膨胀也越大。商品型号即按交联度大小分类，并以吸水量多少表示。此型号凝胶只适用于在水中应用，且不同规格适合分离不同分子量的物质。

Sephadex G—10 分离范围＜0.7kD。

Sephadex G—15 分离范围＜1.5kD。

Sephadex G—25 分离范围 1kD～5kD。

Sephadex G—50 分离范围 1.5kD～30kD。

Sephadex G—75 分离范围 3kD～80kD。

Sephadex G—100 分离范围 4kD～150kD。

Sephadex G—150 分离范围 5kD～300kD。

Sephadex G—200 分离范围 5kD～600kD。

Sephadex G—10/15/25 特别适用于脱盐、肽与其他小分子的分离，本实验使用 Sephadex G—25，对硫酸铵盐析后的纳豆激酶粗品进行脱盐和除杂处理，以免影响后续离子交换层析时的交换容量和交换效率。

离子交换法由于所用介质无毒，可反复再生，少用或不用有机溶剂，已广泛应用到生物分离过程中。离子交换剂是一种不溶于酸、碱、有机溶剂的固态高分子聚合物，它具有立体网状结构并含有活性基团，能与溶剂中其他带电粒子进行离子交换或者吸附，并且离子交换反应是可逆的，可以通过一定溶剂将吸附在离子交换剂上的物质洗脱下来。纳豆激酶的纯化步骤使用离子交换法。纳豆激酶的等电点为 8.6，且在 pH 值 6～12 的范围性质稳定，因此，本实验选择阳离子交换介质 SP Sepharose Fast Flow，以 10mmol/L pH 值 6.4 的磷酸缓冲液作为平衡液，用含 1mol/L NaCl 的磷酸盐缓冲液进行线性洗脱。

【实验器材】

1. 实验材料

新鲜纳豆、生理盐水、$(NH_4)_2SO_4$、10mmol/L pH 值 6.4 磷酸缓冲液、含 1mol/L NaCl 的磷酸盐缓冲液。

2. 实验仪器

GE 蛋白质纯化系统、高速冷冻离心机、凝胶层析介质 HiTrap Desalting Column（5mL）、离子交换介质 SP Sepharose Fast Flow。

【实验步骤】

1. 取新鲜纳豆100g，加300mL无菌生理盐水，充分搅拌后浸提过夜。将浸提液以

4℃、7000r/min 离心 10 分钟，弃沉淀。上清即为纳豆激酶粗提液。

2. 一边搅拌一边将研细的 $(NH_4)_2SO_4$ 按照 30% 饱和度加入上述上清液中，充分盐析 1 小时，于温度 4℃、7000r/min 离心 10 分钟，弃沉淀（沉淀为初步分离的杂蛋白）。取上清液，继续一边搅拌一边加入研细的 $(NH_4)_2SO_4$ 至 60% 的饱和度，静置 1 小时，温度 4℃、7000r/min 离心 10 分钟，弃上清液。沉淀用 10mmol/L pH 值 6.4 的磷酸缓冲液溶解。

3. 在 ÄKTA Pure 25 系统上，以 1mL/min 的流速进行 HiTrap Desalting Column 凝胶层析，分步收集洗脱液，除去含盐洗脱峰。

4. 在 ÄKTA Pure 25 系统上，将凝胶层析得到的蛋白洗脱液，以 2.5mL/min 的流速进行 SP Sepharose Fast Flow 离子交换层析，以 10mmol/L pH 值 6.4 磷酸缓冲液平衡后，用含 1mol/L NaCl 的磷酸盐缓冲液进行线性洗脱，分步收集洗脱液，进行电泳检测。

【实验预期结果与分析】

采用分级盐析法结合离子交换层析法提取纯化纳豆激酶。

【要点提示及注意事项】

1. 样品上样前需要进行过滤，以免堵塞柱子。

2. 最大耐受柱压需按照层析柱说明书中数值设置，否则易损坏柱子。

【思考题】

1. 凝胶层析和离子交换层析步骤可否交换先后顺序，为什么？

2. 有什么方法可以进一步提高纳豆激酶的纯度？

实验 38　纳豆激酶的含量测定与电泳

【实验目的】

1. 掌握考马斯亮蓝法测定蛋白质含量的方法。

2. 掌握 SDS-PAGE 电泳的方法。

【实验原理】

考马斯亮蓝 G250 的磷酸溶液呈棕红色，最大吸收峰在 465nm。考马斯亮蓝 G250 能与蛋白质的疏水区相结合，这种结合具有高敏感性，结合反应只需 2 分钟，此后 1 小时内结合物颜色能够保持稳定。考马斯亮蓝 G250 与蛋白质结合生成复合物呈色后，其最大吸收波长从 465nm 变为 595nm，且在一定范围内吸光度与蛋白质含量呈线性关系。而且该蛋白染料复合物吸光系数很高，检测灵敏度很高，可以测定 1μg/mL 的蛋白质，因此被作为常用的蛋白含量测定方法之一。

SDS-PAGE 一般采用的是不连续缓冲系统，与连续缓冲系统相比，有较高的分辨率。不连续系统中由于缓冲液离子成分、pH、凝胶浓度及电位梯度的不连续性，带电颗粒在电场中泳动时不仅有电荷效应、分子筛效应，还具有浓缩效应，因而其分离条带清晰度及分辨率均优于连续系统。由于 SDS-PAGE 过程中使用了 SDS、巯基乙醇等，不同于一般的不连续凝胶系统。SDS 是阴离子去污剂，作为变性剂和助溶剂，它能断裂分子内和分子间的氢键，使分子去折叠，破坏蛋白分子的二、三级结构。此外，强还原剂如巯基乙醇、二硫苏糖醇等能使半胱氨酸残基间的二硫键断裂。因此，在样品和凝胶中加入还原剂和 SDS 后，分子被解聚成多肽链，解聚后的氨基酸侧链和 SDS 结合成蛋白-SDS 胶束，所带的负电荷大大超过了蛋白原有的电荷量，这样就消除了不同分子间的电荷差异和结构差异。因此，SDS-PAGE 中蛋白质的迁移率主要取决于它的相对分子质量，而与所带电荷和分子形状无关。

SDS-PAGE 由电极缓冲液、浓缩胶及分离胶所组成。浓缩胶是由过硫酸铵（AP）催化聚合而成的大孔胶，凝胶缓冲液为 pH 值 6.8 的 Tris-HCl。分离胶是由 AP 催化聚合而成的小孔胶，凝胶缓冲液为 pH 值 8.8 的 Tris-HCl。电极缓冲液是 pH 值 8.3 的 Tris-甘氨酸缓冲液。浓缩胶的作用是堆积作用，由于凝胶浓度较小，孔径较大，把较稀的样品加在浓缩胶上，经过大孔径凝胶的迁移作用而被浓缩至一个狭窄的区带。分离胶的作用是分离作用，由于分离胶孔径较小，分子量大的蛋白质通过时受的阻力大，泳动慢，分子量小的蛋白通过时受的阻力小，泳动快，最终各种蛋白按分子量大小排列成不同区带。

本实验是对上次提取的纳豆激酶测定激酶蛋白浓度，利用考马斯亮蓝方法测定蛋白含量，然后通过 SDS-PAGE 电泳测定其纯度。

【实验器材】

1. 实验材料

实验 37 "纳豆激酶的分离纯化"中提取的纳豆激酶蛋白、丙烯酰胺（Acr）、甲叉双丙烯酰胺（Bis）、氯化钠、牛血清蛋白、过硫酸铵、三羟甲基氨基甲烷（Tris）、甘氨酸、十二烷基硫酸钠（SDS）、四甲基乙二胺（TEMED）、浓盐酸、考马斯亮蓝 G250、无水乙醇、乙酸、溴酚蓝、甘油、β-巯基乙醇。

2. 实验仪器

垂直电泳仪、分光光度计、离心机、摇床、扫描仪、电子天平、水浴锅。

【实验步骤】

1. 考马斯亮蓝方法测定蛋白质含量

根据表 6-3 测定不同浓度标准蛋白吸光度，并制作标准蛋白质溶液标准曲线，其中标准蛋白采用牛血清蛋白（BSA），根据蛋白浓度和 595nm 波长处的吸光值制作标准曲线。

表 6-3　标准蛋白质溶液浓度

	1（空白）	2	3	4	5	6	7
1mg/mL 标准蛋白液/mL	—	0.1	0.2	0.3	0.4	0.6	0.8
0.15mol/L NaCl/mL	1.0	0.9	0.8	0.7	0.6	0.4	0.2
考马斯亮蓝 G250 染液/mL	4.0	4.0	4.0	4.0	4.0	4.0	4.0
OD_{595}							

（1）以 OD_{595} 为纵坐标，标准蛋白含量为横坐标（七个点），在坐标轴上绘制标准曲线。

（2）用 Excel 作图，测出回归线性方程。即 $OD_{595} = a \times X$。相关系数一般大于 0.9。

（3）取 0.5mL 纳豆激酶蛋白，加 0.15mol/L 的 NaCl 0.5mL，再加入 4mL 考马斯亮蓝工作液，反应 2 分钟后测定 595nm 处吸光值，利用标准曲线或回归方程求出相当于标准蛋白质的量，从而计算出未知样品蛋白质的浓度。

2. 配制溶液

（1）30%（m/v）凝胶储液（Acr-Bis）：称丙烯酰胺（Acr）29g，甲叉双丙烯酰胺（Bis）1g，加去离子水至 100mL，过滤后置棕色瓶中，4℃储存可用 1~2 个月。

（2）分离胶缓冲液（1.5mol/L pH 值 8.8 Tris-HCl 缓冲液）：称取 Tris 45.5g 加入 200mL 去离子水，用 6mol/L 的盐酸调 pH 值 8.8，最后用去离子水定容至 250mL。

（3）浓缩胶缓冲液（1mol/L pH 值 6.8 Tris-HCl 缓冲液）：称取 Tris 12.1g 加入 50mL 去离子水，用 1mol/L 的盐酸调 pH 值 6.8，最后用去离子水定容至 100mL。

（4）10%（质量浓度）SDS 10mL。

（5）10% 过硫酸铵（AP）10mL（使用当天配制）。

（6）5×Tris-甘氨酸电泳缓冲液（1L）：称取 Tris 15.1g、甘氨酸 94g、SDS 5.0g，加入约 800mL 的去离子水，搅拌溶解；加去离子水定容至 1L，室温保存。用时稀释 5 倍。

注意：加水时应让水沿着壁缓缓流下，以避免 SDS 产生大量泡沫。

（7）5×SDS-PAGE 上样缓冲液（5mL）：Tris-HCl pH 值 6.8（250mmol/L）、SDS（10%）、溴酚蓝（0.5%）、甘油（50%）、β-巯基乙醇（5%）。量取 1mol/L Tris-HCl（pH 值 6.8）1.25mL、甘油 2.5mL，称取 SDS 固体粉末 0.5g、溴酚蓝 25mg，加入去离子水溶解后定容至 5mL。

（8）考马斯亮蓝染色液（1000mL）：乙醇 500mL，乙酸 100mL，考马斯亮蓝 G250 2.5g，去离子水补至 1000mL。充分混匀后进行过滤，收集滤液备用。当过滤速度变慢时要更换滤纸，快速过滤完，不可隔夜，以免影响染色效果。

（9）脱色液（1000mL）：乙醇 250mL，乙酸 80mL，去离子水补至 1000mL，混匀，备用。

（10）TEMED（四甲基乙二胺）：原液直接使用。

3. 制作分离胶

（1）将玻璃板用蒸馏水洗净晾干。

（2）把玻璃板在灌胶支架上固定好，勿用手接触洗净的玻璃表面。

（3）封住长板下口空隙，要避免产生气泡。

（4）按表 6-4 比例配好 10mL 12% 的分离胶。

注意：Acr 和 TEMED 有毒，加入时要小心。

表 6-4　分离胶配方

成分	配制不同体积 SDS-PAGE 分离胶所需各成分的体积 (mL)					
12%胶	5	10	15	20	30	50
蒸馏水	1.0	2.0	3.0	4.0	6.0	10.0
30%Acr-Bis (29:1)	2.0	4.0	6.0	8.0	12.0	20.0
分离胶缓冲液	1.9	3.8	5.7	7.6	11.4	19.0
10%SDS	0.05	0.1	0.15	0.2	0.3	0.5
10%过硫酸铵	0.05	0.1	0.15	0.2	0.3	0.5
TEMED	0.002	0.004	0.006	0.008	0.012	0.02

将两块洗净的玻璃板按照说明书装好，将混匀的混合液用移液器快速加入两个玻璃板中间，加到高度约 5cm 为佳（距样品梳下缘大约 1cm）。为了保证凝胶表面平整，可用注射器通过细针头小心地加一层（高约 1cm）蒸馏水于表面上，勿使与凝胶液混合，室温放置，使液面平整，静置 30 分钟左右，使其充分交联。

4. 制作浓缩胶

按表 6-5 的比例配好 4mL 5% 的浓缩胶。

表 6-5　浓缩胶配方

成分	配制不同体积 SDS-PAGE 浓缩胶所需各成分的体积 (mL)					
5%胶	2	3	4	6	8	10
蒸馏水	1.4	2.1	2.7	4.1	5.5	6.8
30%Acr-Bis (29:1)	0.33	0.5	0.67	1.0	1.3	1.7
浓缩胶缓冲液	0.25	0.38	0.5	0.75	1.0	1.25
10%SDS	0.02	0.03	0.04	0.06	0.08	0.1
10%过硫酸铵	0.02	0.03	0.04	0.06	0.08	0.1
TEMED	0.002	0.003	0.004	0.006	0.008	0.01

5. 浓缩胶交联

将已充分交联的分离胶上层的去离子水吸取干净，将制作好的浓缩胶液加入玻璃板中，然后轻轻地将样品梳插入浓缩胶中，静置 30 分钟左右，使其充分交联。

6. 水浴

将蛋白质样品加适量上样缓冲液，然后置于水浴锅中，95℃处理 5 分钟。

7. 上样

轻轻地拔出样品梳，用滤纸吸去槽中多余液体，用微量进样器针头对加样孔进行校正，然后用微量进样器吸取样品进行加样。最左边样品孔中加入标准蛋白质溶液 5μL，其余样品孔中加入待测蛋白液 20μL，最后分别在上、下储槽内加入电极缓冲液（内含 0.1%SDS）。

8. 电泳

分别将正负极电源插头正确插入，接通电源，进行电泳。开始时电流恒定在

40mA，当进入分离胶后改为 80mA，待溴酚蓝距凝胶边缘约 1cm 时，停止电泳。

9. 剥胶

电泳结束后，用小塑料板撬开玻璃板，将凝胶轻轻剥至含去离子水的培养皿中，用去离子水清洗 1～2 次。

10. 染色

将去离子水倒掉，加考马斯亮蓝 G250 染色液进行染色，放置在摇床上染色 30 分钟左右。

11. 脱色

染色后的凝胶用去离子水漂洗 1～2 次，再加脱色液脱色，直到脱去背景色。

12. 拍照或扫描保存

将脱色过的凝胶进行拍照或扫描仪扫描，保存。通过直观观察可见分离的纳豆激酶的纯度。

【实验预期结果与分析】

1. 采用考马斯亮蓝法测定纳豆激酶含量。

2. 电泳法比较纯化前后纯度变化。

【要点提示及注意事项】

1. 在标准曲线上，根据测定 OD 值查找相应的浓度，即为待测样品的浓度。如果该浓度超出了标准曲线的线性范围，则必须将待测样品适当稀释后重新测定。

2. 拔样品梳要轻，用力需均匀，不能过猛，否则会出现胶断裂、板间有气泡等现象。

3. 剥胶需从紧贴玻璃板的底部开始，然后用水轻轻冲洗后放入染色液中。

【思考题】

1. 哪些物质会干扰蛋白质含量测定的准确性？

2. 哪些因素会影响蛋白质电泳的分离效果和分离速度？

实验 39　大蒜中超氧化物歧化酶的提取、分离及活性测定

【实验目的】

掌握 SOD 的提取方法。

【实验原理】

超氧化物歧化酶（superoxide dismutase，SOD）是植物中普遍存在的一种含金属酶，具有抗氧化、抗衰老、抗辐射和消炎等作用。它与过氧化物酶、过氧化氢酶等协同作用防御活性氧或其他过氧化物自由基对细胞膜系统的伤害；超氧化物歧化酶可以催化氧自由基的歧化反应，生成过氧化氢，过氧化氢又可以被过氧化氢酶转化成无害的分子氧和水。

大蒜蒜瓣和悬浮培养的大蒜细胞中含有较丰富的 SOD，通过组织或细胞破碎后，

可用pH值7.8的磷酸缓冲液提取出来，然后用硫酸铵分级沉淀法进行初步纯化，再用有机溶剂沉淀法将其纯化。盐析是利用蛋白质等生物大分子物质在高浓度中性盐溶液中溶解度的差异，通过向处理溶液中引入一定浓度的中性盐，使不同溶解度的生物分子先后凝聚析出，从而可以达到不同蛋白质分离的目的。盐析法中应用最广泛的盐类是硫酸铵，因为它具有温度系数小而溶解度大的优点，并且在其溶解度范围内，许多蛋白质和酶类都可以盐析出来，而且硫酸铵廉价易得，分级沉淀效果比其他盐类好，不容易引起蛋白变性。有机溶剂沉淀的原理是，有机溶剂能降低水溶液的介电常数，使蛋白质分子之间的静电引力增大，同时，有机溶剂的亲水性比蛋白质分子的亲水性强，它会抢夺本来与亲水蛋白质结合的自由水，破坏其表面的水化膜，导致蛋白质分子之间的相互作用增大而发生聚集，从而沉淀析出。由于SOD不溶于丙酮，可用丙酮将其沉淀析出。

【实验器材】

1. 实验材料

新鲜蒜瓣、0.05mol/L磷酸缓冲液（pH值7.8）、氯仿-乙醇混合液（氯仿：无水乙醇＝3：5）、丙酮（用前需预冷至4℃）、硫酸铵、SOD测定试剂盒。

2. 实验仪器

恒温水浴锅、冷冻高速离心机、高速搅拌机、分光光度计、研钵、玻璃棒、烧杯、量筒。

【实验步骤】

1. 取新鲜大蒜蒜瓣，去外膜后称取5g（约两瓣），用刀片切碎，转移置于研钵中冰浴研磨。

2. SOD的提取：破碎后的组织中加入2～3倍体积的0.05mol/L预冷磷酸缓冲液（pH值7.8），继续研磨10分钟，使SOD充分溶解到缓冲液中，然后4℃、5000r/min离心5分钟，弃沉淀，取上清液。

3. 上清液加入四分之一体积的预冷氯仿-乙醇混合液搅拌10分钟，4℃、5000r/min离心5分钟，上清液即为粗酶液，沉淀为杂蛋白。

4. 将硫酸铵晶体研磨成粉末后，称取一定质量的硫酸铵粉末缓慢加入SOD粗提液，使之达到90%的饱和度，置于4℃冰箱120分钟，5000r/min冷冻离心20分钟，收集沉淀。将沉淀溶于5mmol/L、pH值7.8磷酸缓冲液2mL中。

5. SOD的沉淀分离：加入等体积的冷丙酮，搅拌10分钟，4℃、8000r/min离心10分钟，得SOD沉淀。将SOD沉淀溶于0.05mol/L磷酸缓冲液（pH值7.8）2mL中，即为SOD酶液。

6. SOD活力测定：根据SOD测定试剂盒说明书操作，测定并计算SOD活力。

【实验预期结果与分析】

硫酸铵分级盐析法结合有机溶剂沉析法提取大蒜中SOD，并测定SOD活力。

【要点提示及注意事项】

1. 提取酶液时，为了保持酶的活性，尽可能在冰浴中研磨，在低温中离心。

2. 实验中所提取到的提取液、粗酶液、酶液在未使用前最好将其先放在冰箱内，因为在低温下能降低酶的活性，防止酶活损失。

【思考题】

提取酶都有哪些方法，原理分别是什么？

实验 40　大肠杆菌 α-干扰素的分离纯化

【实验目的】

1. 了解常见的蛋白质分离介质。

2. 掌握 α-干扰素的分离纯化。

【实验原理】

干扰素是干扰素诱生剂作用于有关生物细胞所产生的一类高活性、多功能蛋白质。从细胞产生和释放出来以后，又作用于相应的其他同种细胞，使其获得抗病毒及抗肿瘤、免疫调节、诱导分化等多方面的生理功能。本实验用具有多聚组氨酸标签（His-Tag）的人 α-干扰素生物工程菌，以 IPTG 诱导其表达 α-干扰素融合蛋白（包涵体），洗涤并溶解后，用生物亲和层析及凝胶过滤层析方法进行进一步纯化和复性。

亲和分离技术是基于固定相的配基与生物分子间的特殊生物亲和能力，如酶与底物、受体配体、抗体抗原，核酸的互补链，植物凝集素和糖蛋白，金属离子和蛋白质表面的组氨酸等的特殊亲和能力，利用生物高分子能与配基分子专一识别、可逆结合的特性，来进行分离。亲和层析纯化过程简单，迅速，分离效率高，特别适合分离纯化含量低、稳定性差的生物大分子，而且纯化倍数大，产物纯度高，因此广泛应用于蛋白质纯化。His-Tag 融合蛋白是目前最常见的表达方式，它的优点是操作方便且基本不影响蛋白活性，无论表达的蛋白是可溶性的或者包涵体都可以用亲和层析进行纯化。要想得到好的纯化效果，必须选择好纯化的条件。通常 His-Tag 蛋白都可以在天然情况下被亲和层析柱吸附，但如果是包涵体蛋白，标签折叠在蛋白内部不容易暴露，就难纯化。此时可以在样品和平衡缓冲液中加 $1\sim2mol/L$ 尿素，这样蛋白结构相对松散，也许能吸附而蛋白不会变性。对于本身就是变性的蛋白，如果 $8mol/L$ 尿素不能吸附，改用 $6mol/L$ 盐酸胍溶解样品就可以被吸附，因为盐酸胍可以打开脲打不开的结构，使得标签能暴露。当然，如果有二硫键最好加 $1\sim2mmol/L$ DTT 也可以更好解决吸附的问题。本实验使用亲和层析柱 HisTrap HP 来纯化 His-Tag 人 α-干扰素融合蛋白。

【实验器材】

1. 实验材料

表达 His-Tag 人 α-干扰素的大肠杆菌、氢氧化钠、浓盐酸、牛肉膏、蛋白胨、酵母提取物、Tris、甘油、盐酸胍、DTT、氯化钠、磷酸缓冲液、IPTG、氨苄青霉素。

2. 实验仪器

恒温培养摇床、GE 蛋白质纯化系统、高速冷冻离心机、超声波破碎仪、制冰机、

HisTrap HP 亲和层析柱、Sephacryl 凝胶过滤层析柱。

【实验步骤】

1. 菌种制备

取－70℃下保存的甘油管菌种，于室温下融化。接入 LB 培养基，37℃，pH 值 7.0，150r/min 活化培养 12 小时。

2. 接种

将已活化的菌种接入装有 150mL 培养基（含 100μg/mL 氨苄青霉素）的锥形瓶中，接种量为 1%，32℃，pH 值 7.0，150r/min，培养 4 小时后加入 IPTG（终浓度 0.01mmol/L），继续培养 20 小时。

3. 菌体收集

将已降温的发酵液 50mL 转入离心管，4℃ 6000r/min 离心 20 分钟，弃去上清，沉淀用 2mL 细胞裂解液悬起。

4. 细胞破碎

将悬起后的菌体进行冰浴超声破碎提取，超声功率为 120W，超声时间 5 秒，间歇时间 5 秒，共超声 20 分钟。将破碎后的液体于 4℃、12000g 离心 10 分钟，弃去上清。

5. 包涵体溶解

将沉淀按重量体积比 1∶8 加入 8mol/L 尿素，超声裂解 10 分钟（超声时间 5 秒，间歇时间 5 秒），4℃放置 5h 使沉淀充分溶解，4℃、5000g 离心 10 分钟，取上清液，用 0.45μm 滤膜过滤。

6. 纯化

在 ÄKTA Pure 10 蛋白纯化系统上，以 1mL/min 的流速进行 HisTrap HP 亲和层析，收集干扰素峰。

7. 复性

将亲和柱收集的干扰素经凝胶过滤色谱 Sephacryl 柱层析，用 25mmol/L pH 值 7.5 磷酸缓冲液洗脱，收集活性峰，进行电泳检测。

【实验预期结果与分析】

1. 对生物工程菌进行培养和诱导表达融合蛋白后，破碎细胞，进行包涵体蛋白的提取。

2. 采用亲和层析柱对融合蛋白进行纯化，比较纯化前后蛋白纯度变化。

3. 采用凝胶过滤色谱对融合蛋白进行复性。

【要点提示及注意事项】

1. 常温下干扰素半衰期很短，各种操作要在低温下进行，动作要迅速，纯化试剂需要冷处理。

2. 得到的干扰素要及时低温下存放。

【思考题】

分离纯化过程两次运用层析柱，顺序能否调换，为什么？

实验 41　α-干扰素的纯度检测、干燥及保存

【实验目的】

1. 掌握非变性聚丙烯酰胺凝胶电泳检测 α-干扰素纯度的方法。
2. 掌握冷冻干燥的方法。

【实验原理】

α-干扰素是一种蛋白质，利用非变性聚丙烯酰胺凝胶电泳（native-PAGE）可鉴别干扰素是否处于天然状态。采用冷冻干燥的方法能使纯化的 α-干扰素制作成干粉状，且能保持很高的活性。

非变性聚丙烯酰胺凝胶电泳是在不加入 SDS、巯基乙醇等变性剂的条件下，对保持活性的蛋白质进行聚丙烯酰胺凝胶电泳。未加 SDS 的天然聚丙烯酰胺凝胶电泳可使生物大分子在电泳过程中保持其天然的形状和电荷，生化分子在电场作用下受静电引力和摩擦阻力两种作用力进行分离。一定的 pH 环境中，不同蛋白由于 pI 不同，所带电荷也不同，在电场中的迁移率也不同，经电泳后，各种蛋白根据迁移率大小依次排列成不同区带。由于分离胶孔径较小，分子量大的蛋白质通过时受的阻力大，泳动慢；分子量小的蛋白通过时受的阻力小，泳动快；最终各种蛋白按分子量大小排列成不同区带。因此，它们的分离依据是自身所带电荷情况及分子量大小的综合作用，可以得到较高的分辨率。尤其是在电泳后仍能保持蛋白质和酶等生物大分子的生物活性，对生物大分子的鉴定具有重要意义。如果在凝胶电泳上进行两份相同的电泳，电泳后将凝胶切成两半，一半可以用于活性染色，对某个特定大分子进行鉴定；另一半可以用于所有样品的染色，以分析样品中各种生物大分子的种类和含量。

冻干法是把含有大量水分的物质预先进行降温，冷冻成固体，然后在真空条件下使水蒸气直接升华出来，而物质本身滞留在冻结时的冰架中，因此产物干燥后体积不变，疏松多孔。不同于传统干燥方法，冻干法有许多优点：由于产品基本在 0℃ 以下进行干燥，即在冷冻的情况下进行，直到后期为了进一步干燥产品的残余水分含量，才让产品升温至 0℃ 以上，但一般不超过 40℃，因此很适合热敏性物质，特别是蛋白质、酶类、微生物等。在低温下干燥时，物质中的挥发成分损失很小，适合一些化学产品、药品和食品的干燥。由于干燥在真空下进行，氧气很少，因此一些易氧化的物质得到保护。冻干法干燥能排除 95%～99% 的水分，使干燥后的产品能长期保存而不变质。因此冻干法在医药、食品、科研中得到广泛的应用。

【实验器材】

1. 实验材料

实验 40 "大肠杆菌 α-干扰素的分离纯化" 中提取的 His-Tag α-干扰素、丙烯酰胺（Acr）、甲叉双丙烯酰胺（Bis）、过硫酸铵、三羟甲基氨基甲烷（Tris）、甘氨酸、四甲基乙二胺（TEMED）、浓盐酸、考马斯亮蓝、无水乙醇、乙酸、溴酚蓝、甘油。

2. 实验仪器

垂直电泳仪、离心机、摇床、扫描仪、电子天平、冷冻干燥机。

【实验步骤】

1. 制作非变性聚丙烯酰胺凝胶，具体方法同 SDS-PAGE 电泳，区别在于 native-PAGE 电泳中所有试剂均不含变性剂，具体配方如下。

（1）凝胶储液（30％Acr-Bis）　称丙烯酰胺（Acr）29g、甲叉双丙烯酰胺（Bis）1g，加去离子水至 100mL，过滤后置棕色瓶中，4℃储存可用 1～2 个月。

（2）分离胶缓冲液（1.5mol/L pH 值 6.0 Tris-HCl 缓冲液）　称取 Tris 45.5g，加入 200mL 去离子水，用 6mol/L 盐酸调 pH 值 6.0，最后用去离子水定容至 250mL。

（3）浓缩胶缓冲液（0.5mol/L pH 值 5.0 Tris-HCl 缓冲液）　称取 Tris 6.1g，加入 50mL 去离子水，用 1mol/L 盐酸调 pH 值 5.0，最后用去离子水定容至 100mL。

（4）10％过硫酸铵（AP）　10mL（使用当天配制）。

（5）溴酚蓝上样缓冲液　1.25mL pH 值 6.8 Tris-HCl，3mL 甘油，0.2mL 0.5％溴酚蓝，5.5mL 去离子水。

（6）10×电泳缓冲液（1L）　称取 Tris 粉末 30.3 g、Glycine（甘氨酸）144g，加入约 800mL 去离子水，搅拌溶解；加去离子水定容至 1L，4℃储存，用时稀释 10 倍。

2. 制备分离胶的方法如下。

（1）将玻璃板用蒸馏水洗净晾干。

（2）把玻璃板在灌胶支架上固定好，勿用手接触洗净的玻璃表面。

（3）琼脂糖封长板下口空隙，要避免产生气泡。

（4）按表 6-6 比例配好 10mL 12％的分离胶。

注意：Acr 和 TEMED 有毒，加入时要小心。

表 6-6　分离胶配方

成分	配制不同体积 SDS-PAGE 分离胶所需各成分的体积（mL）					
12％胶	5	10	15	20	30	50
蒸馏水	1.05	2.01	3.15	4.2	6.3	10.5
30％Acr-Bis（29：1）	2.0	4.0	6.0	8.0	12.0	20.0
分离胶缓冲液	1.9	3.8	5.7	7.6	11.4	19.0
10％过硫酸铵	0.05	0.1	0.15	0.2	0.3	0.5
TEMED	0.002	0.004	0.006	0.008	0.012	0.02

将两块洗净的玻璃板按照说明书装好，将混匀的混合液用微量移液器快速加入两个玻璃板间中，加到高度约 5cm 为佳（距样品梳下缘大约 1cm）。为了保证凝胶表面平整，可用注射器通过细针头小心地加一层（高约 1cm）蒸馏水于表面上，勿使与凝胶液混合，室温放置，使液面平整，静置 30 分钟左右，使其充分交联。

3. 制备浓缩胶：按表 6-7 的比例配好 4mL 5％的浓缩胶。

表 6-7　浓缩胶配方

成分	配制不同体积 SDS-PAGE 浓缩胶所需各成分的体积（mL）					
5%胶	2	3	4	6	8	10
蒸馏水	1.42	2.13	2.74	4.16	5.58	6.9
30%Acr-Bis（29∶1）	0.33	0.5	0.67	1.0	1.3	1.7
浓缩胶缓冲液	0.25	0.38	0.5	0.75	1.0	1.25
10%过硫酸铵	0.02	0.03	0.04	0.06	0.08	0.1
TEMED	0.002	0.003	0.004	0.006	0.008	0.01

4. 将已充分交联的分离胶上层的去离子水吸取干净，将制作好的浓缩胶液加入玻璃板中，然后轻轻地将样品梳插入浓缩胶中，静置 30 分钟左右，使其充分交联。

5. 将蛋白质样品加适量溴酚蓝上样缓冲液。

6. 上样：轻轻地拔出样品梳，用滤纸吸去槽中多余液体，用微量进样器针头对加样孔进行校正，然后用微量进样器吸取样品进行加样。最左边样品孔中加入标准蛋白质溶液 5μL，其余样品孔中加入待测蛋白液 20μL，最后分别在上、下储槽内加入电极缓冲液。

7. 电泳：分别将正负极电源插头正确插入，接通电源，进行电泳。开始时电流恒定在 40mA，当进入分离胶后改为 80mA，待溴酚蓝距凝胶边缘约 1cm 时，停止电泳。

8. 剥胶：电泳结束后，用小塑料板撬开玻璃板，将凝胶轻轻剥至含去离子水的培养皿中，用去离子水清洗 1～2 次。

9. 染色：将去离子水倒掉，加考马斯亮蓝 G250 染色液进行染色，放置在摇床上染色 30 分钟左右。

10. 脱色：染色后的凝胶用去离子水漂洗 1～2 次，再加脱色液脱色，直到脱去背景色。

11. 观察干扰素是否处于天然状态，是否混有杂蛋白，然后将分离纯化的高纯度干扰素置于冻干机中进行干燥。

12. 冻干机操作方法按照仪器说明书进行操作。一般需先打开制冷开关，预冷超过 30 分钟后，再打开真空泵。30 分钟后检测真空计示数，确认是否是抽真空状态。检测一切运转正常后，把已经冷冻成冰的待干燥物品放入干燥器中，连接在冻干机上，完全干燥后转移到 4℃保存。实验结束后关闭真空泵，使空气缓缓进入仪器，关闭制冷机，冷肼中冰融化成水后需将水排出。如长期不用，需要关闭电源并妥善保养仪器。

【实验预期结果与分析】

电泳检测经过纯化和复性后蛋白的纯度。

【要点提示及注意事项】

1. 非变性聚丙烯酰胺凝胶电泳过程中，要注意电压过高发热而导致蛋白质变性，所以最好低温进行。

2. 上样缓冲液中无 SDS，且加入样品后不能加热。

3. 冷冻的样品必须完全冻结成冰，如有残留液体可能造成喷射。

4. 冷冻干燥机中的冷肼为零下 65℃，使用时必须戴手套，防止冻伤。

【思考题】

还有哪些实验可以检验干扰素的活性，请举例说明。

实验 42　黄连和三颗针中盐酸小檗碱的提取、纯化和鉴定

【实验目的】

1. 掌握从黄连、三颗针中提取小檗碱的原理和操作方法。

2. 熟悉渗漉技术和各种生物碱试剂的使用，以及薄层层析定性鉴定生物碱的方法。

【实验原理】

黄连（Coptis Chinensis Franch）是毛茛科黄连属（Coptis）植物，以根茎入药。其根茎约含 2％ 的生物碱，其中主要为小檗碱、小檗胺、药根碱、巴马汀等。小檗碱是一种在高等植物中分布较广，有明显生理活性的化学成分。它作为一种抗菌类药物，临床上广泛用于细菌性感染如痢疾、急性肠胃炎、呼吸道感染，也可用于中耳炎、结膜炎、高血压等。由于黄连生长缓慢，价格较高，目前医药工业通常以三颗针为替代原料提取小檗碱。三颗针为小檗科植物拟獴猪刺、小黄连刺、细叶小檗或匙叶小檗等同属数种植物的干燥根，含小檗碱、小檗胺和少量的掌叶防己碱、药根碱，具有降压、利胆、抗炎等作用。

黄连与三颗针中主要成分的结构与性质如下：

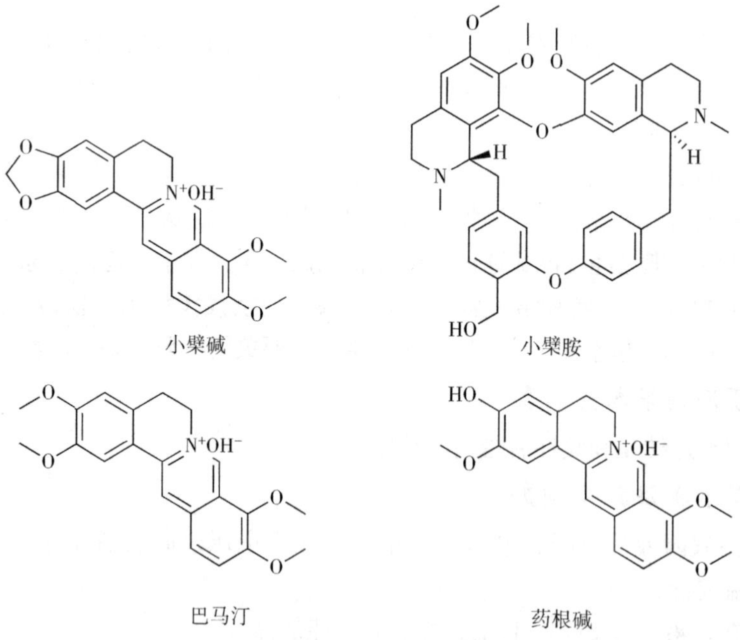

图 6-1　黄连与三颗针中主要成分的化学结构式

1. 小檗碱（berberine）

一种季铵碱，能缓慢溶于水及乙醇中（冷水中1∶20，乙醇中1∶100），易溶于热水及热乙醇，微溶于氯仿或丙酮。能与酸结合成盐，其盐酸盐难溶于冷水，易溶于热水，而硫酸盐、醋酸盐、枸橼酸盐则易溶于水中。此性质可用于提取和精制。

小檗碱为黄色针状结晶，熔点145℃。自水中或稀醇中结晶出的小檗碱含有5分子结晶水，100℃干燥后可失去2.5分子结晶水；加热至110℃变为黄棕色；加热至220℃分解成红色的小檗红碱；285℃左右完全熔融。因此制备、干燥的温度不宜过高，一般不超过80℃为适宜。

2. 小檗胺（berbamine）

自石油醚中结晶，熔点197℃～210℃，极难溶于水，可溶于乙醇、氯仿、乙醚和石油醚。

3. 巴马汀（palmatine）

盐酸巴马汀为黄色针状结晶，熔点241℃。在冷水中溶解度比盐酸小檗碱大，易溶于热水或乙醇中。

4. 药根碱（jatrorrhizine）

盐酸药根碱为黄色结晶，熔点206℃。易溶于热水或乙醇，在冷水中溶解度比盐酸小檗碱大。

【实验器材】

1. 实验材料

三颗针粗粉、黄连粗粉、浓硫酸、NaCl、石灰乳、碘化铋钾试剂、碘化汞钾试剂、硅钨酸试剂、浓盐酸、NaOH、丙酮、氨水、盐酸小檗碱标准品、甲醇。

2. 实验仪器

渗滤筒、10cm×10cm硅胶CMC-Na薄层板、层析缸。

【实验步骤】

1. 提取

（1）酸水法　称取三颗针粗粉300g，用5倍量0.2%（V/V）硫酸浸渍3次，每次24小时，不断搅拌，合并浸出液（留取10mL作生物碱定性反应），用石灰乳调pH值至9～11，滤出沉淀。滤液加溶液量10%（W/V）的固体食盐，搅拌溶解，放置过夜，滤取沉淀（加少量水洗1～2次），除去多余的盐。80℃干燥，得小檗碱粗品。

（2）渗滤法　称取三颗针粗粉300g，先用2倍量1%（V/V）硫酸湿润，放置1小时后装入渗滤筒，然后加1%（V/V）的硫酸浸泡过夜。第二天开始渗滤，注意控制渗滤速度（约为2mL/min），共收集渗滤液1000mL（约需8小时）。将渗滤液再低温减压浓缩至原体积的1/2左右，浓缩液冷至30℃～40℃时，慢慢滴加盐酸调pH值至1～2，再加食盐使溶液含盐量达到8%～10%，放置过夜，盐酸小檗碱即析出。过滤即得小檗碱粗品。

（3）乙醇提取法　将干燥过的黄连粗粉30g，用95%乙醇300mL水浴加热回流，直到提取液颜色较浅为止；将提取液蒸去乙醇（回收），直到呈棕红色糖浆状；再加入

1％醋酸 35mL，加热溶解；抽滤，除去不溶物；然后在溶液中加 10％盐酸，调 pH 值至 1～2，至溶液浑浊为止。在冰水中冷却，即有黄色针状晶体析出，此黄色晶体即为盐酸小檗碱。抽滤，结晶用冰水洗涤两次，得小檗碱粗品。

2. 纯化

将粗品用适量热水溶解（用水量约为粗品的 10 倍，若为烘干粗品，水量约为 30 倍），并加石灰乳调 pH 值至 8.5～9（需石灰乳 25mL 左右）。加热并趁热过滤，滤液放冷至 30℃～40℃，缓慢滴加浓盐酸调节 pH 值至 1～2 后，放置过夜。滤出盐酸小檗碱黄色针状结晶，70℃～80℃干燥即可。

3. 盐酸小檗碱的鉴定

（1）化学定性反应

①取上述三颗针提取液少许，分装在 3 个小试管内，分别滴加碘化铋钾试剂、碘化汞钾试剂、硅钨酸试剂，观察其产生的现象。

②取盐酸小檗碱 0.05g，溶于 50mL 热水中，加入 10％氢氧化钠 2mL，混合均匀后，于水浴中加热至 50℃，加入丙酮 5mL，放置，即有柠檬黄色丙酮小檗碱结晶析出。

③取盐酸小檗碱水溶液 2mL，加入浓硝酸，可得黄绿色硝酸小檗碱沉淀。

④取盐酸小檗碱少许，加稀盐酸 2mL 溶解后，加漂白粉少许，即产生樱红色。

⑤取盐酸小檗碱水溶液 1mL，加稀盐酸 1mL，加氨水（新配制）振摇后显暗红色。

（2）薄层层析鉴定

①点样：取少许自制盐酸小檗碱甲醇溶液及盐酸小檗碱标准品甲醇溶液，分别点于薄板上，待溶液挥发后，重复点样至合适的样品量为止。

②展开：以甲醇∶丙酮∶乙酸（4∶5∶1）为展开剂在层析缸中展开。

③显色：展开完毕，先观察荧光斑点，再喷改良碘化铋钾试剂显色。

【实验预期结果与分析】

1. 采用化学定性反应检测黄连和三颗针提取物及小檗碱成分，观察并记录现象。

2. 采用薄层鉴定法检测黄连和三颗针中提取到的小檗碱。

【要点提示及注意事项】

1. 有机溶剂回流提取过程中尽量保持 50℃以下。

2. 滤液需趁热过滤。

【思考题】

1. 从黄连和三颗针中提取小檗碱的原理是什么？

2. 用冷浸法或乙醇回流提取生物碱时，如何判断生物碱是否已提取完全？

3. 除黄连和三颗针外，还有哪些原料可用来提取小檗碱？

4. 在薄层检测时，展开剂中为什么要加入少量的乙酸？从中获得什么启示？

实验 43 青蒿素的提取、纯化和鉴定

【实验目的】

1. 掌握从青蒿中提取、分离并鉴定青蒿素的方法。

2. 学习柱色谱的操作方法。

【实验原理】

青蒿素（artemisinin）是从黄花蒿（*Artemisia annua* L.，即中药青蒿）中分离得到的一种有抗疟活性的倍半萜过氧化物，尤其对脑型疟疾和抗氯喹疟疾具有速效和低毒的特点。

青蒿素是低极性的倍半萜过氧化物，因此可以用低沸点的溶剂如二氯甲烷、氯仿、乙醚、丙酮和石油醚（30℃～60℃）来提取；然后应用层析和重结晶的方法分离纯化青蒿素。

青蒿素独特的过氧键结构是其抗疟作用活性中心，但也正因其过氧键的存在，导致这类物质对热不稳定，容易受热分解。因此在实验过程中须避免高温作用。

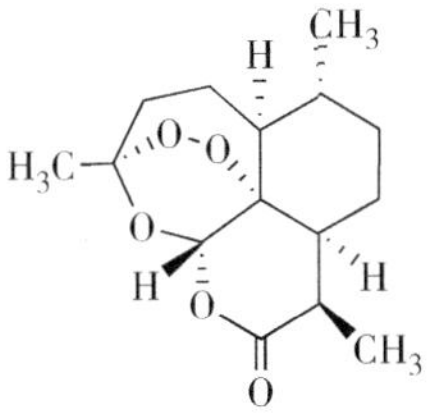

图 6-2 青蒿素化学结构式

【实验器材】

1. 实验材料

干燥青蒿叶、300～400 目硅胶、石油醚、氯仿、二氯甲烷、乙酸乙酯、丙酮、冰醋酸、浓硫酸、甲醇、茴香醛、青蒿素标准品。

2. 实验仪器

色谱柱、旋转蒸发仪、鼓风干燥箱、硅胶薄层板、展开缸、显色试剂喷瓶、电吹风、锥形瓶（250mL）、试管（10mL）等。

【实验步骤】

1. 青蒿素的提取

50g 干燥青蒿叶粉碎后置于 250mL 锥形瓶中，用 200mL 石油醚浸泡 24 小时，过滤，滤液于 35℃～40℃减压浓缩，得青蒿素粗品。

2. 青蒿素的纯化

称取 300～400 目硅胶 20g，装柱。青蒿素粗品拌入 1.5 倍量硅胶，晾干，粉碎，加入层析柱顶端，用洗脱剂［石油醚-乙酸乙酯（10：1）］进行洗脱分离。每 10mL 收集

为一个流分，经薄层色谱法（TLC）跟踪检测［石油醚-丙酮（4∶1）为展开剂］，合并相同组分。收集的各组分和青蒿素标准品乙醇溶液共薄层检测，R_f值相同者即为青蒿素溶液。将青蒿素溶液于35℃～40℃减压浓缩至少量体积后静置结晶，即得青蒿素纯品。

3. 显色剂（茴香醛溶液）的制备

取冰醋酸10mL与浓硫酸5mL，加入55mL甲醇中，冷至室温，将此溶液加入含有0.5mL茴香醛的30mL甲醇中，摇匀，即制成茴香醛溶液。

4. TLC鉴定

（1）样品　青蒿素供试品的氯仿（或二氯甲烷）溶液、青蒿素标准品的氯仿（或二氯甲烷）溶液。

（2）展开刑　石油醚∶丙酮（4∶1）。

（3）显色　在硅胶薄层板上点样并展开后，喷茴香醛溶液，110℃加热3～5分钟。供试品溶液在薄层板上显色位置和颜色应与对照品溶液主斑点相同。

【实验预期结果与分析】

TCL鉴定时，喷显色剂后，加热过程中可以观察到青蒿素开始为黄色斑点，逐渐变成紫红色斑点。

【要点提示及注意事项】

1. 柱层析洗脱过程中柱床是否干燥将极大影响分离效果，因此洗脱过程中液面务必保持在柱床以上。

2. 高温易导致青蒿素被破坏，因此本实验全程必须在低温状态下进行，温度不得超过60℃。

【思考题】

1. 简述硅胶柱色谱的原理及分离特点。

2. 设计一个提取分离青蒿素的其他方法。

实验44　精馏法分离纯化乙醇水溶液

【实验目的】

1. 了解板式精馏塔的结构、流程及各部件的作用。

2. 熟悉精馏塔的正确操作，学会处理各种不正常情况下的调节方法。

3. 掌握用作图法和计算法确定精馏塔部分回流时的理论塔板数，并计算出全塔效率。

4. 测出全塔的温度分布，确定灵敏板位置。

【实验原理】

在生产工艺及实验中常常涉及互溶液体混合物的分离问题，如有机产物的提纯、溶剂回收等问题，常用的分离方法为蒸馏或精馏。

蒸馏技术是利用液体混合物中各组分的挥发度不同，通过加热使其部分汽化从而实现混合液分离、纯化的一种常用分离技术，广泛应用于石油、化工、制药、食品加工及其他领域。根据料液分离的难易程度和分离的纯度差异，此项技术又可分为一般蒸馏、普通精馏及特殊精馏等。本实验对酒精-水体系进行分离，属于普通精馏实验。精馏操作通常在精馏塔中进行，图6-3就是一个典型的精馏塔工作原理示意图。

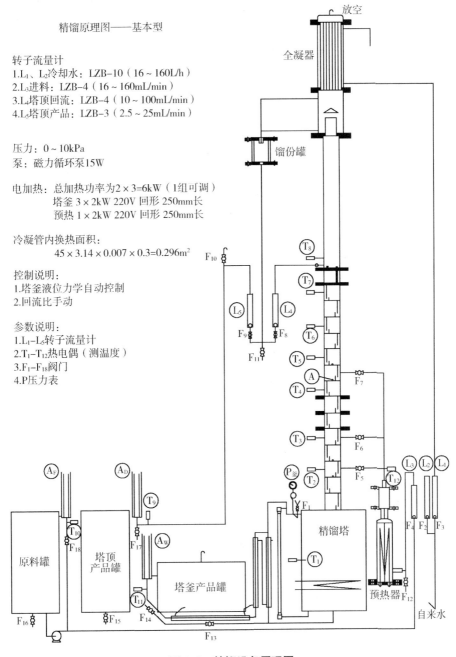

图6-3　精馏设备原理图

（1）精馏塔的构件说明

塔内测温点分布		塔内三个玻璃视盅位置	
No	测点位置	1	第5～6板之间
1	塔釜	2	第6～7板之间
2	第2块板上	3	第14～15板之间
3	加料板第4板		
4	第7块板上（灵敏板）		
5	第9块板上		
6	第11块板上		
7	第13块板上		
8	塔顶第15板上		

（2）结构参数　塔内径 D＝68mm，塔总高 H＝3000mm，塔内采用筛板及弓形降液管，共有15块板，一般用下进料管进料，提馏段为4块板，精馏段为11块板。板间距 H_T＝70mm，板上孔径 d＝3mm，筛孔数 N＝50个，开孔率9.73%。

塔顶为列管式冷凝器，冷却水走管外，蒸汽在管内冷凝。回流比由回流转子流量计与产品转子流量计数值决定。料液由泵从原料罐中经转子流量计计量后加入塔内。

（3）仪表参数　转子流量计：①L_1、L_2 冷却水：LZB-10（16～160L/h）；②L_3 进料：LZB-4（16～160mL/min）；③L_4 塔顶回流：LZB-4（10～100mL/min）；④L_5 塔顶产品：LZB-3（2.5～25mL/min）。

压力表：0～10kPa。

泵：磁力循环泵15W。

电加热：总加热功率为 2×3＝6kW（1组可调）；塔釜 3×2kW 220V 回形 250mm长；预热 1×2kW 220V 回形 250mm长。

冷凝管内换热面积：45×3.14×0.007×0.3＝0.296m²。

（4）操作参数　$P_釜$＝1.5～3.0kPa；$T_灵$＝77℃～83℃；$T_顶$＝75℃～78℃；$T_釜$＝97℃～99℃。

控制说明：①塔釜液位力学自动控制；②回流比手动。

【实验器材】

1. 实验材料

乙醇水溶液（20V%～40V%）、蒸馏水、乙醇（95V%）。

2. 实验仪器

精馏塔、烧杯（2000mL、1000mL、100mL、50mL）、酒度计。

【实验步骤】

图 6-3 中，F_{13} 和 F_{14} 都打开是塔釜放净阀，仅 F_{14} 打开是塔釜残液罐放净阀，平时 F_{13} 和 F_{14} 是关闭的，只有塔釜或塔釜料液罐需要放净时才打开。同理，F_{11}、F_{15}、F_{16} 均是放净阀。

本实验采用常温进料。

1. 开车

（1）通常先在塔釜加入 $7V\%\sim8V\%$ 的乙醇水溶液（若开始加纯水也可以，只不过稳定时间更长），釜内液位与塔釜出料口持平。

（2）开启两组固定加热电源，再将可调加热电压调至最大，以提高加热速度；待塔底有蒸汽产生时，可关闭一组固定加热，并将可调加热电压调到适当值，以维持塔釜压力在 $1500\sim3000Pa$ 范围内为合适（具体固定加热和可调加热由实验操作者自定）。

（3）打开塔顶冷凝器进水阀 F_3（流量 $\geqslant150L/h$），打开塔釜出液冷却水阀 F_2（流量 $\geqslant120L/h$）（注：这两个流量因共用同一进水口而互有影响）。

（4）关闭出料控制阀 F_9，全开回流控制阀 F_8，使塔处于全回流状态操作。

（5）配制 $20V\%\sim40V\%$ 的乙醇水溶液（$\geqslant5000mL$）作为进料液，并分析出实际浓度。然后将之加入进料罐。（注：不同浓度范围的料液对应不同的加料板位置，若浓度在 $10V\%\sim20V\%$，则用最下面的进料管；在 $20V\%\sim30V\%$，用中间进料管；在 $30V\%\sim40V\%$，用最上面的进料管。对于纯验证性实验，一般配料在 $23V\%\sim26V\%$ 比较合适）

2. 进料稳定阶段

（1）当塔顶有回流后，关小可调加热电压。电压的调节必须满足维持塔釜压力在 $1500\sim3500Pa$ 之间（建议操作范围控制 $1500\sim3000Pa$）。

（2）打开加料泵，根据进料组成开启某一进料管，以进料浓度 $23V\%\sim26V\%$ 为例，开启中间进料管进料阀 F_6，调节进料流量阀 F_4，将加料流量计开至 $110\sim140mL/min$。

（3）稍微开大加热电压，基本上使精馏段保持原来的釜压。

（4）等待灵敏板温度（第 4 或第 5 点）维持在 $80℃\sim82℃$ 之间不变后操作才算稳定。此阶段只是为部分回流做准备，也是塔釜合适加热电压的确定阶段。

3. 部分回流

（1）开启塔顶产品流量阀 F_9，控制塔顶产品流量在 $10\sim20mL/min$。回流阀 F_8 不变，而回流流量则随产品阀 F_9 的开启而变化，调节 F_9 到合适的塔顶回流比，一般情况下回流比 R 控制范围为 $4\sim8$（可根据自己情况来定）。

（2）分别读取塔顶、塔釜、进料处酒度计的酒度及对应的温度，记录相关数据。

4. 停车

（1）实验完毕，关闭塔顶出料阀 F_9、加料阀 F_4 和进料泵，维持全回流状态约 5 分钟。

（2）关闭加热电压，等塔板上无气液时再关闭塔顶和塔底冷却水。

【实验预期结果与分析】

1. 记录有关实验数据，用逐板计算法和作图法求得理论板数，完成表 6-8。

（1）部分回流下的理论板数 $N_{理论}$ 的计算

回流比：$R=\dfrac{L}{D}$

精馏段操作线方程：$y=\dfrac{R}{R+1}x+\dfrac{x_D}{R+1}$

q 线方程：$y_q=\dfrac{q}{q-1}x_q-\dfrac{x_F}{q-1}$

d 点坐标：根据精馏段操作线方程和 q 线方程可解得其交点坐标 (x_d, y_d)。

提馏段操作线方程：

根据 (x_w, y_w) 和 (x_d, y_d) 这两点的坐标，利用两点式可求得提馏段操作线方程。

根据以上计算结果，做出相图：

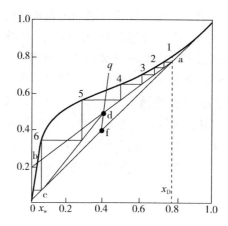

根据作图法或逐板计算法可求出部分回流下的理论板数 $N_{理论}$。

从而求得部分回流下的全塔效率：$E_T = \dfrac{N_{理论}-1}{N_{实际}} \times 100\%$

（2）组成分析　分别测出塔顶产品、塔釜残液及进料液在一定温度 t 下的酒度 V，可根据下式折算成标准 20℃的酒度 V_{20}：

$$V_{20} = A \cdot t^2 + B \cdot t + C$$

$A = -1.586 \times 10^{-10}V^4 + 4.545 \times 10^{-8}V^3 - 5.218 \times 10^{-6}V^2 + 2.546 \times 10^{-4}V - 4.482 \times 10^{-3}$

$B = 1.027 \times 10^{-8}V^4 + 3.516 \times 10^{-6}V^3 + 5.035 \times 10^{-4}V^2 - 2.78 \times 10^{-2}V - 0.1205$

$C = -2.659 \times 10^{-3}V^2 + 1.285V + 0.3685$

注：①样品温度在 16℃～50℃，样品酒度在 2°～99°之间；本实验条件下均满足。

　　②上式计算误差≤1%。

根据标准酒度 V_{20} 计算出对应摩尔含量：

$$x = \cfrac{\dfrac{V_{20} \cdot \rho_{A20}}{M_A}}{\dfrac{V_{20} \cdot \rho_{A20}}{M_A} + \dfrac{(100-V_{20}) \cdot \rho_{B20}}{M_B}} = \cfrac{\dfrac{V_{20} \cdot 789.0}{46.07}}{\dfrac{V_{20} \cdot 789.0}{46.07} + \dfrac{(100-V_{20}) \cdot 998.2}{18.02}} = \cfrac{17.126 V_{20}}{55.394 - 38.268 V_{20}}$$

以上计算可直接采用提供的酒度计算表计算。

表 6-8　部分回流时，测定样品温度 t、酒度 V_t、V_{20} 及组成 x 的数据表

塔顶产品				进料				塔釜残液			
t	V_t	V_{20}	x_D	t	V_t	V_{20}	x_F	t	V_t	V_{20}	X_W

2. 记录有关实验数据，完成表 6-9 数据总汇。

表 6-9 部分回流时，数据结果汇总表

| 压力 Pa | 温度 ℃ | | | 流量 | | | R | 热状况 q | | 理论板 N | | E_T |
	顶	灵敏板	釜	F L/h	L mL/min	D mL/min		t_F	q	计	图	计

说明：

（1）表 6-9 中计算热状况的进料温度 t_F 与表 6-8 中测定进料取样样品温度一致。

（2）作部分回流下的图解图（为保证作图的精确，要求在塔底和塔顶进行放大处理）。

（3）在逐板计算或作图求出总理论板数时，要求精确到 0.1 块。这就要求在计算到最后一板时，根据塔釜组成 x_W 和 x_n、x_{n-1} 数据进行比例计算。在作图时，在塔底放大图中也应作如此比例计算。

（4）对全塔温度分布进行作图，找出规律和灵敏板温度。

3. 附：调试参考数据。

表 6-10 温度分布

测点	1	2	3	4	5	6	7	8
位置	塔釜	第 2 板	加料板	第 7 板	第 9 板	第 11 板	第 13 板	塔顶
温度/℃	101	98	88	82	80	78	78	78

从表 6-10 可以看出全塔温度分布，并可判断出灵敏板约在第 7 板处（第 4 测温点）。

【要点提示与注意事项】

1. 采用常温加料。

2. 在开车时，加料量一定要充足，否则电加热容易烧坏。

3. 在开车操作过程中，要先进行全回流操作，等待温度基本恒定后，再开始送料。

【思考题】

1. 在实际工业生产中，为什么在精馏塔的开、停车阶段要采用全回流操作？

2. 为提高精馏效率和产品的纯度，如何合理地确定进料位置？

实验 45　采用反渗透膜技术从自来水制备高纯水

【实验目的】

1. 熟悉反渗透法制备高纯水的工艺流程。

2. 掌握反渗透膜分离方法的操作技能。

3. 测定反渗透膜分离的主要工艺参数。

【实验原理】

在生物、化学、化工等领域的工业生产及实验室用水中，对水质的纯度要求非常高，这样才能得到更真实的数据，产品质量也易于控制。因此，制备出高纯度的生物医药用水非常重要。高纯水主要在电子工业、医药工业及实验室分析中使用。按 GB/T11446.1-2013 国家标准规定，电子级水（electronic grade water）属于高纯水，共分为四级，即 Ⅰ 级（EW-Ⅰ）、Ⅱ 级（EW-Ⅱ）、Ⅲ 级（EW-Ⅲ）和 Ⅳ 级（EW-Ⅳ），其电阻率（主要指标之一，25℃，$M\Omega \cdot cm$）分别为 ≥ 18、≥ 15、≥ 12、≥ 0.5。本实验拟采用反渗透技术将自来水分离纯化得到高纯水。

反渗透（reverse osmosis，RO）技术是 20 世纪 60 年代发展起来的以压力为驱动力的膜分离技术。它利用半透膜的选择透过性，借助外加压力，使溶液中的溶剂透过半透膜，而溶质不能透过半透膜而被截留，从而实现溶质与溶剂分离，是一种集分离、提取、纯化和浓缩为一体的手段，且节能有效。反渗透装置所用的膜材可截留 1～10Å 小分子物质，能截留水体中绝大多数的溶质，因此反渗透技术可以广泛应用于糖及氨基酸的浓缩、海水淡化、超纯水制备及废水处理等领域。其工作原理如图 6-4 所示。无外加压力时，半透膜将纯水与咸水分开，则水分子将从纯水一侧通过膜向咸水一侧透过，结果使咸水一侧的液位上升，直到某一高度，此所谓渗透过程（图 6-4a）。当渗透达到动态平衡状态时，半透膜两侧存在一定的水位差或压力差，此为指定温度下溶液的渗透压 N（图 6-4b）。当咸水一侧施加的压力 P 大于该溶液的渗透压 N，可迫使渗透反向，实现反渗透过程（图 6-4c）。此时，在高于渗透压的压力作用下，咸水中水的化学位升高，超过纯水的化学位，水分子从咸水一侧反向地通过膜透过到纯水一侧，使咸水得到淡化，这就是反渗透脱盐的基本原理。

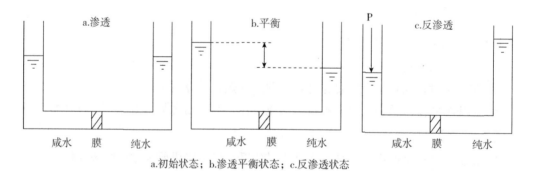

a.初始状态；b.渗透平衡状态；c.反渗透状态

图 6-4　反渗透原理图

由于反渗透技术具有无相变、组件化、流程简单、操作方便、耗费低等特点，被认为是目前诸多水处理技术中最先进的方法之一，发展十分迅速，已广泛应用于海水及苦咸水淡化、工业污水处理、纯水和超纯水制备领域。

本实验以自来水为原水，依次通过预处理（活性炭、精滤）、反渗透脱盐、混床树脂处理及紫外线杀菌等净化单元，能够通过反渗透净水工艺实现自来水的深度处理。其流程示意图如图 6-5 所示。

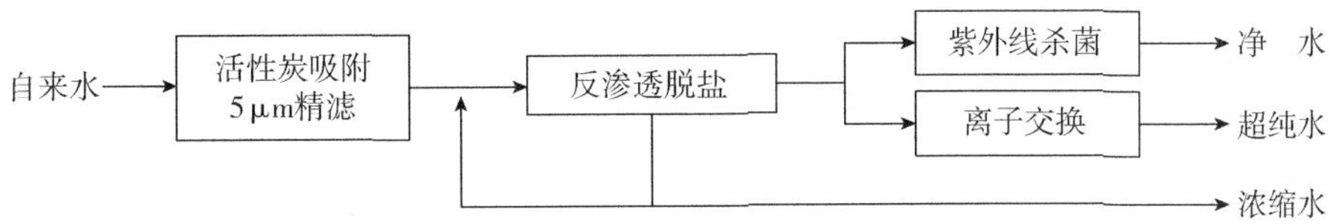

自来水 → 活性炭吸附 5μm精滤 → 反渗透脱盐 → 紫外线杀菌 → 净 水

离子交换 → 超纯水

→ 浓缩水

图 6-5 纯水制备工艺流程图

【实验器材】

1. 实验材料

城市自来水、离子交换树脂、活性炭、1％甲醛水溶液。

2. 实验仪器

反渗透膜制备纯水实验装置一套（图 6-6）。该装置采用反渗透膜过滤与离子交换技术相结合，以城市自来水为原料，制备超纯水供实验室特殊分析使用。出水水质可自动检测，装置操作简单，稳定性好，具有很高的实用价值。

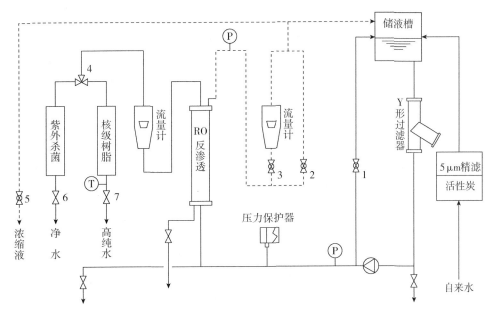

图 6-6 制备纯水的反渗透实验装置

主要设备：

（1）自来水预过滤器：10 英寸活性炭预过滤和 5μm 精过滤。

（2）原料储槽：容积 50L，材质 ABS 工程塑料。

（3）Y 形过滤器：材质工程塑料，进口。

（4）增压泵：型号 FLUID-O-TECH 1533，进口。

（5）压力保护器：型号 Fannio FNC-K20。

（6）反渗透膜组件（RO 反渗透）：2521 型低压反渗透膜，纯水通量 40～45L/h，脱盐率≥98％。

（7）膜壳：2521 型不锈钢膜壳。

（8）电导仪：型号 RM-220，在线检测纯水电阻仪。

（9）流量计：规格 10～100L/h 和 1～7L/min，面板式有机玻璃转子流量计。

（10）紫外杀菌器：在线流过式杀菌器。

（11）核级混合树脂床：约 3kg。

（12）管道及阀门：UPVC 管阀。

（13）不锈钢电控柜及不锈钢支架。

【实验步骤】

测定不同进料流速对膜分离效率的影响，即在同一操作压力下，改变总进料速度，记录不同的浓缩液流速、透过液流速及出口纯水电阻值（图 6-6 中的数字以①～⑦代替）。

1. 关闭系统排空阀，打开净水出口阀⑥、超纯水出口阀⑦。

2. 接通自来水与预过滤系统，过滤水进入储槽。

3. 接通电源，打开总电源开关。

4. 打开泵回路阀①、浓水旁路阀②，将浓水流量阀③调至最大。

5. 储槽中有一定水位高度后再开启输液泵，取储槽中水样，测定其电导率。

6. 水正常循环后（注意排气），逐步关闭泵回路阀①和浓水旁路阀②，调节压力阀③，使系统压力（膜进口压力）控制在 1.0～1.5MPa 内某一值。

7. 若制备高纯水，切换阀④到混合树脂床，纯水可单独收集，打开浓水出口阀⑤，浓水直接排放，调节一定的自来水进水流速，保持储槽内水位基本不变。

8. 稳定 20～30 分钟后出口水质基本稳定，记录出口纯水电阻值，同时记录浓缩液、透过液流量，并计算回收率（混合树脂床中若有空气则会影响高纯水水质，可缓慢打开树脂柱上方排气口进行排气，因为重新装填树脂或运输后可能夹带空气）。

9. 适当打开泵回路阀①，改变总进料速度，重复第 6～8 操作步骤，比较 3 个不同流量下高纯水的水质变化。

10. 若制备无菌净水，切换阀④到紫外杀菌器，打开紫外杀菌电源，可得到无菌净水。

11. 停车时，先打开压力调节阀③、旁路阀②及泵回路阀①，使系统压力小于 0.2MPa，再关闭输液泵及总电源，随后关闭自来水进水。

【实验预期结果与分析】

1. 记录有关实验数据并计算，完成表 6-11。

室温：_____；自来水电导率：_____；操作压力_____。

表 6-11　实验数据

实验序号	浓缩液流量（L/h）	透过液流量（L/h）	纯水电阻（MΩ）
1			
2			
3			

2. 用纯水回收率公式计算纯水的回收率。

$$纯水回收率 = \frac{透过液流量}{浓缩液流量 + 透过液流量}$$

3. 在坐标纸上绘制不同回收率-纯水电阻值的关系曲线。

公式：

给水流速：$Q_f = Q_b + Q_t$

纯水回收率：$N = \dfrac{Q_t}{Q_b + Q_t}$

（Q_f：平均给水流量；Q_t：透过液流量速；Q_b：浓缩液流速；N：纯水回收率）

【要点提示及注意事项】

1. 活性炭预过滤芯和聚丙烯预过滤芯在首次使用时应先接通自来水，冲洗 5～8 分钟后方可接入水槽，避免污染系统。

2. 膜组件在首次使用时应先用低压清水（≤0.2MPa）清洗 20～30 分钟，以去除其中的防腐液，同时切换阀④到紫外杀菌，避免清洗液污染混合树脂。

3. 储槽储水量不要过少并保持内壁清洁，较长时间（10 天以上）停用时，需在反渗透组件中充入 1‰甲醛水溶液作为保护液（保护液主要用于膜组件内浓缩液侧），防止系统生菌，保持膜组件润湿，寒冷季节应注意系统防冻。

4. 为确保水质，定期更换预过滤系统的各种滤芯，反渗透膜、树脂、紫外灯管亦为耗材，应根据实际用水情况更换（一般情况下反渗透膜每天使用 6 小时，可连续使用 150 天；3kg 树脂可满足 3t 处理量，可满足出水水质电阻率≥10MΩ.cm）。

5. 本装置设置了压力控制器，当系统压力大于 1.6MPa 时，会自动切断输液泵电流并停机。

6. 管道如有泄漏，请立即切断电源和进料阀，待更换管件或用专用胶水黏结（胶水黏结后需固化 4 小时）后方可使用。

7. 增压泵启动时，请注意务必先把泵前管道充满液体，以防泵损坏，如发生上述意外现象，请立即切断电源。

【思考题】

1. 试分析超纯水水质随回收率变化的原因。

2. 结合反渗透脱盐与离子交换技术，说明本工艺的优点。

3. 反渗透膜是耗材，膜组件受污染后有哪些特征？

4. 如何实现常规的树脂再生？

实验 46 液膜分离法处理醋酸废水

【实验目的】

1. 掌握液膜分离技术的操作过程。

2. 熟悉两种不同的液膜传质机理。

3. 掌握用液膜分离法脱除废水中污染物的操作方法。

【实验原理】

随着水污染情况的加剧及环保对污水排放要求的不断提高，工业污水和生活污水在排放前的处理方法也越来越多地受到关注。本实验拟采用乳状液膜法脱除醋酸废水中的醋酸。

液膜分离法是利用一种膜状液体将组成不同而又完全互溶的原料液和接受液隔开，原料液中的欲分离组分通过液膜渗透到接受液，从而与原料液分离的方法。其分离机制分为三种：①单纯迁移，即根据溶质在膜中溶解度或扩散系数不同进行迁移；②促进迁移，即在反萃相发生化学反应，使膜两相保持最大浓度差从而加速迁移；③载体输送，即在膜相中加入"载体"化合物，它能选择性结合外相中的目标物质（可逆反应），透过膜相并将它送入内相，类似"渡船"将溶质从膜的一侧载到另一侧。本实验采用的两种方法为促进迁移与载体输送。

由于欲处理的是醋酸废水溶液（外相），所以可选用与之不互溶的油性物质作为膜相，并选用 NaOH 水溶液作为内相。实验时，先将膜相与内相在一定条件下乳化，使两者形成稳定的油包水（W/O）型乳状液，然后将此乳状液分散于醋酸废水（即外相）中。这样，废水中的醋酸将以一定的速度穿过液膜向内相迁移，并与内相 NaOH 反应生成 NaAc 而被保留在内相，从而与废水分离；然后，将乳液与废水分离，对乳液进行破乳，回收内相中高浓度的 NaAc，同时使膜相物质再生，以便重复使用。

液膜分离过程实际上是萃取与反萃取同步进行的过程，液膜将原料液中的溶质萃入膜相，然后扩散至内相界面处，被内相试剂反萃至内相。乳状液膜分离的工艺流程如图6-7所示。

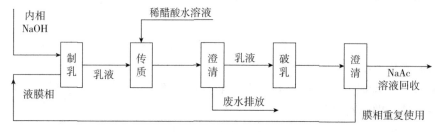

图 6-7　乳状液膜分离流程示意图

【实验器材】

1. 实验材料

载体 TBP、煤油、乳化剂、NaOH 水溶液（2mol/L）、HAc 水溶液。

2. 实验仪器

调速搅拌器一套、液膜分离实验设备一套、砂芯漏斗过滤装置一套（用于液膜的破乳）、分液装置一套、分析设备一套。

【实验步骤】

1. 液膜的制备

本实验为乳状液膜法脱除水溶液中的醋酸，首先需制备液膜。本实验选用的两种液膜组成如下。

A 型液膜组成：煤油 95%，乳化剂 5%。

B 型液膜组成：煤油 90%，乳化剂 5%，TBP（载体）5%。

内相用 2mol/L 的 NaOH 水溶液。采用 HAc 水溶液作为原料液进行传质实验，HAc 的初始浓度在实验时测定。

2. 分离的具体步骤

（1）制乳搅拌釜中先加入 A 型液膜 70mL，然后在 1600r/min 的转速下滴加内相 NaOH 水溶液 70mL（约 1 分钟加完），在此转速下搅拌 15 分钟，待成稳定乳状液后停止搅拌，待用。

（2）在液膜分离设备中加入待处理的原料液 450mL，在约 400r/min 的搅拌速度下加入上述乳液 90mL 进行传质实验。每隔一定时间取样分析 1 次，测定外相 HAc 浓度随时间的变化（取样时间为 2 分钟、5 分钟、8 分钟、12 分钟、16 分钟、20 分钟、25 分钟），并作出外相 HAc 浓度与时间的关系曲线。待外相中所有 HAc 均进入内相后停止搅拌。放出釜中液体，洗净待用。

（3）在液膜分离设备中加入 50mL 料液，在与（2）同样的搅拌转速下加入 40mL 乳状液，重复步骤（2）。

（4）比较（2）和（3）的实验结果，说明在不同处理比（料液/乳液体积比）下传质速率的差别，并分析其原因。

（5）用 B 型液膜，重复上述步骤（1）～（4），记录实验结果。

（6）分析比较不同液膜组成的传质速率，并分析其原因。

（7）收集经沉降澄清后的上层乳液，用砂芯漏斗抽滤破乳，破乳得到的膜相返回至制乳工序，内相 NaAc 进一步精制回收。

【实验预期结果与分析】

本实验采用酸碱滴定法测定外相中的 HAc 浓度，以酚酞作为指示剂显示滴定终点。

1. 按以下公式计算外相中 HAc 浓度。

$$c_{HAc} = \frac{c_{NaOH} V_{NaOH}}{V_{HAc}}$$

式中，c_{NaOH} 为标准 NaOH 溶液的浓度（mol/L）；V_{NaOH} 为标准 NaOH 溶液滴定体积（mL）；V_{HAc} 为外相料液取样量（mL）。

2. 按以下公式计算醋酸脱除率。

$$\eta = \frac{c_0 - c_t}{c_0} \times 100\%$$

式中，c 代表外相 HAc 浓度；下标 0、t 分别代表初始值及瞬时值。

【要点提示及注意事项】

1. 实验首先要标定醋酸溶液的浓度。

2. 实验中取样要迅速且准确。

【思考题】

1. 液膜分离与液液萃取有什么异同？
2. 液膜传质机理有哪几种形式？主要区别在何处？
3. 影响液膜分离效率的主要因素有哪些？
4. 液膜分离中乳化剂的作用是什么？其选择依据是什么？
5. 如何提高乳状液膜的稳定性？
6. 如何提高乳状液膜传质的分离效果？

实验 47　超临界二氧化碳流体萃取甘草黄酮

【实验目的】

1. 掌握超临界二氧化碳流体萃取甘草黄酮的操作方法。
2. 通过实验得出影响超临界 CO_2 流体溶解性能的因素。

【实验原理】

实验原理详见实验 27。

超临界流体对萃取效果起到了关键的作用，在选择上通常遵循两点原则：一是具有良好的溶解性能；二是具有良好的选择性。以 CO_2 介质作为超临界萃取剂，具有以下优势。

1. 操作范围广，便于调节。
2. 选择性好，可通过控制压力和温度，有针对性地萃取所需成分。
3. 操作温度低，在接近室温条件下进行萃取，这对于热敏性成分尤其适宜，萃取过程中排除了遇氧氧化和见光反应的可能性，萃取物能够保持其自然风味。
4. 从萃取到分离一步完成，萃取后的 CO_2 不残留在萃取物上。
5. CO_2 无毒、无味、不燃、价廉易得，且可循环使用。
6. 萃取速度快。

【实验器材】

1. 实验材料

烧杯、封口膜、CO_2 气体（纯度≥99.9%）、甘草、无水乙醇（分析纯）、亚硝酸钠（分析纯）、硝酸铝（分析纯）、氢氧化钠（分析纯）。

2. 实验仪器

超临界二氧化碳流体萃取装置、粉碎机、筛子、天平、容量瓶、水浴锅、烘箱、索氏提取器。

【实验步骤】

1. 原料预处理

取 200g 甘草（甘草渣）用多功能粉碎机粉碎，过 60 目筛。

2. 萃取

取过 60 目筛后 10～15g 甘草（甘草渣）进入萃取釜，CO_2 由高压泵加压至 30MPa，经过换热器加温至 40℃左右，使其成为既具有气体的扩散性而又有液体密度的超临界流体。该流体通过萃取釜静态萃取 4 小时，由样品收集阀收集萃取物，分析样品甘草黄酮含量。

3. 甘草黄酮含量测定

（1）称取采样瓶采集前后的质量，并记录。

（2）往采集瓶里加入 85% 乙醇溶液，摇匀，作为待测液。

（3）分别精密量取 0 和 5mL 上述待测液，置于 25mL 容量瓶中（分别编号 1、2），并分别加入 5% 亚硝酸钠溶液 1mL，充分摇匀后静置 6 分钟。之后，往这两个容量瓶中加入 10% 硝酸铝溶液 1mL，充分摇匀后静置 6 分钟。再往这两个容量瓶中分别加入 1mol/L 氢氧化钠溶液 1mL，分别用蒸馏水定容至刻度，充分摇匀后静置 15 分钟。以 1 号瓶为空白对照，用紫外分光光度计在 510nm 波长下测定吸光值，用回归方程计算甘草黄酮浓度，得到待测溶液中甘草黄酮的含量。

【实验预期结果与分析】

1. 测定萃取后残渣的甘草黄酮含量。

2. 计算甘草黄酮萃取率。

$$萃取率 = \frac{萃取物重量}{原料重量}$$

$$甘草黄酮萃取率 = \frac{萃取物中甘草黄酮重量}{原料重量}$$

3. 测定超临界二氧化碳流体萃取甘草黄酮含量。

采用可见分光光度计在 510nm 波长下测定吸光度，并由回归方程计算甘草黄酮浓度。

甘草总黄酮浓度计算公式：
$$X = \frac{Y + 0.0321}{10.94}$$

其中，Y 为吸光值；X 为甘草总黄酮浓度，mg/mL。

【要点提示及注意事项】

1. 在萃取过程中，由于设备高压运行，实验学生不得离开操作现场，不得随意乱动仪表盘后面的设备、管路、管件等；发现问题及时断电，然后协同指导教师解决。

2. 为防止发生意外事故，在操作过程中若发现超压、超温、异常声音等，必须立即关闭总电源，然后汇报教师协同处理。

3. 若实验中分离釜内压力高于储罐压力，则表明气路堵塞，必须及时进行处理。

4. 若系统发生漏气现象，及时向指导教师汇报，并进行处理，防止 CO_2 大量泄漏。

【思考题】

1. 超临界流体的特性是什么？为什么选择 CO_2 作为萃取剂？

2. 通过实验，讨论超临界萃取装置还可以应用到哪些方面。

实验 48 磺胺醋酰的制备、纯化及鉴定

【实验目的】

1. 掌握磺胺醋酰的制备原理及操作方法。

2. 掌握反应条件（如 pH 值、温度等）对反应的影响及反应条件的控制方法。

3. 了解如何利用理化性质的差异分离纯化产品。

【实验原理】

磺胺醋酰，别名乙酰磺胺，分子式 $C_8H_{10}N_2O_3S$，分子量 214.24。磺胺醋酰是一种广谱抑菌剂，它可以通过竞争性抑制细菌二氢叶酸合成酶，阻碍二氢叶酸的合成，减少四氢叶酸的代谢，使嘌呤、嘧啶核苷及脱氧核糖核酸合成辅助因子减少，从而抑制细菌的生成和繁殖。

本实验使用的原料为对胺基苯磺酰胺，在碱性条件下反应，生成对胺基苯磺酰胺钠，然后在碱性条件下与乙酐发生酰化反应，生成乙酰化对胺基苯磺酰胺钠，再用盐酸中和得到最终产物磺胺醋酰，反应式如下：

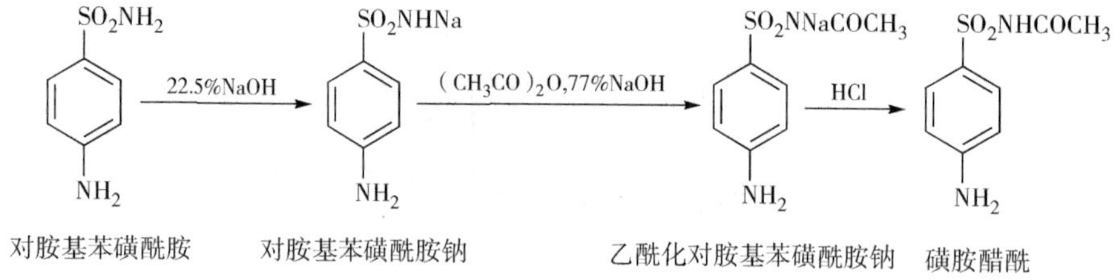

图 6-8 磺胺醋酰的制备原理

【实验器材】

1. 实验材料

磺胺、乙酸酐、22.5％氢氧化钠、77％氢氧化钠、40％氢氧化钠、1∶1（体积比）HCl、冰块。

2. 实验仪器

加热套、搅拌子、温度计、回流冷凝管、三颈瓶、回流管、抽滤瓶、烧杯、玻璃棒、真空泵。

【实验步骤】

1. 在附有搅拌装置、温度计、回流冷凝管的 100mL 三颈瓶中，加入磺胺 8.6g，22.5％ NaOH 水溶液 11.5mL。搅拌，升温至 50℃～55℃，待物料溶解后，加入 77％ NaOH 溶液 5mL 和乙酸酐 6.8mL（分四次加入，每隔 5 分钟交替加入 77％ NaOH 溶液和乙酸酐，以使反应始终保持 pH 值 12～14，因反应为放热反应，加料后温度会上升，加料期间反应温度控制在 50℃～55℃）。

2. 加料完成后，继续保温搅拌 30 分钟，反应完毕将反应液倾入 50mL 烧杯中，加

10mL 水稀释，用 1∶1 HCl 调 pH 值至 7（大约 3mL），于冷水浴中放置半小时，并不时搅拌，析出固体。

3. 过滤，滤饼弃去，滤液用 1∶1 HCl 调 pH 值至 4～5，冰水浴冷却，有固体析出，过滤，滤饼压紧抽干。

4. 用 3 倍量 10% 的盐酸溶解滤饼，并搅拌 30 分钟，抽滤，去掉不溶物，滤液加少量活性炭，室温脱色 5 分钟，过滤。

5. 滤液再以 40% NaOH 溶液调整 pH 值至 5，析出磺胺醋酰。

6. 抽滤，干燥，称重，计算收率。

7. 鉴定：标准物 TLC 对照法。

【实验预期结果与分析】

通过本实验掌握磺胺醋酰的制备原理及操作方法。

【要点提示及注意事项】

1. 本反应是放热反应，氢氧化钠与醋酐交替投料、加入，目的是避免醋酐和 NaOH 同时加入时产生大量的中和热而温度急速上升，造成芳伯胺基氧化和已生成的磺胺醋酰水解，导致产量降低。因此反应的温度亦不能过高，需控制在 50℃～55℃。

2. 滴加醋酐和氢氧化钠溶液是交替进行的，先氢氧化钠后醋酐，每滴完一种溶液后，反应搅拌 5 分钟，再滴入另一种溶液，滴加速度以液滴一滴一滴加入为宜。

3. 实验中使用氢氧化钠溶液浓度有差别，在实验中切勿用错，否则会影响实验结果。保持反应液的最佳碱度是反应成功的关键之一。22.5% NaOH 液是作为溶剂溶解磺胺，使其生成钠盐而溶解；77% NaOH 液是为了使反应液维持在 pH 值 12～14，避免生成过多双乙酰磺胺。

4. 精制时加入活性炭起脱色作用，所加入的量为产品量的 1%，不能太多，否则使产品收率下降。

5. 本实验中溶液 pH 的调节应注意，否则实验会失败或降低收率。利用主产物和副产物不同理化性质，在不同的 pH 下纯化得到产物，在提取粗品时用 1∶1 HCl 调 pH 值至 7，使乙酰磺胺钠、磺胺钠水解成乙酰磺胺、磺胺而游离析出。再用 1∶1 HCl 调 pH 值至 5，磺胺醋酰钠和双乙酰磺胺钠水解生成游离单体而析出，得粗品。因磺胺醋酰溶于 10% HCl 溶液，而双乙酰磺胺不溶，过滤除去，调 pH 得磺胺醋酰。要注意的是，调 pH 时要控制酸或碱的用量。

【思考题】

1. 乙酰化有哪些副产物？怎样分离？

2. 反应过程中若碱性过强（pH＞14），磺胺较多，磺胺醋酰次之，磺胺双醋酰较少；若碱度过弱（pH＜12），则双乙酰磺胺生成较多，磺胺醋酰次之，磺胺较少，为什么？

第七章　基因工程实验 ▷▷▷▷

实验 49　大肠杆菌质粒 DNA 的小量提取

【实验目的】

1. 了解碱裂解法提取质粒的原理。
2. 掌握碱裂解法提取质粒的方法。

【实验原理】

质粒是独立于染色体 DNA 之外的能够独立复制的 DNA 分子，大部分为环状结构，主要存在于细菌、酵母等细胞中。质粒可以在宿主细胞内复制，并随着宿主细胞的分裂分配到子代细胞中，质粒上携带的基因也能在合适的宿主细胞中表达。基于这些特性，质粒是重组 DNA 技术中最常用的载体。一方面可以用于 DNA 片段在宿主细胞内的复制和保存，另一方面可以通过质粒载体携带的基因片段在宿主细胞内表达，实现相应蛋白质的合成或赋予宿主细胞新的表型。

实验室中常用碱裂解法从大肠杆菌细胞小量制备质粒 DNA，该方法操作简便，制备的质粒 DNA 纯度较高。提取质粒时首先通过离心收集细菌，然后将溶液 I、II、III 依次加入菌体，使菌体裂解，蛋白质和细菌染色体 DNA 等杂质形成沉淀，质粒 DNA 则保留在上清液中。离心后将上清液转移至新管中，再经过酚-氯仿抽提、乙醇沉淀、TE 缓冲液溶解即可得到纯度较高的质粒 DNA 溶液。

目前普遍使用的离心柱式质粒小提试剂盒原理是碱裂解法裂解细菌，再通过离心吸附柱在高盐状态下特异结合溶液中的 DNA，漂洗后再洗脱收集。试剂盒提取质粒 DNA 比传统方法操作更简便，制备的质粒 DNA 纯度和完整性也更好，可以满足常规实验要求。

【实验器材】

1. 实验材料

E. coli DH5α 菌株（含有 pET32a-SmPR10 质粒）、LB 液体培养基（含有 100mg/L 氨苄青霉素）、质粒小提试剂盒（离心柱型）。

2. 实验仪器

摇床、高压灭菌锅、高速离心机、涡旋振荡器、微量移液器（1000μL、200μL）及配套吸头、1.5mL 离心管、离心管架、锥形瓶。

【实验步骤】

1. 细菌培养

质粒提取前需要对含有该质粒的大肠杆菌进行培养。从 LB 平板上挑取含有该质粒的大肠杆菌单菌落至装有适量 LB 液体培养基（含 100mg/L 氨苄青霉素）的锥形瓶中，摇床上 37℃、220r/min 过夜培养。

2. 碱裂解法提取质粒

以下操作步骤参照质粒小提试剂盒说明书。

（1）向吸附柱 CP3 中加入 500μL 平衡液 BL，12000r/min 离心 1 分钟，倒掉收集管中的废液。平衡后的吸附柱备用。

（2）取 1.5mL 过夜培养的菌液加入 1.5mL 离心管中，12000r/min 离心 1 分钟，弃上清液。该步骤可以重复 1～2 次以便提取到更多的质粒。

（3）向含有菌体沉淀的离心管中加入 250μL 溶液 P1，涡旋振荡以重悬菌体沉淀。

（4）向离心管中加入 250μL 溶液 P2，温和地上下翻转 6～8 次至菌液变得清亮。

（5）向离心管中加入 350μL 溶液 P3，立即温和地上下翻转 6～8 次，此时将出现白色絮状沉淀。

（6）12000r/min 离心 10 分钟，然后将上清液转移至平衡过的吸附柱 CP3 中。

（7）12000r/min 离心 1 分钟，倒掉收集管中的废液。

（8）向吸附柱 CP3 中加入 600μL 漂洗液 PW，12000r/min 离心 1 分钟，倒掉收集管中的废液。

（9）重复步骤（8）。

（10）将吸附柱 CP3 放入收集管中，12000r/min 离心 2 分钟，以去除吸附柱中残留的漂洗液。

（11）将吸附柱 CP3 放入干净的 1.5mL 离心管中，打开管盖，室温放置 5 分钟，以彻底去除吸附柱中残留的漂洗液。

（12）向吸附膜的中间部位滴加 50μL 洗脱缓冲液 EB，室温放置 2 分钟，然后 12000r/min 离心 2 分钟，将质粒 DNA 溶液收集到离心管中。

3. 琼脂糖凝胶电泳检测质粒 DNA

用 TAE 电泳缓冲液、琼脂糖及 GoldView 核酸染料配制浓度为 1% 的琼脂糖凝胶。取 10μL 制备的质粒 DNA 样品混合 2μL 6× 上样缓冲液，混匀后全部上样。最后在样品邻近的空白上样孔中加入 DNA Marker。150V 恒压电泳约 20 分钟，以溴酚蓝为指示剂，电泳至凝胶一半长度时停止，在凝胶成像系统中观察电泳结果。

制胶及电泳详细操作和所需仪器、试剂参见实验"琼脂糖凝胶电泳"。

【实验预期结果及分析】

1. 本实验中使用的 pET32a-SmPR10 质粒大小约为 6300bp，提取得到的质粒 DNA 电泳检测时应该能看到与预期大小符合的条带。对应大小的条带越亮，说明提取的质粒 DNA 浓度越高。

2. 质粒 DNA 在细胞内主要为闭环的超螺旋形式，提取过程中可能会出现一条链断裂形成的开环质粒，以及两条链断裂形成的线性质粒。这三种不同形式的质粒在电泳时迁移率不同，因此最多可能出现三条带。

3. 如果提取的质粒样品中存在蛋白质杂质，电泳图像中上样孔附近会有亮点。

【要点提示及注意事项】

1. 收集菌体时应该将菌液尽量去除干净，残留的菌液会影响质粒 DNA 提取效率。

2. 加入溶液 P2、溶液 P3 后的上下翻转混匀过程应该轻柔，避免细菌染色体 DNA 断裂成小片段，从而影响质粒纯度。

3. 漂洗液 PW 中含有的乙醇会影响后续酶促反应，必须彻底去除干净。

4. 试剂盒提取的质粒 DNA 完整性较好，电泳时一般只能观察到一条对应超螺旋质粒的条带。

【思考题】

1. 碱裂解法提取质粒 DNA 的原理是什么？

2. 提取得到的质粒 DNA 可能有哪三种形式？

实验 50　琼脂糖凝胶电泳

【实验目的】

掌握琼脂糖凝胶电泳检测 DNA 的原理和方法。

【实验原理】

DNA 由于骨架结构中含有磷酸基团，在电泳缓冲液中带负电荷，电泳时向正极移动。琼脂糖凝胶为网络状结构，DNA 分子在其中移动的速度与 DNA 的大小和构型有关。不同大小的 DNA 分子在电场中泳动速度不同，相同大小但构型不同的 DNA 分子泳动速度也不同，因此可以通过电泳分离。不同泳道中相同大小的 DNA 分子泳动速度相同，因此可以参照 DNA Marker 中已知大小 DNA 片段的泳动距离来判断样品中 DNA 片段的大小。

DNA 样品在点样前需要先与上样缓冲液混合，方便样品更好地沉降到上样孔底部，同时有利于观察上样过程和电泳进度。

制胶时在凝胶中加入核酸染料，电泳过程中 DNA 与染料结合。该染料在紫外光激发下会发出荧光，因此可以在紫外光下观察 DNA 条带。对应大小的 DNA 浓度越高，其结合的核酸染料就越多，在紫外光下条带亮度也就越高。

【实验器材】

1. 实验材料

pET32a-SmPR10 质粒、琼脂糖、TAE 电泳缓冲液、GoldView 染料、6×上样缓冲液、DNA Marker。

2. 实验仪器

微波炉、水平电泳槽及配套的制胶模具、电泳仪、凝胶成像系统、微量移液器

（$10\mu L$、$2.5\mu L$）及配套吸头、离心管架、锥形瓶、Parafilm。

【实验步骤】

1. 制胶

称取 0.3g 琼脂糖至 100mL 锥形瓶中，量取 30mL TAE 电泳缓冲液倒入瓶中，轻轻混匀后放入微波炉中，加热直至琼脂糖完全溶解。静置直到温度降至约 60℃，加入 $3\mu L$ GoldView 染料，轻轻摇晃混匀，倒入准备好的制胶模具中，等待约 30 分钟后凝固备用。

2. 电泳

（1）将已经凝固的琼脂糖凝胶从模具中取出，放入水平电泳槽，向槽内加入 TAE 电泳缓冲液直至没过凝胶上表面。

（2）在 Parafilm 上将 $10\mu L$ 待检测的质粒 DNA 样品与 $2\mu L$ $6\times$ 上样缓冲液混匀后全部上样，最后在与样品邻近的空白上样孔中加入 DNA Marker。

（3）连接好电泳槽的电极，开启电泳仪，设定为 150V 恒压电泳。

（4）20～30 分钟后，以溴酚蓝为指示剂，电泳至凝胶长度的一半时，关闭电泳仪。

3. 观察电泳结果

将凝胶从电泳槽中取出，放入凝胶成像系统，开启控制软件。在白光下调整好凝胶位置、放大倍数及焦距，使凝胶上样孔清晰可见。关闭白光，打开紫外光，调整曝光时间，拍照并观察电泳结果。

【实验预期结果及分析】

1. 本次实验检测的样品是前次实验提取的质粒 DNA，电泳得到的 DNA 条带大小应与预期大小一致。

2. 对应的条带亮度越高，说明质粒浓度越高。如果样品条带微弱，则说明质粒浓度低，提取不成功。

【要点提示及注意事项】

1. 制胶时一定要加热至琼脂糖完全溶解，否则会影响电泳结果。

2. 一般认为 GoldView 比传统的 EB 染料毒性低，但操作时仍应该注意安全，避免其直接接触皮肤。加入 GoldView 前需要等待琼脂糖溶液冷却，也是为了避免其随蒸汽被实验者吸入而影响健康。

3. 本次实验制备的琼脂糖凝胶浓度为 1%，是比较常用的凝胶浓度。实际实验中需要根据被检测的 DNA 片段预期大小确定凝胶浓度，以保证良好的分离效果。

4. 本次实验使用 TAE 作为电泳缓冲液，因为 TAE 电泳效果较好，同时其高浓度母液还可以稳定保存。另一常用的 TBE 电泳缓冲液效果更好，但是其母液容易沉淀，不能长期保存。

【思考题】

1. 核酸染料对 DNA 染色的原理是什么？

2. 琼脂糖凝胶电泳分离 DNA 的原理是什么？

实验 51　限制性内切酶切割质粒 DNA

【实验目的】

掌握限制性内切酶切割质粒 DNA 的原理和方法。

【实验原理】

限制性内切酶是一种核酸内切酶，由细菌产生，能够特异识别并切割特定双链 DNA 序列。重组 DNA 技术中经常根据载体或目的 DNA 上存在的限制性内切酶识别位点，选用相应的限制性内切酶进行切割操作。为了方便酶切后的目的 DNA 被定向连接至质粒载体，一般选用两种产生不同末端的限制性内切酶同时切割，称为"双酶切"。酶切产物一般通过琼脂糖凝胶电泳检测。

【实验器材】

1. 实验材料

pET32a-SmPR10 质粒、$EcoR$ Ⅰ、Xho Ⅰ、10×H Buffer、去离子水、琼脂糖、TAE 电泳缓冲液、GoldView 染料、6×上样缓冲液、DNA Marker。

2. 实验仪器

烘箱、微波炉、水平电泳槽及配套的制胶模具、电泳仪、凝胶成像系统、微量移液器（200μL、20μL、10μL、2.5μL）及配套吸头、PCR 管、离心管架、PCR 管架、锥形瓶、Parafilm。

【实验步骤】

1. 配制双酶切反应体系

在 PCR 管中按表 7-1 依次加入各种组分。

表 7-1　双酶切反应体系

去离子水	23μL
10×H Buffer	5μL
质粒 DNA	20μL
$EcoR$ Ⅰ	1μL
Xho Ⅰ	1μL

反应体系总计为 50μL，配制完成后轻轻混匀。

2. 双酶切反应

将配好的双酶切反应体系放入烘箱，设定为 37℃，反应 1 小时。

3. 电泳检测酶切产物

用 TAE 电泳缓冲液、琼脂糖及 GoldView 核酸染料配制浓度为 1‰ 的琼脂糖凝胶。取 10μL 酶切产物混合 2μL 6×上样缓冲液，混匀后全部上样。最后在样品邻近的空白上样孔中加入 DNA Marker。150V 恒压电泳约 20 分钟，以溴酚蓝为指示剂，电泳至凝胶一半长度时停止，在凝胶成像系统中观察电泳结果。

【实验预期结果及分析】

本次实验检测的样品是质粒 pET32a-SmPR10，切割前大小为 6.3kb，经过 EcoR Ⅰ 及 Xho Ⅰ 切割后应该得到大小分别为 5.8kb 及 480bp 的两种 DNA 片段。电泳得到的 DNA 条带大小应与预期大小一致。如果仅观察到一条大小为 6.3kb 的条带，则说明酶切反应失败。

【要点提示及注意事项】

1. 本实验中使用的酶切反应体系为 $50\mu L$，以便在后续实验中回收相应 DNA 片段。如果仅用于鉴定，可以选择 $20\mu L$ 的酶切反应体系，成本更低。

2. 双酶切反应中缓冲液的选择非常重要，一定要按照所用限制性内切酶的说明书选择，否则会影响切割效率。

【思考题】

双酶切反应中应该如何选择缓冲液？

实验 52 琼脂糖凝胶中 DNA 片段的回收

【实验目的】

掌握从琼脂糖凝胶中回收 DNA 片段的方法。

【实验原理】

目前普遍使用的琼脂糖凝胶 DNA 回收试剂盒，原理是溶解含有目的 DNA 片段的 TAE 或 TBE 琼脂糖凝胶胶块，再通过离心吸附柱特异结合溶液中的 DNA，漂洗后再洗脱收集。该试剂盒操作简便，回收率较高，回收得到的 DNA 纯度可以满足常规实验要求。

【实验器材】

1. 实验材料

pET32a-SmPR10 质粒的双酶切产物、琼脂糖、TAE 电泳缓冲液、GoldView 染料、$6\times$上样缓冲液、DNA Marker、琼脂糖凝胶 DNA 回收试剂盒。

2. 实验仪器

微波炉、水平电泳槽及配套的制胶模具、电泳仪、凝胶成像系统、紫外仪、水浴锅、高速离心机、微量移液器（$1000\mu L$、$200\mu L$、$20\mu L$、$10\mu L$、$2.5\mu L$）及配套吸头、1.5mL 离心管、PCR 管架、离心管架、手术刀、锥形瓶、Parafilm。

【实验步骤】

1. 回收用琼脂糖凝胶的制备及电泳

用 TAE 电泳缓冲液、琼脂糖及 GoldView 核酸染料配制浓度为 1% 琼脂糖凝胶。向装有 $40\mu L$ 酶切产物的 PCR 管中加入 $8\mu L$ $6\times$上样缓冲液，混匀后全部上样。最后在样品邻近的空白上样孔中加入 DNA Marker。150V 恒压电泳约 20 分钟，以溴酚蓝为指示剂，电泳至凝胶一半长度时停止，在凝胶成像系统中观察电泳结果。

2. 切割含有目标 DNA 片段的胶块

在紫外仪中观察凝胶，用手术刀切下含有目标 DNA 条带的胶块，放入 1.5mL 离心管中备用。

3. 回收目标 DNA 片段

以下操作步骤参照琼脂糖凝胶 DNA 回收试剂盒说明书。

（1）向吸附柱 CA2 中加入 $500\mu L$ 平衡液 BL，12000r/min 离心 1 分钟，倒掉收集管中的废液。平衡后的吸附柱备用。

（2）向装有胶块的离心管中加入 $600\mu L$ 溶胶液 PN，50℃水浴 10 分钟，其间不断温和地上下翻转离心管，直至胶块完全溶解。

（3）待离心管温度降至室温后，将管中溶液加入平衡过的吸附柱 CA2 中，室温放置 2 分钟，然后 12000r/min 离心 1 分钟，倒掉收集管中的废液。

（4）向吸附柱 CA2 中加入 $600\mu L$ 漂洗液 PW，室温放置 5 分钟，然后 12000r/min 离心 1 分钟，倒掉收集管中的废液。

（5）向吸附柱 CA2 中加入 $600\mu L$ 漂洗液 PW，12000r/min 离心 1 分钟，倒掉收集管中的废液。

（6）将吸附柱 CA2 放入收集管中，12000r/min 离心 2 分钟，以去除吸附柱中残留的漂洗液。

（7）将吸附柱 CA2 放入干净的 1.5mL 离心管中，打开管盖，室温放置 5 分钟，以彻底去除吸附柱中残留的漂洗液。

（8）向吸附膜的中间部位滴加 $30\mu L$ 洗脱缓冲液 EB，室温放置 2 分钟，然后 12000r/min 离心 2 分钟将 DNA 溶液收集到离心管中。

4. 琼脂糖凝胶电泳检测回收产物 DNA

用 TAE 电泳缓冲液、琼脂糖及 GoldView 核酸染料配制浓度为 1％的琼脂糖凝胶。取 $10\mu L$ 回收产物 DNA 混合 $2\mu L$ 6×上样缓冲液，混匀后全部上样。最后在样品邻近的空白上样孔中加入 DNA Marker。150V 恒压电泳约 20 分钟，以溴酚蓝为指示剂，电泳至凝胶一半长度时停止，在凝胶成像系统中观察电泳结果。

【实验预期结果及分析】

1. 本次实验使用的实验材料是前次实验中 pET32a-SmPR10 质粒 DNA 经过 *Eco*R I 及 *Xho* I 双酶切的产物，应该含有大小为 5.8kb 及 480bp 的两种 DNA 片段。

2. 本次实验中需要回收 480bp 的目标 DNA 条带。电泳回收产物得到的 DNA 条带大小应与预期大小一致。如果对应条带亮度比回收前弱很多，则说明回收效率低。

【要点提示及注意事项】

1. 切割含有目标 DNA 条带的凝胶块时，应该尽量切除多余部分，以提高回收效率。

2. 在紫外仪中观察小片段 DNA 时，荧光较弱，应该尽量在黑暗环境中操作。

3. 洗脱体积不应低于 $30\mu L$，否则会影响回收效率。

【思考题】

为什么酶切产物中的小片段 DNA 亮度比大片段 DNA 低?

实验 53 PCR 反应及其产物检测

【实验目的】

1. 掌握 PCR 反应的基本原理和实验技术。

2. 掌握琼脂糖凝胶电泳检测 PCR 产物的方法。

【实验原理】

聚合酶链式反应（PCR）是在模板 DNA、引物和 dNTP 存在的条件下，由 DNA 聚合酶催化的体外 DNA 扩增过程，其原理类似于体内的 DNA 合成。PCR 反应前需要针对待扩增 DNA 片段的末端序列设计一对引物，然后通过温度变化控制 DNA 的变性和复性，实现特定序列 DNA 的体外扩增。

PCR 反应分为变性、退火、延伸三个步骤。变性是在高温下使 DNA 模板解链，退火是降低至合适的温度使引物与待扩增 DNA 区域的末端精确结合，延伸是由 DNA 聚合酶在其合适反应温度下催化模板指导的引物延伸。每一循环包括以上三个步骤，完成后可以使待扩增 DNA 的数量增加一倍。通过循环反复进行，可以实现对目的 DNA 的指数级扩增。PCR 反应完成后可以通过琼脂糖凝胶电泳来检测其产物，观察其中是否有预期大小的扩增条带出现。

【实验器材】

1. 实验材料

DNA 模板（pET32a-SmPR10 质粒 DNA）、用于扩增 SmPR10 基因的一对引物、*TaKaRa Taq*、10×PCR Buffer、dNTP Mixture、去离子水、琼脂糖、TAE 电泳缓冲液、GoldView 染料、6×上样缓冲液、DL2000 DNA Marker。

2. 实验仪器

PCR 仪、微波炉、水平电泳槽及配套的制胶模具、电泳仪、凝胶成像系统、微量移液器（200μL、20μL、10μL、2.5μL）及配套吸头、PCR 管、离心管架、PCR 管架、锥形瓶、Parafilm。

【实验步骤】

1. 配制 PCR 反应体系

在 PCR 管中按表 7-2 依次加入各种组分。

表 7-2 PCR 反应体系

去离子水	37.5μL
10×PCR Buffer	5μL
dNTP Mixture（每种 2.5mM）	4μL

续表

正向 PCR 引物（10μM）	1μL
反向 PCR 引物（10μM）	1μL
DNA 模版	1μL
TaKaRa Taq	0.5μL

反应体系总计为 50μL，配制完成后轻轻混匀。

2. PCR 反应

将配好的 PCR 反应体系放入 PCR 仪，设定好如下程序：

①95℃，1 分钟。②95℃，10 秒。③58℃，15 秒。④72℃，30 秒。

②～④步循环 35 次。

然后开始反应，需要 1～1.5 小时。

3. 电泳检测 PCR 产物

用 TAE 电泳缓冲液、琼脂糖及 GoldView 核酸染料配制浓度为 1‰的琼脂糖凝胶。取 10μL PCR 产物混合 2μL 6×上样缓冲液，混匀后全部上样。最后在样品邻近的空白上样孔中加入 DL2000 DNA Marker。150V 恒压电泳约 20 分钟，以溴酚蓝为指示剂，电泳至凝胶一半长度时停止，在凝胶成像系统中观察电泳结果。

【实验预期结果及分析】

1. 本次实验针对 SmPR10 基因设计的引物扩增产物长度为 490bp，成功的 PCR 产物电泳后可以看到与预期大小对应的条带。电泳使用的 DL2000 DNA Marker 中有一条已知为 500bp 的条带，预期大小的条带应该在该 500bp 条带附近。

2. 对应的条带亮度越高，说明 PCR 扩增效率越高。如果样品条带微弱或者完全看不见，则说明 PCR 扩增效率低，或是扩增失败。失败原因一般是配制 PCR 反应体系时漏加了某一组分，或者是某一组分加入的体积与设计好的反应体系有较大偏差。

【要点提示及注意事项】

1. 本实验中使用的 PCR 反应体系为 50μL，以便在后续实验中回收产物 DNA 片段。如果仅用于鉴定，可以选择 20μL 的 PCR 反应体系，成本更低。

2. PCR 反应体系中的各种成分体积都很小，因此加样时操作要规范，保证加入的体积准确。

3. 本实验中 PCR 反应的退火温度是根据所用引物的 T_m 值确定的，延伸时间则是根据所用聚合酶的合成速度及设计的扩增产物大小确定的。实际 PCR 的反应条件需要根据具体的引物 T_m 值和产物长度进行选择。

【思考题】

1. PCR 反应的原理是什么？

2. PCR 产物检测的方法是什么？

实验 54　普通 DNA 产物回收

【实验目的】

掌握从 PCR 产物或酶切产物中回收 DNA 片段的方法。

【实验原理】

PCR 反应或酶切反应产物中除了目标 DNA 条带以外，还含有大量的其他杂质。目前普遍使用的普通 DNA 产物纯化试剂盒原理是通过离心吸附柱特异结合产物溶液中的 DNA，漂洗后再洗脱收集。该试剂盒操作简便，回收率较高，可以除去蛋白质、有机化合物、无机盐离子及寡核苷酸引物等杂质，回收得到的 DNA 纯度可以满足常规实验要求。

【实验器材】

1. 实验材料

前一实验得到的 PCR 产物、琼脂糖、TAE 电泳缓冲液、GoldView 染料、6×上样缓冲液、DNA Marker、普通 DNA 产物纯化试剂盒。

2. 实验仪器

微波炉、水平电泳槽及配套的制胶模具、电泳仪、凝胶成像系统、水浴锅、高速离心机、微量移液器（1000μL、200μL、20μL、10μL、2.5μL）及配套吸头、1.5mL 离心管、PCR 管架、离心管架、锥形瓶、Parafilm。

【实验步骤】

1. 从 PCR 产物中回收 DNA 片段

以下操作步骤参照普通 DNA 产物纯化试剂盒说明书。

（1）向吸附柱 CB2 中加入 500μL 平衡液 BL，12000r/min 离心 1 分钟，倒掉收集管中的废液。平衡后的吸附柱备用。

（2）估计 PCR 或酶切反应液的体积，向其中加入 5 倍体积的结合液 PB，充分混匀。

（3）将管中溶液加入平衡过的吸附柱 CB2 中，室温放置 2 分钟，然后 12000r/min 离心 1 分钟，倒掉收集管中的废液。

（4）向吸附柱 CB2 中加入 600μL 漂洗液 PW，室温放置 5 分钟，然后 12000r/min 离心 1 分钟，倒掉收集管中的废液。

（5）向吸附柱 CB2 中加入 600μL 漂洗液 PW，12000r/min 离心 1 分钟，倒掉收集管中的废液。

（6）将吸附柱 CB2 放入收集管中，12000r/min 离心 2 分钟，以去除吸附柱中残留的漂洗液。

（7）将吸附柱 CB2 放入干净的 1.5mL 离心管中，打开管盖，室温放置 5 分钟，以彻底去除吸附柱中残留的漂洗液。

（8）向吸附膜的中间部位滴加 $30\mu L$ 洗脱缓冲液 EB，室温放置 2 分钟，然后 12000r/min 离心 2 分钟，将 DNA 溶液收集到离心管中。

2. 琼脂糖凝胶电泳检测纯化产物 DNA

用 TAE 电泳缓冲液、琼脂糖及 GoldView 核酸染料配制浓度为 1‰的琼脂糖凝胶。取 $10\mu L$ 回收产物 DNA 混合 $2\mu L$ 6×上样缓冲液，混匀后全部上样。最后在样品邻近的空白上样孔中加入 DNA Marker。150V 恒压电泳约 20 分钟，以溴酚蓝为指示剂，电泳至凝胶一半长度时停止，在凝胶成像系统中观察电泳结果。

【实验预期结果及分析】

1. 本次实验使用的实验材料是前次实验中的 PCR 产物，应该含有大小为 490bp 的 SmPR10 基因片段。本次实验就是要回收该目标 DNA 条带。

2. 电泳回收产物得到的 DNA 条带大小应与预期大小一致。如果对应条带亮度比回收前弱很多，则说明回收效率低。

【要点提示及注意事项】

1. 普通 DNA 产物纯化适用于无选择性地回收溶液中所有 DNA 片段。如需选择性回收特定片段，去除其他不同大小片段，则应使用胶回收试剂盒。

2. 洗脱体积不应低于 $30\mu L$，否则会影响回收效率。

【思考题】

普通 DNA 产物纯化和琼脂糖凝胶 DNA 回收试剂盒的用途有何区别？

实验 55　T 载体克隆 PCR 产物

【实验目的】

掌握使用 T 载体克隆 PCR 产物的原理和方法。

【实验原理】

Taq DNA 聚合酶具有类似末端转移酶的活性，可以在新合成双链产物的 3′末端加一个不依赖于模板的核苷酸，通常为 A。根据这一性质，可以采用 T 载体（3′黏端为 T 的载体）来克隆这样的 PCR 产物。

【实验器材】

1. 实验材料

PCR 产物、pMD19-T 载体、Solution I、普通 DNA 产物纯化试剂盒。

2. 实验仪器

微量移液器（$200\mu L$、$20\mu L$、$10\mu L$、$2.5\mu L$）及配套吸头、PCR 管、离心管架、PCR 管架。

【实验步骤】

1. 从 PCR 产物中纯化 DNA 片段

采用普通 DNA 产物纯化试剂盒，从 PCR 产物中纯化 DNA 片段。

2. 配制 T 载体连接反应体系

在 PCR 管中按表 7-3 依次加入各种组分。

表 7-3　T 载体连接反应体系

纯化的 PCR 产物	4μL
pMD19-T 载体	1μL
Solution I	5μL

反应体系总计为 10μL，配制完成后轻轻混匀。

3. 连接反应

将配好的 T 载体连接反应体系室温放置 1 小时，然后即可将连接产物用于转化大肠杆菌细胞。

【实验预期结果及分析】

1. 只有将本实验的连接产物用于转化大肠杆菌，才能得知连接反应成功与否。

2. pMD19-T 载体上带有 *lacZ'* 筛选标记，可以采用蓝白斑筛选结合菌落 PCR 来鉴定重组克隆。

【要点提示及注意事项】

连接反应中插入片段 DNA 与载体的比例很重要。如果连接效率太低，可以考虑适当增加连接反应体系中 PCR 纯化产物与 T 载体的体积之比。

【思考题】

T 载体克隆 PCR 产物的原理是什么？

实验 56　质粒 DNA 转化大肠杆菌

【实验目的】

1. 了解大肠杆菌感受态细胞的制备方法。

2. 掌握质粒 DNA 转化大肠杆菌细胞的方法。

【实验原理】

外源 DNA 导入宿主细胞的过程称为转化。重组 DNA 技术中，经常需要将质粒 DNA 转入大肠杆菌宿主细胞，以实现质粒 DNA 的保存、扩增或外源基因的表达。

大肠杆菌细胞在转化前，必须经过特殊处理制备成感受态细胞，以增加转化效率。感受态细胞的制备方法有多种，分别适用于不同的转化方法。实验室中常用氯化钙（$CaCl_2$）溶液制备大肠杆菌感受态细胞，然后使用 42℃热冲击的方法进行质粒 DNA 或连接产物的转化。

利用冰冷的 $CaCl_2$ 溶液处理对数生长期的大肠杆菌细胞，可以使大肠杆菌的细胞膜通透性等方面发生变化，成为易于被外源 DNA 转化的感受态细胞。将大肠杆菌感受态细胞与质粒 DNA 混合均匀，可以使质粒 DNA 吸附在细胞表面，经过 42℃的短暂热冲击，可以促使一部分 DNA 进入细胞内，完成对大肠杆菌细胞的转化。

这一转化方法的转化效率比较低，所以必须结合质粒 DNA 上携带的筛选标记对转化后得到的细胞进行筛选。一般最常用的筛选标记是抗生素抗性标记，被成功转化的细胞可以表达作为标记使用的抗生素抗性基因，从而在具有相应抗生素的培养基上生存下来。其他未被成功转化的细胞不具备对该抗生素的抗性，则不能在具有抗生素的培养基中存活。

本实验以 pET32a-SmPR10 质粒为例，将其转化进入大肠杆菌 DH5α 感受态细胞。由于 pET32a 质粒载体上携带有氨苄青霉素抗性基因，因此对转化后得到的细胞采用含氨苄青霉素的培养基筛选。只有成功被质粒转化的细胞才能表达氨苄青霉素抗性基因，从而在抗性培养基上生长，形成可见的白色菌斑。

如果使用其他质粒或连接产物 DNA 对大肠杆菌细胞进行转化，与本实验步骤类似，只是需要选择与所用质粒载体对应的正确筛选方法。

【实验器材】

1. 实验材料

E. coli DH5α 菌株、pET32a-SmPR10 质粒 DNA、0.1mol/L CaCl₂ 溶液、LB 液体培养基（不含抗生素）、LB 固体培养基（含有 100mg/L 氨苄青霉素）。

2. 实验仪器

高压灭菌锅、超净工作台、制冰机、摇床、培养箱、分光光度计、低温高速离心机、水浴锅、微量移液器（1000μL、200μL、2.5μL）及配套吸头、50mL 离心管、1.5mL 离心管、离心管架、锥形瓶。

【实验步骤】

1. 大肠杆菌感受态细胞的制备

（1）从 *E. coli* DH5α 平板上挑取单菌落至装有 LB 液体培养基的锥形瓶中，摇床上 37℃ 过夜培养。

（2）从以上过夜培养的菌液中取出 0.4mL 转接到 40mL 新鲜 LB 液体培养基中，37℃ 培养 2～3 小时（至菌液 OD_{600} 约为 0.5）。

（3）将菌液转入 50mL 离心管中，冰上放置 10 分钟。

（4）4℃ 4000r/min 离心 10 分钟，弃上清。

（5）用 10mL 冰冷的 0.1mol/L CaCl₂ 溶液重悬细胞，冰上放置 10 分钟。

（6）4℃ 4000r/min 离心 10 分钟，弃上清。

（7）用 2mL 冰冷的 0.1mol/L CaCl₂ 溶液重悬细胞，然后分装至 1.5mL 离心管中，每管 100μL。分装完成后，将装有细胞的离心管放入液氮速冻，然后于 −80℃ 冰箱中保存备用。

2. 质粒 DNA 转化大肠杆菌细胞

（1）从 −80℃ 冰箱中取出一份大肠杆菌感受态细胞，在冰上融化，然后向管中加入 2μL 质粒 DNA，轻轻混匀，冰上静置 30 分钟。

（2）将离心管放入 42℃ 水浴 60 秒，然后迅速取出在冰上静置 5 分钟。

3. 复苏、涂布平板和培养

（1）在超净工作台上，向管中加入 $800\mu L$ LB 液体培养基（无抗生素）。

（2）在摇床上 37℃ 150r/min 培养 45 分钟。

（3）将离心管从摇床取出，从中取适当体积的细胞均匀涂布在含有氨苄青霉素的 LB 固体培养基上，培养皿在超净工作台上放置约 30 分钟，直至培养基表面干燥。

（4）培养皿倒置放入 37℃ 培养箱中培养 12～16 小时。第二天观察实验结果。

【实验预期结果及分析】

本次实验使用的 pET32a 质粒携带有氨苄青霉素抗性基因，转化细胞后可以使细胞在含有氨苄青霉素的培养基上生长。过夜培养后可以观察到平板上长出的白色菌斑，即为成功转化的大肠杆菌菌落。如果平板上的菌斑很少或者完全没有，则说明转化效率很低或是转化失败。

【要点提示及注意事项】

1. 制备感受态细胞所使用的大肠杆菌 DH5α 平板必须是从低温保藏的菌株新鲜活化得到的，否则会降低感受态转化效率。

2. 感受态细胞非常脆弱，在转化过程中应该操作轻柔，避免伤害感受态细胞，造成转化效率降低。

3. 涂布平板时应该根据加入的质粒溶液浓度和体积来选择合适的菌液体积，使平板上转化菌落的数量适中，方便后续实验中挑取单菌落。

4. 转化后的培养时间不宜过长，否则转化菌落会降解周边培养基中的氨苄青霉素，造成周边无抗性的未转化细胞生长而产生卫星菌落。

【思考题】

1. 此次转化实验的筛选标记是什么？

2. 转化过程中有哪些注意事项？

实验 57　蓝白斑筛选、菌落 PCR 鉴定重组克隆

【实验目的】

1. 掌握蓝白斑筛选鉴定重组克隆的方法。

2. 掌握菌落 PCR 鉴定重组克隆的方法。

【实验原理】

质粒 DNA 或者连接产物 DNA 转化大肠杆菌时效率较低，因此转化得到的细胞群体中有很大一部分并没有导入 DNA。如果外源 DNA 上携带了抗生素抗性基因，就很容易使用相应的抗生素筛选掉没有外源 DNA 进入的细胞。如果转化时所用质粒 DNA 是体外重组得到的连接产物 DNA，那么由于连接产物中可能含有未参与连接反应的空载体，则有必要采用其他方法筛选出真正含有所需重组质粒 DNA 的转化细胞。

蓝白斑筛选方法可以通过转化菌斑的颜色来区分空载体和重组质粒 DNA 转化的细胞。

原理是培养基中加入的 IPTG 诱导空载体上的 lacZ′ 表达，并通过 α 互补在细胞内产生有活性的 β-半乳糖苷酶，催化培养基中的 X-gal 底物水解形成蓝色产物，因此空载体转化的细胞会形成蓝色菌斑。在重组质粒 DNA 中，lacZ′ 由于目的 DNA 的插入而失活，因此重组质粒 DNA 转化得到的细胞不会产生有活性的 β-半乳糖苷酶，只能形成白色菌斑。

蓝白斑筛选方法的前提是空载体上携带有完整的 lacZ′ 筛选标记，此外也可以采用 PCR 的方法来鉴定重组克隆。菌落 PCR 方法操作简便，结果也比较可靠，适用于对大量克隆进行筛选。其原理是根据目的 DNA 序列设计一对检测引物，然后以少量的菌斑作为模板进行 PCR 扩增，只有包含目的 DNA 的克隆才能扩增出正确大小的条带。

【实验器材】

1. 实验材料

E. coli DH5α 感受态细胞，用于扩增 SmPR10 基因的 PCR 引物一对，实验 "T 载体克隆 PCR 产物" 中得到的连接产物，LB 液体培养基（不含抗生素），LB 固体培养基（含有 100mg/L 氨苄青霉素、100μmol/L IPTG、40mg/L X-gal），TaKaRa Taq，10×PCR Buffer，dNTP Mixture，去离子水，琼脂糖，TAE 电泳缓冲液，GoldView 染料，6×上样缓冲液，DNA Marker。

2. 实验仪器

高压灭菌锅、超净工作台、制冰机、摇床、培养箱、水浴锅、PCR 仪、微波炉、水平电泳槽及配套的制胶模具、电泳仪、凝胶成像系统、微量移液器（1000μL、200μL、20μL、10μL、2.5μL）及配套吸头、1.5mL 离心管、PCR 管、离心管架、PCR 管架、锥形瓶、Parafilm。

【实验步骤】

1. TA 克隆连接产物转化大肠杆菌细胞

该转化实验中涂布平板时应使用含有氨苄青霉素、IPTG 和 X-gal 的 LB 固体培养基。然后 37℃ 培养 12~16 小时。

转化实验的具体操作步骤参见实验 "质粒 DNA 转化大肠杆菌"。

2. 观察蓝白斑

次日观察转化实验结果，统计平板上蓝色和白色菌斑数目。

3. 菌落 PCR

（1）在 PCR 管中按表 7-4 依次加入各种组分。

表 7-4　菌落 PCR 反应体系

去离子水	15.4μL
10×PCR Buffer	2μL
dNTP Mixture（每种 2.5mM）	1.6μL
正向 PCR 引物（10μM）	0.4μL
反向 PCR 引物（10μM）	0.4μL
TaKaRaTaq	0.2μL

以上反应体系总计为 $20\mu L$，配制完成后轻轻混匀，然后用牙签从平板上待鉴定的白斑挑取少许作为模板，同时注意对已挑取的菌斑在培养皿底部做好标记。

（2）将配好的 PCR 反应体系放入 PCR 仪，设定好如下程序。

①95℃，1 分钟。②95℃，10 秒。③55℃，15 秒。④72℃，30 秒。

②～④步循环 35 次。

然后开始反应，需要 1～1.5 小时。

4. 电泳检测 PCR 产物

用 TAE 电泳缓冲液、琼脂糖及 GoldView 核酸染料配制浓度为 1‰ 的琼脂糖凝胶。取 $10\mu L$ 菌落 PCR 产物混合 $2\mu L$ 6× 上样缓冲液，混匀后全部上样。最后在样品邻近的空白上样孔中加入 DNA Marker。150V 恒压电泳约 20 分钟，以溴酚蓝为指示剂，电泳至凝胶一半长度时停止，在凝胶成像系统中观察电泳结果。

【实验预期结果及分析】

1. 本次实验使用的 pMD19-T 载体携带有氨苄青霉素抗性基因，TA 克隆连接产物转化细胞后，可以使细胞在含有氨苄青霉素的培养基上生长。载体上的 $lacZ'$ 标记在目的 DNA 插入后失活，因此过夜培养后可以观察到平板上长出的白色和蓝色菌斑，其中白色菌斑为重组质粒 DNA 转化的大肠杆菌菌落，蓝色菌斑为空载体转化的大肠杆菌菌落。如果平板上的菌斑很少或者完全没有，则说明转化效率很低或是转化失败。一般情况下，大部分菌落都为白色，蓝色菌落极少。如果蓝色菌落所占比例较多，则说明 TA 连接反应效率较低。

2. TA 连接反应效率较高，多数白色菌落的 PCR 结果应扩增出预期大小的条带，即可说明该菌落含有正确的重组质粒 DNA。

【要点提示及注意事项】

1. IPTG 和 X-gal 易分解，因此含有 IPTG 和 X-gal 的 LB 固体培养基应在 4℃ 避光保存并尽快使用。

2. 菌落 PCR 所需要的细菌数量较少，只要用牙签接触菌斑后在 PCR 反应液中蘸一下即可满足 PCR 实验所需模板数量，并不需要挑取到可见的大块菌斑。

3. 为了保证菌落 PCR 鉴定的准确，扩增引物应满足以下要求：扩增产物大小合适、扩增效率高、无非特异性扩增产物。

4. 本实验中 PCR 反应的退火温度是根据所用引物的 T_m 值确定的，延伸时间则是根据所用聚合酶的合成速度及设计的扩增产物大小确定的。实际 PCR 的反应条件需要根据具体的引物 T_m 值和产物长度进行选择。

【思考题】

1. 此次转化实验的筛选标记是什么？

2. 平板上出现蓝色菌斑的原因是什么？

第八章　酶与蛋白质工程实验 ▷▷▷▷

实验 58　尼龙固定化木瓜蛋白酶

【实验目的】

1. 掌握酶固定化的基本原理。

2. 了解酶固定的基本方法。

【实验原理】

通过物理或化学的方法，将水溶性的酶与不溶于水的载体结合，固定在载体上，在一定的空间范围内进行催化反应的酶称为固定化酶。固定化酶的特性主要表现在：①提高酶的稳定性，可多次使用；②酶与产物、底物易分开，较易纯化产物；③提高酶的使用效率，成本降低，在工业生产上可实现大批量、连续化、自动化。酶的固定化方法有吸附法、包埋法、共价键结合法、交联法。本实验中的尼龙固定木瓜蛋白酶属共价键结合法，尼龙是聚酰胺物质，尼龙长链中的酰胺键经 HCl 水解后，暴露出游离的—NH_2基团，—NH_2基团在一定条件下与戊二醛中的一个—CHO 基团发生缩合反应，戊二醛的另一个—CHO 基团与酶中的游离氨基缩合，形成尼龙（载体）-戊二醛（交联剂）-酶，把酶连接在尼龙上，即尼龙固定化酶。

【实验器材】

1. 实验材料

木瓜蛋白酶、尼龙布（140 目）、18.6％ $CaCl_2$溶液、甲醇溶液、3.65mol/L HCl 溶液、0.2mol/L 硼酸缓冲液（pH 值 8.5）、5％戊二醛（以 0.2mol/L pH 值 8.5 硼酸缓冲液配制）、0.1mol/L 硼酸缓冲液（pH 值 7.8）、木瓜蛋白酶溶液（1mg/mL）、0.5mol/L NaCl 溶液、0.1mol/L 磷酸盐缓冲液（pH 值 7.2）、10％三氯乙酸、1％酪蛋白（以 0.1mol/L pH 值 7.2 磷酸盐缓冲液配制）。

激活剂：用 0.1mol/L 磷酸盐缓冲液（pH 值 7.2）配制（含半胱氨酸 20mmol/L、EDTA 1mmol/L）。

2. 实验仪器

电力搅拌器、离心机、紫外分光光度计、磁力搅拌器、恒温水浴锅、冰箱。

【实验步骤】

1. 固定化酶的制备

(1) 每组取 5 块尼龙布洗净、晾干。浸入含 18.6% $CaCl_2$ 溶液中 10 秒，再浸入含 18.6%水的甲醇溶液中，轻轻搅拌 5 分钟以上至尼龙布发黏，取出，用水冲去污物，用滤纸吸干。

(2) 将尼龙布用 3.65mol/L HCl 溶液在室温下水解 45 分钟，用水洗至 pH 值中性（pH 试纸检测）。

(3) 用 5%戊二醛在室温条件下浸泡尼龙布，偶联 20 分钟。

(4) 取出尼龙布，用 0.1mol/L 磷酸缓冲液反复洗涤 3 次，洗去多余的戊二醛，吸干，加入 5mL 木瓜蛋白酶液（1mg/mL）在 4℃下固定 3.5 小时。

(5) 从酶液中取出尼龙布，用 0.5mol/L NaCl（用 pH 值 7.2、0.1mol/L 磷酸盐缓冲液配制）洗去多余的酶蛋白，即为尼龙固定化酶，残余酶液可保留以测定残余酶活力。

2. 酶活力测定

(1) 溶液酶活力测定　取 0.1mL 酶液，加入 2.4mL 激活剂，再加入 1%酪蛋白溶液 1mL，37℃反应 10 分钟，最后加入 10%三氯乙酸 1.5mL 终止酶反应。对照管同样取 0.1mL 酶液，加入 2.4mL 激活剂，然后先加入 10%三氯乙酸溶液，后加入酪蛋白溶液，其他与测定管相同，离心（4000r/min，5 分钟）或过滤，取上清液于 280nm 波长处测定吸光值。

(2) 残余酶活力测定　同溶液酶活力测定。

(3) 固定化酶活力测定　取一块尼龙固定化酶，剪碎，加入 2.5mL 激活剂，其余步骤与溶液酶活力测定相同。

酶活定义：在上述条件下，每 10 分钟增加 0.001 个吸光值为 1 个酶活单位（U）。

3. 计算结果

(1) 活力回收＝固定化酶总活力/溶液酶总活力×100%。

(2) 相对活力＝固定化酶总活力/（溶液酶总活力－残留酶活力数）×100%。

【要点提示及注意事项】

1. 尼龙布的处理是实验成功的关键，既要让其充分地活化，又不能使其破碎。

2. 木瓜蛋白酶液浓度最好为 0.5～1.0mg/mL。

3. 酶活力测定的反应时间一定要准确。

【思考题】

1. 酶固定化的基本原理是什么？

2. 本次实验成功的关键是什么？

实验 59　酵母蔗糖酶的纯化与纯度检测

【实验目的】

学习酶的纯化方法和原理。

【实验原理】

酵母中含有丰富的蔗糖酶，可作用于 α-1,2-β 糖苷键，并将蔗糖水解为葡萄糖和果糖，最适 pH 值为 3.5~5.5。本实验以酵母为原料，通过破碎细胞方法得到粗酶，然后通过热处理、乙醇沉淀、离子交换柱层析等步骤，纯化蔗糖酶，并对纯化的蔗糖酶进行纯度测定。

离子交换层析是常用的层析方法之一。它是在以离子交换剂为固定相、液体为流动相的系统中进行的。离子交换剂与水溶液中离子或离子化合物的反应主要以离子交换方式进行，或者借助离子交换剂上电荷基团对溶液中离子或离子化合物的吸附作用进行，这些过程都是可逆的。在某一 pH 的溶液中，不同的蛋白质所带的电荷存在差异，因而与离子交换剂的亲和力就有区别。当洗脱液的 pH 改变或者盐的离子强度逐渐提高时，使某一种蛋白质的电荷被中和，与离子交换剂的亲和力降低，不同的蛋白质按所带电荷的强弱逐一被洗脱下来，达到分离的目的。

尿糖试纸的原理：尿糖试纸是将葡萄糖氧化酶和过氧化氢酶及无色的化合物固定在纸条上，制成的测试尿糖含量的酶试纸。溶液（或尿液）中的葡萄糖在葡萄糖氧化酶的催化作用下，形成葡萄糖酸和过氧化氢，过氧化氢在过氧化氢酶的催化作用下形成水和氧，氧可将无色的化合物氧化成有色的化合物。当这种酶试纸与溶液（或尿液）相遇时，很快就会因溶液（或尿液）中葡萄糖含量的少到多而依次呈现出浅蓝、浅绿、棕或深棕色。尿糖试纸是固定化酶实际应用的范例之一。

【实验器材】

1. 实验材料

干酵母、石英砂、95％乙醇溶液、DEAE-Sepharose Fast Flow、1mol/L 醋酸溶液、0.02mol/L Tris-HCl 缓冲液（pH 值 7.3）、0.02mol/L Tris-HCl 缓冲液（含 0.5mol/L NaCl 溶液，pH 值 7.3）。

2. 实验仪器

高速离心机、恒温水浴锅、分光光度计、微量移液器。

【实验步骤】

1. 破碎细胞

取 10g 干酵母，加 5g 石英砂，置于预冷的研钵中，加 30mL 预冷的去离子水，研磨 20 分钟，在冰箱中（−20℃）冰冻约 20 分钟（研磨液面上刚出现冰结为宜），重复一次，置于离心管中，4℃、12000r/min 离心 15 分钟，取 0.5mL 上清液为第一组分。

2. 加热除杂蛋白

将上清液倒入锥形瓶，将 1mol/L 醋酸溶液逐滴加入，调其 pH 值至 5.0，然后迅速放入 50℃ 的水浴中，保温 30 分钟，注意在保温过程中要常缓慢摇动试管。然后在冰浴中迅速冷却，在 4℃、12000r/min 离心 15 分钟，取 0.5mL 上清液为第二组分，弃去沉淀。

3. 乙醇沉淀

量出上清液的体积，并加入等体积的 95％预冷乙醇溶液（预先放在 −20℃ 条件下

30 分钟），于冰浴中温和搅拌 10 分钟，然后以 4℃、12000r/min 离心 15 分钟，小心弃去上清液，倒置离心管沥干沉淀，将沉淀溶解在 7mL 0.02mol/L Tris-HCl 缓冲液（pH值 7.3）中，使其完全溶解，以 12000r/min 离心 15 分钟，取出 0.5mL 上清液作为第三组分，剩余部分（乙醇抽提液）进行第 4 步骤操作。

4. 柱层析

用 DEAE-Sepharose Fast Flow 装柱，用 0.02mol/L Tris-HCl pH 值 7.3 缓冲液平衡，将乙醇抽提液上柱，上样后用 0.02mol/L Tris-HCl pH 值 7.3 缓冲液进行 NaCl 梯度洗脱（NaCl 浓度为 0～0.5mol/L），层析柱连上梯度混合器，混合器中分别为 50mL 0.02mol/L Tris-HCl pH 值 7.3 缓冲液和 50mL 0.02mol/L Tris-HCl pH 值 7.3 缓冲液（含 0.5mol/L NaCl）。每 1 分钟收集 1 管，测定各收集管在 280nm 下的吸光值，并用尿糖试纸进行半定量测定各管的酶活力，将最高酶活力的 1 管酶液作为第四组分用于纯度测定。

5. 用尿糖试纸进行酶活测定

在白瓷板中滴 3 滴待测酶液，再加 3 滴含 5％蔗糖的 pH 值 4.6 的醋酸缓冲液，搅匀，37℃放置 20 分钟，浸入尿糖试纸，1 秒后取出，60 秒后比较颜色的深浅，与比色卡对照。

6. 结果分析

以梯度洗脱出的管数为横坐标，以吸光值 OD_{280}、酶活为纵坐标，绘出层析曲线和酶活曲线图。

7. 纯度检测

第一、二、三、四组分，各取 10μL 进行 SDS-PAGE 检测，SDS-PAGE 凝胶制备、电泳、染色、脱色见实验"纳豆激酶的含量测定与电泳"中步骤 3～11。

【要点提示及注意事项】

1. 装柱时要避免形成气泡或断层。

2. 制备凝胶前应检查准备好的玻璃板是否有漏。

【思考题】

1. 离子交换层析的优点有哪些？

2. 有机溶剂抽提蛋白质的原理是什么？

实验 60　蔗糖酶酶学性质的研究

【实验目的】

1. 了解 pH 对酶活力影响的机理，掌握测定最适 pH 的基本原理。

2. 了解温度对酶活力影响的机理，掌握测定最适温度的基本原理。

【实验原理】

酶学性质的研究包括温度、pH、米氏常数、激活剂、抑制剂等。一般通过单因素实验确定。酶的生物学特性之一是它对酸碱度的敏感性。pH 对酶活力的影响极为显著，酶活性最高时所处的 pH 即为酶的最适 pH。通常各种酶只在一定的 pH 范围内才能表现它的活性，一种酶在不同的 pH 条件下所表现出来的活性不同。在最适 pH 时，酶分子上活性基团的解离状态最适于酶与底物的结合，而高于或低于最适 pH 时，酶活性部位基团的解离状态均不利于酶与底物的结合，酶活力也就相应降低。在进行酶学研究时通过制作 pH-酶活力曲线，即保持其他反应条件恒定，在一系列不同 pH 条件下测定酶活力，以 pH 为横坐标，酶活力为纵坐标作图。通过此曲线，不仅可以了解酶活力随 pH 变化的情况，而且可以求得酶的最适 pH。

对温度的敏感性是酶的又一个重要特性。温度对酶活性具有双重作用，一方面，温度升高会加速酶促反应速度；另一方面，酶是蛋白质，温度升高又会加速酶蛋白的变性。因此，在较低的温度范围内，酶促反应速度随温度升高而增加，而超过一定温度后，反应速度反而下降。酶促反应速度达到最大时的温度称为酶的最适温度。保持其他反应条件恒定，在一系列不同的温度下测定酶活力，以温度为横坐标，反应速度为纵坐标作图，即可得到温度-酶活力曲线，并可以求得酶促反应的最适温度。最适温度不是酶的特征常数，最适温度不是一个恒定的数值，它与反应条件有关，如反应时间延长，最适温度降低。大多数酶在 60℃以上变性失活，个别的酶可以耐 100℃左右的高温。

蔗糖酶能够水解蔗糖生产葡萄糖和果糖，二者具有还原性，通过测定生成葡萄糖和果糖（还原性糖）的量来测定蔗糖水解的速度。在碱性条件下，还原性糖与 3,5-二硝基水杨酸（DNS）共热，DNS 被还原为 3-氨基-5-硝基水杨酸（棕红色物质），在一定范围内，还原糖的含量与棕红色物质的深浅成正比关系。

【实验器材】

1. 实验材料

实验"酵母蔗糖酶的纯化与纯度检测"中纯化得到的酵母蔗糖酶、0.2mol/L 乙酸、0.2mol/L 乙酸钠、0.2mol/L 蔗糖、1mol/L NaOH、3,5-二硝基水杨酸、0.2mol/L 乙酸缓冲液（pH 值 4.9）。

2. 实验仪器

水浴锅、分光光度计、微量移液器、pH 计。

【实验步骤】

1. pH 对蔗糖酶活力的影响

（1）按表 8-1 配制 6 种缓冲溶液：将两种缓冲试剂混合后总体积均为 10mL，其溶液 pH 值以 pH 计测量值为准。

表 8-1　缓冲液配方

溶液 pH 值	3.5	4.0	4.5	5.0	5.5	6.0
0.2mol/L 乙酸钠（mL）	0.6	1.8	4.3	7.0	8.8	9.5
0.2mol/L 乙酸（mL）	9.4	8.2	5.7	3.0	1.2	0.5

（2）准备 7 支试管，按表 8-2 进行操作。

表 8-2　pH 值对酶活性的影响

管号	1	2	3	4	5	6	7
pH 值	5.0	3.5	4.0	4.5	5.0	5.5	6.0
0.2mol/L 蔗糖（mL）	0.2	0.2	0.2	0.2	0.2	0.2	0.2
相应 pH 值的乙酸缓冲液（mL）	0.2	0.2	0.2	0.2	0.2	0.2	0.2
H_2O（mL）	0.6	—	—	—	—	—	—
蔗糖酶（mL）	—	0.6	0.6	0.6	0.6	0.6	0.6
40℃保温 10 分钟							
1mol/L NaOH（mL）	1.0	1.0	1.0	1.0	1.0	1.0	1.0
DNS	2.0	2.0	2.0	2.0	2.0	2.0	2.0
100℃沸水浴反应 5 分钟，迅速流水冷却，用蒸馏水定容至 20mL							
OD_{540}							

（3）绘制出不同 pH 下蔗糖酶活性与 pH 的关系曲线，求得蔗糖酶的最适 pH。

2. 温度对酶活性的影响

（1）在 0℃～100℃之间 5 个不同温度下测定蔗糖酶催化的反应速度，这 5 个温度是40℃、50℃、60℃、70℃、80℃。准备 10 支试管，按下表进行操作。以各温度下不加酶液的试管为空白对照，然后在 540nm 下测定 2、4、6、8、10 号管的吸光值。

表 8-3　温度对酶活性的影响

管号	1	2	3	4	5	6	7	8	9	10
温度	40℃	40℃	50℃	50℃	60℃	60℃	70℃	70℃	80℃	80℃
0.2mol/L 蔗糖（mL）	0.2	0.2	0.2	0.2	0.2	0.2	0.2	0.2	0.2	0.2
pH 值 5.0 乙酸缓冲液（mL）	0.2	0.2	0.2	0.2	0.2	0.2	0.2	0.2	0.2	0.2
H_2O（mL）	0.6	—	0.6	—	0.6	—	0.6	—	0.6	—
蔗糖酶（mL）	—	0.6	—	0.6	—	0.6	—	0.6	—	0.6
在各温度下反应 10 分钟										
1mol/L NaOH（mL）	1.0	1.0	1.0	1.0	1.0	1.0	1.0	1.0	1.0	1.0
DNS	2.0	2.0	2.0	2.0	2.0	2.0	2.0	2.0	2.0	2.0
100℃沸水浴反应 5 分钟，迅速流水冷却，用蒸馏水定容至 20mL										
OD_{540}										

（2）做出不同温度条件下，蔗糖酶催化的反应速度对温度的关系曲线，求得蔗糖酶的最适温度。

【要点提示及注意事项】

在配制各种浓度底物时，应用同一母液进行稀释，以保证底物浓度的准确。各种试剂的加样量也应准确，并严格控制酶促反应时间。

【思考题】

温度和 pH 对酶活性有什么影响？

实验 61　酵母蔗糖酶的结晶

【实验目的】

1. 掌握蔗糖酶结晶的原理。
2. 了解酵母蔗糖酶结晶的操作方法。

【实验原理】

将含有一定盐浓度的缓冲液与含有低于这种盐浓度的蛋白质混合溶液在一个密封体系内一起蒸发扩散，最后达到平衡；使蛋白质溶液内盐浓度提高，而 pH 接近待结晶蛋白质等电点的缓冲液又使中性盐对蛋白质的盐析作用更为显著，因此导致蛋白质溶解度降低，溶液逐渐达到过饱和而析出结晶。

常用的蛋白质结晶方法有微池法结晶、蒸汽扩散法、液~液扩散法和透析结晶法等。现有的结晶方法结晶量小，需要使用高度纯化的蛋白质，常使用离子交换或亲和层析等方法进行纯化。常用的结晶剂包括盐、有机溶剂、聚乙二醇等。与酶三维结构研究相比，用作交联酶晶体催化剂的酶晶体对晶体质量要求相对较低，但要求数量大。从纯化程度较低的酶液中结晶酶，其结晶时间可能较短，结晶液可达数升至数百升，所用试剂相对较少，从而大幅度降低酶晶体的成本。硫酸铵-丙酮协同沉淀要优于单独硫酸铵分级沉淀和丙酮沉淀，可能是因为：①硫酸铵和丙酮分级沉淀的机理不同，硫酸铵是中和蛋白质的表面电荷使其沉淀，而丙酮是降低溶液的介电常数使其沉淀，两者在协同沉淀时作用互补，效率更高；②当单独使用硫酸铵沉淀时，随着其饱和度的升高，溶液的密度也变大，不利于离心分离，而加入一定体积丙酮后，溶液的密度降低，有利于离心分离。

【实验器材】

1. 实验材料

实验"酵母蔗糖酶的纯化与纯度检测"中纯化得到的酵母蔗糖酶、硫酸铵、丙酮。

2. 实验仪器

高速冷冻离心机、低温真空干燥器、显微镜。

【实验步骤】

1. 硫酸铵-丙酮协同除杂

首先向酶原液中加硫酸铵至 45% 饱和度，冰浴，搅拌，5 分钟加完，然后加入 0.3 倍酶原液体积的丙酮，5 分钟加完。此时溶液会分相，用低速大容量离心机离心除去沉淀，保留上清液，此步操作为硫酸铵-丙酮协同除杂。

2. 浓缩

向上清液中快速加入硫酸铵至 75% 饱和度，5 分钟加完。由于硫酸铵-丙酮的协同作用，静置 15~30 分钟后溶液分相，上相约占总体积的 1/3，为丙酮及酵母蔗糖酶的混合物，下相几乎无活性，可直接弃去。

3. 结晶

将上相离心，取相界面处沉淀，即为浓缩酵母蔗糖酶。将沉淀抽真空除去丙酮后，在显微镜下观察，用测微尺测量晶体尺寸。

4. 结果分析

将得到的酵母蔗糖酶的晶体在显微镜下观察形态并描述，用测微尺测量晶体尺寸并记录。

【要点提示及注意事项】

注意加入硫酸铵的饱和度及速度会影响蔗糖酶的结晶。

【思考题】

哪些因素影响酵母蔗糖酶的结晶?

实验62 酵母蔗糖酶的化学修饰

【实验目的】

掌握酶化学修饰的基本原理和检测方法。

【实验原理】

酶分子中的许多侧链基团可以被化学修饰。酶的化学修饰是研究酶结构与功能的重要方法，对酶侧链基团进行化学修饰，不仅可以明确酶活性部位的组成，也可为改进酶的原有性质（如稳定性等）提供理论基础。当化学修饰试剂与酶分子上的某种侧链基团结合后，酶的活性降低或者丧失，表明这种被修饰的基团是酶活性所必需的。酶分子中有许多基团，如巯基、羟基、咪唑基、胍基、氨基和羧基等可被共价化学修饰，如苯甲基磺酰氟（PMSF）是丝氨酸残基的修饰剂，三硝基苯磺酸（TNBS）是赖氨酸残基的修饰剂，N-乙基马来酰亚胺（NEM）和对氯汞苯甲酸（PCMB）是巯基的修饰剂，碘乙酸（IAc）是组氨酸残基的修饰剂、N-溴代琥珀酰亚胺（NBS）是色氨酸残基的修饰剂，二硫苏糖醇（DTT）可以特异性修饰二硫键，EDTA是金属离子的螯合剂，可与酶活性中心的金属离子发生作用。

本实验以酵母蔗糖酶为材料，分别以 PMSF、TNBS、PCMB、IAc、NBS、DTT 和 EDTA 为化学修饰剂，研究酵母蔗糖酶活性所必需的氨基酸残基，酶活性测定采用 DNS 法（原理见实验"蔗糖酶酶学性质的研究"）。

【实验器材】

1. 实验材料

实验"酵母蔗糖酶的纯化与纯度鉴定"中纯化得到的酵母蔗糖酶、苯甲基磺酰氟（PMSF）、三硝基苯磺酸（TNBS）、对氯汞苯甲酸（PCMB）、碘乙酸（IAc）、N-溴代琥珀酰亚胺（NBS）、二硫苏糖醇（DTT）、EDTA、0.2mol/L 乙酸缓冲液（pH 值 4.9）、0.2mol/L 蔗糖溶液、3,5-二硝基水杨酸（DNS）。

2. 实验仪器

恒温水浴锅、电炉、分光光度计、微量移液器。

【实验步骤】

1. 将浓度分别为 0.2、0.4、0.6、0.8、1.0mmol/L 的各种修饰剂 0.5mL 与蔗糖酶酶液 0.5mL 在 37℃下作用 20 分钟，测定其剩余活力，以 pH 值 4.9 的乙酸缓冲液代替修饰剂溶液测得的活力为 100%。

2. 以蔗糖为底物，采用 DNS 法测定蔗糖酶的活力。

DNS 法步骤：

（1）每个试管加入 0.2mol/L 乙酸缓冲液 0.2mL、蔗糖酶酶液 0.2mL，加水至 0.8mL，再加入 0.2mol/L 蔗糖溶液 0.2mL，37℃保温 20 分钟。

（2）加入 1mL 1mol/L NaOH 终止酶促反应，然后加 DNS 2mL，沸水浴反应 5 分钟。

（3）冷却后定容至 20mL，然后在 540nm 下测定吸光值。

3. 结果分析

以化学修饰试剂的浓度为横坐标，以相对酶活为纵坐标，绘出各种化学修饰试剂的酶活性曲线图。

【要点提示及注意事项】

1. 酶活力低时，可适当增加酶液体积，相应减少缓冲液体积。

2. 酶活性测定的反应时间一定要精准。

【思考题】

根据实验结果，哪些氨基酸残基是维持酵母蔗糖酶活性所必需的？

第九章 　细胞工程实验 ▷▷▷▷

实验 63 　MS 培养基的配制与灭菌

【实验目的】

1. 掌握 MS 培养基母液的配制方法。
2. 掌握 MS 培养基配制与灭菌的操作方法。

【实验原理】

对植物组织进行离体培养时，要依靠培养基提供生长所需的营养成分。不同材料对培养基的要求不同，适当地设计和选用培养基，对于植物组织培养取得成功至关重要。另外，对组织培养物的脱分化和再分化等状态的调控、次生代谢产物的生产等都可通过调节培养基成分来实现的。MS 培养基是植物组织培养最常用的培养基，其成分包括无机物、碳源、有机物、植物生长物质等。

为了使用方便和用量准确，一般将常量元素、微量元素、铁盐、有机物质、激素类分别配制成若干倍的母液，在使用培养基前，只需要按培养基配方的量吸取母液即可。

【实验器材】

1. 实验材料

NH_4NO_3、KNO_3、$NaOH$、HCl、$CaCl_2 \cdot 2H_2O$、$MgSO_4 \cdot 7H_2O$、KH_2PO_4、KI、H_3BO_3、$MnSO_4 \cdot 4H_2O$、$ZnSO_4 \cdot 7H_2O$、$Na_2MoO_4 \cdot 2H_2O$、$CuSO_4 \cdot 5H_2O$、$CoCl_2 \cdot 6H_2O$、$FeSO_4 \cdot 7H_2O$、$Na_2\text{-}EDTA \cdot 2H_2O$、肌醇、烟酸、盐酸吡哆醇、盐酸硫胺素、蔗糖、琼脂、甘氨酸。

2. 实验仪器

天平、烧杯、容量瓶、细口瓶、锥形瓶、量筒、移液管、玻璃棒、pH 试纸、吸耳球、线绳、封口膜、注射器用滤菌器。

【实验步骤】

1. 母液的配制

(1) 母液 (Ⅰ) 的配制　各成分按照表 9-1 培养基浓度含量扩大 10 倍，用感量为 0.01g 的扭力天平称取，用蒸馏水分别溶解，按顺序逐步混合。后用蒸馏水定容至 1000mL 的容量瓶中，即为 10 倍的母液 (Ⅰ)。倒入细口瓶，贴好标签保存于冰箱中。配制培养基时，每配 1L 培养基取此液 100mL。

表 9-1 MS 培养基母液（Ⅰ）配制

序号	药品名称	培养基浓度（mg/L）	扩大 10 倍称量（mg）	
1	NH_4NO_3	1650	16500	
2	KNO_3	1900	19000	
3	$CaCl_2 \cdot 2H_2O$	440	4400	蒸馏水定容
4	$MgSO_4 \cdot 7H_2O$	370	3700	至 1000mL
5	KH_2PO_4	170	1700	

（2）母液（Ⅱ）的配制 MS 培养基的微量元素无机盐由 7 种化合物（除 Fe）组成。微量元素用量较少，特别是 $CuSO_4 \cdot 5H_2O$、$CoCl_2 \cdot 6H_2O$，因此在配制中分Ⅱa、Ⅱb 配制。按照表 9-2、表 9-3 配方，用感量为 0.0001g 的电光分析天平称量，其他同常量元素。配制培养基时，每配制 1L 培养基，取Ⅱa 10mL、Ⅱb 1mL。

表 9-2 MS 培养基母液（Ⅱa）的配制

序号	化合物名称	培养基浓度（mg/L）	扩大 100 倍称量（mg）
1	$MnSO_4 \cdot 4H_2O$	22.3	2230
2	$ZnSO_4 \cdot 7H_2O$	8.6	860
3	H_3BO_3	6.2	620
4	KI	0.83	83
5	$Na_2MoO_4 \cdot 2H_2O$	025	25

表 9-3 MS 培养基母液（Ⅱb）的配制

序号	化合物名称	培养基浓度（mg/L）	扩大 1000 倍称量（mg）
1	$CuSO_4 \cdot 5H_2O$	0.025	25
2	$CoCl_2 \cdot 6H_2O$	0.025	25

（3）铁盐母液的配制 铁盐不是都需要单独配成母液，如柠檬酸铁，只需和常量元素一起配成母液即可，见表 9-4。目前常用的铁盐是硫酸亚铁和乙二胺四乙酸二钠的螯合物，必须单独配成母液。这种螯合物使用方便，又比较稳定，不易发生沉淀，配制方法表 9-4。配制培养基时，配制 1L 取此液 10mL。

表 9-4 MS 铁盐母液的配制

序号	化合物名称	培养基浓度（mg/L）	扩大 100 倍称量（mg）
1	Na₂-EDTA	37.3	3730
2	$FeSO_4 \cdot 7H_2O$	27.8	2780

（4）有机母液的配制 MS 培养基的有机成分有甘氨酸、肌醇、烟酸、盐酸硫胺素和盐酸吡哆素（表 9-5）。培养基中的有机成分原则上应分别单独配制。配制直接用蒸馏水溶解，注意称量时用电子分析天平。

表 9-5 MS 培养基有机物质母液的制备

序号	化合物名称	培养基浓度（mg/L）	扩大倍数	称量（mg）	配制体积（L）
1	甘氨酸	2	500	100	0.1
2	肌醇	100	200	2000	0.1
3	盐酸硫（VB$_1$）	0.4	1000	40	0.1
4	盐酸吡哆素（VB$_6$）	0.5	1000	50	0.1
5	烟酸	0.5	1000	50	0.1

（5）激素母液的配制　植物组织培养中使用激素的种类及含量需要根据不同的研究目的而定。一般激素母液配制的终浓度以 0.5mg/mL 为好，需要注意的是：

①配制生长素类：例如 IAA、NAA、2,4-D、IBA，应先用少量 95％乙醇或无水乙醇充分溶解，或者用 1mol/L 的 NaOH 溶解，然后用蒸馏水定容到一定的浓度。

②细胞分裂素：例如 KT，应先用少量 95％乙醇或无水乙醇加 3～4 滴 1mol/L 的盐酸溶解，再用蒸馏水定容。

③配制生物素：用稀氨水溶解，然后定容。

2. 培养基的配制

以配制 1L MS 培养基为例：

（1）按下述量取各母液至 1000mL 烧杯中。①母液（Ⅰ）：100mL；②母液（Ⅱ）：Ⅱa 10mL；Ⅱb 1mL；③铁盐母液：10mL；④有机母液：10mL〔甘氨酸 2mL、肌醇 5mL、盐酸硫（V$_{B1}$）1mL、盐酸吡哆素（V$_{B1}$）1mL、烟酸 1mL〕。

注：根据培养目的不同，培养基中激素的种类和含量也不相同。例如，胡萝卜愈伤组织的诱导培养基是在 MS 培养基中加入 0.5mg/mL 2,4-D 3mL，而诱导胡萝卜愈伤组织生芽的培养基则是在 MS 培养基中加入浓度均为 0.5mg/mL 的 6-BA 2mL、NAA 0.2mL。

（2）量取 600～700mL 蒸馏水于烧杯中，加入 7g 琼脂，边加热边搅拌，至液体呈半透明状，停止加热，再加入 30g 蔗糖。

（3）将融化的琼脂倒入盛有母液的烧杯中，用蒸馏水定容到 1000mL，混匀。

（4）用 1mol/L 的 NaOH 或 HCl，以及精密 pH 试纸调培养基 pH 值至 5.8。

（5）将溶化的培养基趁热倒入锥形瓶（50mL 或 100mL）中。注意不要让培养基沾到瓶口和瓶壁上。锥形瓶中培养基的量为其容量的 1/5～1/4。每 1L 培养基，可分装 25～30 瓶。

（6）用封口膜封口，外边可加一层牛皮纸，扎好绳子，用铅笔或碳素墨水笔在牛皮纸上写上培养基的代号。

3. 培养基的灭菌

培养基中含有大量的有机物质，特别是含糖量较高，是各种微生物滋生、繁殖的好场所。而接种材料需要在无菌条件下培养很长时间，如果培养基被污染，则达不到培养的预期结果。因此，培养基的灭菌是植物组织培养中十分重要的环节。常用的灭菌方法是高压灭菌和过滤除菌。

（1）高压蒸汽灭菌法　把分装好的培养基及所需灭菌的各种器具、蒸馏水等，放入高压蒸汽灭菌锅的消毒桶中，外层锅内加水，水位高度不超过支架高度（具体操作见实验"培养基的准备与灭菌"），灭菌所需时间见表 9-6。

表 9-6　培养基高压蒸汽灭菌所必须的最少时间

容器的体积（mL）	在 121℃下最少灭菌时间（分钟）
20～50	15
75～150	20
250～500	25
1000	30
1500	35
2000	40

（2）过滤除菌法　除菌滤膜孔径尺寸一般要小于或等于 $0.22\mu m$。过滤灭菌的原理为：溶液通过滤膜时，细菌的细胞和孢子等因大于滤膜孔径而被阻。滤膜的吸附作用力也不容忽视，往往小于滤膜孔径的细菌等亦不能透过。

在需要过滤灭菌的液体量大时，常使用抽滤装置。液量少时可用注射过滤器，它由注射器、滤器（可更换）、持着部分和针管等几部分组成。注射器不必先经高压灭菌，而后面几部分要预先用铝箔或牛皮纸等包扎好，最好放在有螺旋盖的玻璃罐中，经高压灭菌，滤器灭菌不应超过 121℃。

【实验预期结果与分析】

通过本实验学习和掌握培养基母液的配制与灭菌的操作方法。

【要点提示及注意事项】

1. 配制母液（Ⅰ）时，某些无机成分如 Ca^{2+}、SO_4^{2-}、Mg^{2+} 和 $H_2PO_4^-$ 等在一起可能发生化学反应，产生沉淀物。为避免此现象发生，母液配制时要用纯度高的重蒸馏水溶解，药品采用等级较高的分析纯，各种化学药品必须先以少量重蒸馏水使其充分溶解后才能混合，混合时应注意先后顺序。特别应将 Ca^{2+}、SO_4^{2-}、Mg^{2+} 和 $H_2PO_4^-$ 等离子错开混合，速度宜慢，边搅拌边混合。

2. $CaCl_2 \cdot 2H_2O$ 要在最后单独加入，在溶解 $CaCl_2 \cdot 2H_2O$ 时，蒸馏水需加热沸腾，除去水中的 CO_2，以防沉淀。另外，$CaCl_2 \cdot 2H_2O$ 放入沸水中易沸腾，操作时要防止其溢出。

3. 使用电子分析天平时注意不要把药品撒到称盘上，用完以后，用吸耳球将天平内的脏物清理干净。

4. 在配制铁盐时，如果加热搅拌时间过短，会造成 $FeSO_4$ 和 Na_2-EDTA 螯合不彻底，此时若将其冷藏，$FeSO_4$ 会结晶析出。为避免此现象发生，配制铁盐母液时，$FeSO_4$ 和 Na_2-EDTA 应分别加热溶解后混合，并置于加热搅拌器上不断搅拌至溶液呈金黄色（加热 20～30 分钟），调 pH 值至 5.5，室温放置冷却后，再冷藏。

5. 由于维生素母液营养丰富，因此贮藏时极易染菌。被菌类污染的维生素母液，有效浓度降低，并且易给后期培养造成伤害，不宜再用。因此在配制母液时应使用无菌重蒸馏水溶解维生素，并贮存在棕色无菌瓶中，或缩短贮藏时间。

6. 所有的母液都应保存在 0～4℃ 冰箱中，若母液出现沉淀或霉团则不能使用。

7. 配制母液时应注意以下几点：

（1）在使用前配制的母液时，应在量取各种母液之前轻轻摇动盛放母液的瓶子，如果发现瓶中有沉淀、悬浮物或被微生物污染，应立即丢弃，重新进行配制。

（2）用量筒或移液管量取培养基母液之前，必须用所量取的母液将量筒或移液管润洗 2 次。

（3）量取母液时，最好将各种母液按将要量取的顺序写在纸上，量取 1 种，划掉 1 种，以免出错。

（4）移液管不能混用。

8. 在加热琼脂、制备培养基的过程中，操作者千万不能离开，否则沸腾的琼脂外溢，就需要重新称量、制备。此外，如果没有搪瓷量杯，可用大烧杯代替。但要注意大烧杯底的外表面不能沾水，否则加热时烧杯容易炸裂，使溶液外溢，造成烫伤。

9. 调制时要用玻璃棒不停地搅拌，使其充分混合。

10. 培养基中的部分成分在高温灭菌时易发生化学变化，致使培养基 pH 值降低，从而使琼脂凝固力下降，发生培养基灭菌前凝固、灭菌后不凝固现象。避免此现象发生的方法是：调整培养基 pH 值，一般不低于 5.6，若需酸性较强培养基，可适当增加琼脂用量。

11. 灭菌锅内冷空气必须排尽，否则压力表指针虽达到一定压力，但由于锅内冷空气的存在，事实上达不到应有的温度，影响灭菌效果。当达到一定压力后，注意在保持压力过程中严格遵守灭菌时间，时间过长会使一些化学物质遭到破坏，影响培养基成分，时间短则达不到灭菌效果，见表 9-7。

表 9-7　饱和蒸汽压力与其对应的温度

饱和蒸汽压力		温度℃	饱和蒸汽压力		温度℃
kg/cm²	磅/平方英寸		kg/cm²	磅/平方英寸	
0.0	0	100	1.055	15	121.0
0.141	2	103.6	1.125	16	122.0
0.281	4	106.9	1.266	18	124.1
0.442	6	109.8	1.406	20	126.0
0.563	8	112.6	1.543	22	127.8
0.703	10	115.2	1.681	24	129.6
0.844	12	117.6		30	134.5
0.984	14	119.9		50	147.6

12. 对蒸馏水、各种器具灭菌时，灭菌时间要适当延长，压力也要提高，一般在 126℃ 维持一小时。另外锥形瓶中的液体应不超过总体积的 70%，否则当温度超过

100℃时，培养基会喷溢，造成培养瓶壁和封口膜的污染。

13. 消毒后的培养基不能立即用于接种，而应放置 24～72 小时。随后，如果培养基中没有出现菌落，则说明培养基是无菌的，才可以用于接种。另外，做好的培养基一般应在 1～2 周内用完，短时间可存放于室温条件，如不能尽快用完，应放在 4℃保存。

14. 过滤除菌时应注意以下问题：

培养基中某些成分是热不稳定的，在高温湿热灭菌中可能会降解，需要进行过滤灭菌，如一些生长因子，如赤霉素（GA）、玉米素、脱落酸、尿素和某些维生素。先将培养基耐热物质经高压灭菌后置于超净工作台上冷却至 40℃，再将过滤灭菌后的该化合物按计划用量依次加入，摇匀，凝固后即可使用。如果是液体培养基，则可在冷却到室温后再加入。

除菌滤膜的孔径尺寸一般要小于或等于 $0.22\mu m$。需要过滤灭菌的液体量大时，常使用抽滤装置；液量少时可用注射过滤器。由于针头式滤菌器小巧、方便、实用，在液量多时多用几套此种装置（亦可适当重复使用）也能顺利完成液体灭菌操作。在使用前按无菌操作要求将针头式滤菌器的几个部分装配在一起，把吸有待过滤灭菌溶液的注射器插入细菌过滤器与之相配合的插接口，推压注射器活塞杆，将溶液压过滤膜，从针管部分滴出的溶液即为无菌溶液，但是滤膜不能阻挡病毒粒子通过。在一般情况下，人工配制的溶液不会含有植物病毒。更严格的实验研究中，这一点仍不容忽视。过滤过的溶液要按无菌操作要求尽快加入培养基中，以免重新遭到污染。假如需经过滤灭菌的溶液带有沉淀物，那么在过滤灭菌之前可用玻璃滤器预先予以去除，这样可以减少细菌滤膜微孔被堵塞的情况。

【思考题】

1. 配制母液时为什么要按顺序加入各药品？溶解 $CaCl_2 \cdot 2H_2O$ 时，为什么要将蒸馏水加热？

2. 根据所给母液浓度、蔗糖及琼脂用量、pH，按给出的培养基配方计算各种母液吸取量，填入表 9-8。

培养基配方：MS＋KT 1.0mg/L＋6-BA 2.0mg/L＋NAA 0.2mg/L＋蔗糖 3%＋琼脂 0.7%，pH 值 5.8。

表 9-8 母液吸取量表

药品名称	母液浓度	1L培养基母液吸取量	0.3L培养基母液吸取量
母液Ⅰ	10 倍液		
母液Ⅱa	100 倍液		
母液Ⅱb	1000 倍液		
铁盐	100 倍液		
VB$_1$	0.4mg/mL		

续表

药品名称	母液浓度	1L培养基母液吸取量	0.3L培养基母液吸取量
VB$_6$	0.5mg/mL		
烟酸	0.5mg/mL		
Gly	1mg/mL		
肌醇	20mg/mL		
BA	0.5mg/mL		
KT	0.5mg/mL		
NAA	0.5mg/mL		
蔗糖			
琼脂			
pH值	5.8		

实验64　培养材料灭菌和接种

【实验目的】

1. 掌握无菌培养对实验材料消毒、接种的要求。

2. 掌握培养材料灭菌、接种的操作技术。

【实验原理】

灭菌是组织培养重要的工作环节之一，是指采用理化方法杀死物体表面及其孔隙内的一切微生物，包括细菌的芽孢和真菌的孢子。组织培养中要求接种室、超净工作台达到无菌状态，植物材料也要消毒灭菌，接种人员的双手同样如此。接种室和超净工作台可采用甲醛、高锰酸钾混合熏蒸，结合紫外灯照射20～30分钟；外植体可采用75％酒精和0.1％升汞杀菌；双手可用75％酒精棉球擦拭；接种工具可采用75％酒精棉球擦拭，再经火焰灼烧灭菌。

接种是将已消毒好的根、茎、叶等离体器官，经切割或剪裁成小段或小块，放入培养基的过程。

【实验器材】

1. 实验材料

胡萝卜块根、绿豆种子、0.1％升汞、酒精、次氯酸钠、无菌水、培养基母液。

2. 实验仪器

超净工作台、镊子、手术刀、酒精灯、脱脂棉、烧杯、广口瓶、培养皿。

【实验步骤】

1. 准备好已灭菌的培养基、无菌水、培养皿及接种工具。

2. 将培养基、无菌水、接种工具置于超净工作台上，打开紫外灯开关，同时打开接种室内的紫外灯，照射至少 25 分钟；然后关室内的紫外灯，开送风开关，关闭台内的紫外灯，通风 10 分钟后，再开日光灯进行无菌操作。

3. 接种前用肥皂洗手，特别是将手指洗净，然后用沾有 75％酒精的棉球擦拭双手消毒。

4. 将绿豆种子在流水下冲洗干净。

5. 将种子放于 200mL 的广口瓶中，用 75％酒精溶液浸泡 30 秒，无菌水冲洗，然后用 0.1％升汞溶液（加入吐温 2 滴）浸泡约 10 分钟，期间不断摇动溶液，用无菌水洗涤 5 遍待用。

6. 解除锥形瓶上捆扎的线绳，必要时可以用沾有 75％酒精的棉球擦拭锥形瓶表面，把锥形瓶按培养基处理整齐排列在超净工作台左侧，然后用 75％酒精擦洗超净工作台表面。

7. 接种用的镊子使用前插入 95％乙醇溶液中，使用镊子时在酒精灯上烧灼片刻，冷却后待用。也可以插入培养基边缘促使其冷却。

8. 在酒精灯火焰旁揭去封口膜，将瓶口倾斜至接近水平方向，用火焰灼烧瓶口，灼烧时应不断转动瓶口，使试管口沾染的少量菌得以烧死。左手持瓶，使其靠近火焰，右手将烧过的镊子触动培养基部分，使其冷却，夹取绿豆种子放在培养基上，用镊子轻轻按一下，使其部分浸入培养基。每瓶可放 4～6 个外植体。

9. 转动瓶口灼烧，将封口膜从酒精灯火焰上过一下，盖口，扎好绳子，标上接种日期、材料名称、姓名等。

10. 将接种材料移到培养室培养。

【实验预期结果与分析】

通过本实验初步掌握培养材料灭菌、接种的操作技术。

【要点提示及注意事项】

1. 从室外取得的材料，要用自来水冲洗数分钟。对表面不光滑或长有绒毛等结构不容易洗净的材料，冲洗时间要长，必要时要用毛刷刷洗。

2. 外植体消毒剂的选择要综合考虑消毒效果、不同材料对灭菌剂的耐受力、灭菌剂的去除等因素，最好选用两种消毒剂交替浸泡。初次实验，要设置一定的时间梯度来确定最佳灭菌时间。

3. 接种时，应尽量避免做明显扰乱气流的动作（比如说、笑、打喷嚏），以免影响气流，造成污染。另外，操作过程中要不时用 75％酒精擦拭双手。

4. 接种前培养基出现大量污染现象，若菌类只存在于培养基表面，且主要是真菌时，可能是因培养瓶密封不严或放置培养基的环境不洁净，菌类群落密度过大所致。若菌类存在于培养基内部，则可能是由使用污染的贮藏母液引起。另外培养瓶不洁净、灭菌不彻底也是导致接种前培养基污染的原因。避免此现象发生的方法是：保持环境洁净，杜绝使用污染的母液，严格高压蒸汽灭菌程序，保证灭菌时间。

5. 接种后培养基出现大面积污染、菌落分布不匀，此种情况主要是接种过程中发生污染所致，也可能是接种室不洁净、菌类孢子过多、镊子带菌、操作人员手未彻底消毒、操作人员呼吸污染、超净工作台出现故障等原因引起。避免此现象发生的方法是：保持无菌接种室洁净，并定期用甲醛等熏蒸灭菌；接种前，接种室用紫外灯灭菌时间不低于20分钟；用75％酒精喷雾杀菌降尘，超净工作台开启15～20分钟后方可使用；镊子等接种工具严格彻底灭菌，且接种时使用1次灭菌1次；操作过程中经常用75％酒精等消毒剂擦洗手部等。

6. 接种后外植体周围发生菌类污染可能因外植体表面灭菌不彻底所致。解决方法是：外植体用饱和洗涤剂浸泡10～15分钟，自来水冲洗0.5～2小时后，再选择适宜的灭菌剂消毒，一般用0.1％～0.2％升汞灭菌最好。对于一些凹凸不平或有茸毛的外植体采用灭菌剂中加"吐温－80"等湿润剂的办法，增加其渗透性，以提高杀菌效果（表9-9）。

表9-9 植物组织培养中常用的消毒剂

消毒剂名称	使用浓度（％）	消毒难易	灭菌时间（分钟）	消毒效果
乙醇	70～75	易	0.1～3	好
氯化汞	0.1～0.2	较难	2～15	最好
漂白粉	饱和溶液	易	5～30	很好
次氯酸钙	9～10	易	5～30	很好
次氯酸钠	2	易	5～30	很好
过氧化氢	10～12	最易	5～15	好

【思考题】

1. 接种后污染调查。观察接种后2～5天的污染情况，填入表9-10。

表9-10 接种培养记录表

观察日期

接种日期	接种数	污染数	污染率	主要污染菌种

注：污染率（％）＝（污染的外植体数/总接种外植体数）×100％

如果培养材料大部分发生污染，说明消毒剂浸泡的时间短；若接种材料虽然没有污染，但材料已发黄，组织变软，表明消毒时间过长，组织被破坏死亡；接种材料若没有出现污染，生长正常，即可以认为消毒时间适宜。

2. 外植体用消毒剂消毒后，为什么要用无菌水漂洗？有时候会在消毒溶液中加入1～2滴表面活性物质，例如吐温－80或吐温－20，为什么？

3. 在接种过程中，通过哪些措施来防止细菌对接种工具、接种材料的污染？

4. 对外植体表面消毒时为什么常用"两次消毒法"？

实验 65　愈伤组织的诱导、增殖与分化

【实验目的】

1. 熟悉诱导植物外植体形成愈伤组织的方法。

2. 了解愈伤组织再分化原理，学习诱导愈伤组织分化的方法。

【实验原理】

愈伤组织在离体培养过程中，组织和细胞的潜在发育能力可以在某种程度上得到表达，伴随着反复的细胞分裂，又开始新的分化。使脱分化的细胞团或组织重新分化而产生出新的具有特定结构和功能的组织或器官的现象，称为再分化。在一定的培养条件下，愈伤组织通过分化可以形成苗或根的分生组织甚至是胚状体，继而发育成完整的植株。

植物生长调节剂是诱导愈伤组织形成的重要因素，对有些植物材料而言，生长素和细胞分裂素对保持愈伤组织的快速生长是必要的，特别是两者结合使用时，能更强烈地刺激愈伤组织的形成。

【实验器材】

1. 实验材料

胡萝卜块根、0.1%升汞、酒精、次氯酸钠、无菌水、培养基母液、2,4-D、水解酪蛋白（CH）、6-BA、NAA、IBA、蔗糖、琼脂。

2. 实验仪器

超净工作台、镊子、手术刀、酒精灯、棉球、烧杯、广口瓶、培养皿。

【实验步骤】

1. 诱导胡萝卜愈伤组织。

（1）培养基配制：诱导胡萝卜愈伤组织的培养基为：MS＋2,4-D 1.5mg/L＋CH 500mg/L＋蔗糖 3%＋琼脂 0.7%，pH 值 5.8。

愈伤组织增殖培养基：MS＋2,4-D 0.5mg/L＋CH 500mg/L＋蔗糖 3%＋琼脂 0.7%，pH 值 5.8。

（2）胡萝卜营养根的消毒：①将胡萝卜块根在自来水下冲洗干净，用小刀切去外围组织。将胡萝卜切段，每段厚约 0.5cm。②把胡萝卜段用无菌水漂洗干净。③用 75%的酒精溶液浸泡 30 秒。④用 0.1%氯化汞浸泡约 10 分钟，在浸泡过程中用镊子搅拌，以使消毒充分。⑤浸泡过的胡萝卜段用无菌水冲洗 3～5 次，洗去残留的氯化汞后切片。

（3）胡萝卜营养根切片：胡萝卜营养根由外向内依次分为皮层、形成层和中轴三部分。在切片消毒之前首先除去皮层的最外层，以减少胡萝卜营养根的带菌量。形成层的分生能力最强，是产生愈伤组织的主要部分，因此在切片时应使每一个切片上都有形成层。

（4）解除锥形瓶上捆扎的线绳，可以用沾有 75%酒精的棉球擦拭锥形瓶表面，把

锥形瓶按培养基处理，整齐排列在超净工作台左侧，然后用 75% 酒精擦洗超净工作台表面。

（5）轻轻打开封口膜，将锥形瓶口在火焰上方灼热灭菌，同时把长镊子也放在火焰上方灼烧，将烧过的镊子触动培养基部分，使其冷却，以免烧死被接种的外植体。然后将培养皿打开一小缝，用镊子取出切好的胡萝卜切片放到培养基表面，用镊子轻轻向下按一下，使切片部分进入培养基。在酒精灯火焰上转动锥形瓶一圈使瓶口灼热灭菌。然后用封口膜封口，同时在牛皮纸上写上培养材料、接种日期、姓名等。

2. 配制生芽和生根培养基。

（1）生芽培养基　MS＋6-BA 1mg/L＋NAA 0.1mg/L＋蔗糖 3%＋琼脂 0.7%，pH 值 5.8。

（2）生根培养基　1/2 常量元素＋MS 其他成分＋IBA 1mg/L＋蔗糖 3%＋琼脂 0.7%，pH 值 5.8。

3. 按照无菌操作，小心挑取愈伤组织 3～5 个，放置到分化培养基中。注意标明接种日期和外植体名称。

4. 放置培养室培养，10 天后统计愈伤组织分化情况。

【实验预期结果与分析】

1. 观察植物形成愈伤组织及愈伤组织分化过程中的颜色、质地、形状等变化。

2. 统计愈伤组织诱导率、生芽率和生根率。

【要点提示及注意事项】

1. 消毒以后的所有操作过程都应在超净工作台上进行。操作所用的镊子、手术刀和剪刀使用前插入 95% 乙醇溶液中，使用时在酒精灯火焰上灼烧片刻，冷却后再切割。

2. 植物生长调节剂是诱导愈伤组织形成的极为重要的因素，研究具体问题要设置一定的浓度梯度，以寻找最佳浓度。

【思考题】

1. 观察接种的外植体在接种 1 周后产生愈伤组织的颜色和质地，计算愈伤组织诱导率。

愈伤组织诱导率（%）＝（形成愈伤组织的材料数/总接种材料数）×100%

2. 分析影响愈伤组织诱导和分化的主要原因。

3. 统计愈伤组织生芽率、生根率。

生芽率（%）＝（生芽愈伤组织块数/接种愈伤组织总块数）×100%

生根率（%）＝（生根愈伤组织块数/接种愈伤组织总块数）×100%

4. 愈伤组织发生不定芽和不定根的能力与哪些因素有关？

实验 66　植物细胞悬浮培养与同步化

【实验目的】

掌握植物细胞悬浮培养的常规方法及同步化的方法。

【实验原理】

植物离体细胞作为生物反应器具有生产周期短、提取简单、易规模化、不受外界环境干扰，而且产量高、化学稳定性和化学特性好等特点。利用植物离体细胞培养进行次生代谢物质的生产一直受到研究者们的重视，也有成功的先例。研究发现，离体培养条件下，细胞系的种类及培养条件、培养基的组成、植物生长调节剂的种类和浓度对目的产物的产量有很大影响。

【实验器材】

1. 实验材料

胡萝卜愈伤组织、培养基母液、2,4-D、蔗糖、琼脂。

2. 实验仪器

超净工作台、振荡摇床、各种接种工具、手动吸管泵、尼龙网、移液管、吸耳球、漏斗、离心管、离心机。

【实验步骤】

1. 诱导愈伤组织形成（参见实验"愈伤组织的诱导、增殖与分化"）。

2. 制备液体培养基。

培养基配方：MS＋2,4-D 1mg/L＋蔗糖 3%。

3. 在超净工作台上，从形成愈伤组织的培养瓶中挑取质地松弛、生长旺盛的愈伤组织，放入盛有 30mL 液体培养基的锥形瓶中，用镊子轻轻捏碎愈伤组织。每瓶接入约 2g 的愈伤组织，置于振荡摇床固定，在黑暗条件下或弱散射光下 100r/min 振荡培养。

4. 将胡萝卜悬浮细胞培养物摇匀后倒在或滴入孔径较大（$47\mu m$、$81\mu m$ 或更大）的尼龙网或不锈钢网漏斗中。

5. 如果网眼被细胞团堵塞，可用吸管反复吸、吹。

6. 用无菌培养基冲洗残留在网上的细胞团。

7. 重复步骤 4～6。

8. 将通过较大孔径的细胞悬浮液再通过较细孔径的尼龙网过滤（如 $31\mu m$、$26\mu m$），用吸管反复吸、吹。

9. 经过分级过滤的"同步化"细胞离心（50g，5 分钟），收集后加入液体培养基进行培养或进一步同步化。

【实验预期结果与分析】

1. 通过本实验学习建立植物细胞悬浮体系。

2. 通过本实验掌握植物细胞悬浮培养的常规方法及同步化的方法。

【思考题】

1. 研究细胞悬浮培养的意义何在？挑选愈伤组织进行悬浮培养需注意什么问题？

2. 建立细胞悬浮系的步骤包括哪些？一个良好的悬浮细胞培养体系应该具有什么样的特征？

实验 67 聚乙二醇（PEG）介导的细胞融合

【实验目的】

掌握细胞融合原理及应用 PEG 诱导细胞融合的方法。

【实验原理】

细胞与组织不同，不排斥异类、异种细胞。细胞融合（cell fusion）即在自然条件下或用人工方法（生物的、物理的、化学的）使两个或两个以上的细胞融合成一个细胞的过程。人工诱导的细胞融合不仅能产生同种细胞融合、种间细胞融合，而且也能诱导动植物细胞间产生融合。

诱导细胞融合的主要方法有病毒诱导融合、化学融合剂诱导融合和电融合。

1. 病毒诱导融合

有许多种类的病毒能介导细胞融合，最常用的是灭活的仙台病毒（HVJ），其为 RNA 病毒。病毒诱导细胞融合的过程：首先是细胞表面吸附许多病毒粒子，接着细胞发生凝集，几分钟至几十分钟后，病毒粒子从细胞表面消失，而就在这个部位邻接细胞的细胞膜融合，胞质相互交流，最后形成融合细胞。

2. 化学融合剂诱导融合

化学融合剂主要有高级脂肪酸衍生物、脂质体、钙离子、水溶性高分子化合物、水溶性蛋白质和多肽，其中最常用的是聚乙二醇（PEG）。PEG 用于细胞融合至少有两方面的作用：①可促使细胞凝结；②破坏互相接触处细胞膜的磷脂双分子层，从而使相互接触的细胞膜之间发生融合，进而细胞质沟通，形成一个大的双核或多核融合细胞。

3. 电融合

电融合是指细胞在电场中极化成偶极子，并沿着电力线排列成串，然后用高强度、短时程的电脉冲击穿细胞膜而导致细胞融合。

所有的细胞融合方法都有其各自的优缺点，本次实验中采用 PEG 诱导细胞融合的方法。

【实验器材】

1. 实验材料

小鼠血红细胞、Alsever 液（pH 值 7.4）、0.85% 生理盐水、GKN 液、50% PEG。GKN 液：NaCl 8g、KCl 0.4g、$Na_2HPO_4 \cdot 2H_2O$ 1.77g、$NaH_2PO_4 \cdot 2H_2O$ 0.69g、葡萄糖 2g、酚红 0.01g、溶于 1000mL 双蒸水。

2. 实验仪器

显微镜、离心机、刻度离心管、试管、载玻片、盖玻片。

【实验步骤】

1. 取小鼠血 2mL＋2mL Alsever 液，再加入 6mL Alsever 液，混匀后制悬液（4℃下保存）。

2. 取上步中所得悬液 1mL＋4mL 0.85％的 NaCl 溶液，进行两次离心处理。

（1）1200r/min 离心 5 分钟，去上清液再加入 5mL 的 0.85％ NaCl 溶液。

（2）1000～1200r/min 离心 5 分钟，去上清液。

3. 将得到的血球（0.1～0.2mL）加入 GKN 液至 1～2mL，使之成为 10％的细胞悬液。

4. 在上述 10％血球悬液 1mL 中加入 3mL GKN 液，使每毫升含血球 15000 万个，即 15×10^7 个/mL。

5. 取步骤 4 中所得悬液 1mL＋0.5mL 50％的 PEG 液，混匀滴片，在常温下 2～3 分钟后即可镜检。

【实验预期结果及分析】

在高倍镜下可以看到有两个或两个以上的小鼠红细胞膜融合在一起（图 9-1、图 9-2）。

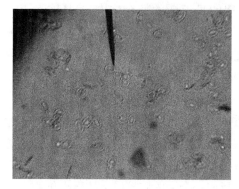 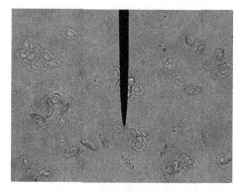

图 9-1　小鼠血红细胞融合光镜观察（10×20）　　图 9-2　小鼠血红细胞融合光镜观察（10×40）

【要点提示及注意事项】

1. 影响细胞融合的因素很多，实验时最好选择分子量在 1500～6000（视细胞种类不同来定，也可参考文献）的 PEG；PEG 的浓度以 50％为好。

2. 细胞融合对温度很敏感，过高过低的温度均不利于融合。实验温度应控制在 37℃～39℃范围内。

3. pH 也是影响细胞融合成功与否的关键因素之一。所配的试剂溶液 pH 值应控制在 7.0～7.2。

4. 观察的时候要注意显微镜的操作，要注意辨别融合细胞与重叠的小鼠血红细胞。

实验 68　植物遗传转化实验

【实验目的】

1. 了解植物遗传转化的基本原理和一般步骤。

2. 掌握遗传转化的基本操作技术。

【实验原理】

农杆菌介导的遗传转化系统是外源 DNA 进入植物细胞最成功和应用最广泛的方法。农杆菌可浸染大多数双子叶植物和少数单子叶植物，甚至裸子植物。许多植物通过农杆菌的遗传转化获得了转基因植株或毛状根。目前，转化植物细胞的农杆菌主要有两类，即根癌农杆菌（*Agrobacterium tumefaciens*）和发根农杆菌（*Agrobacterium rhizogenes*）。已有研究表明，影响农杆菌介导植物基因转化的因素很多，农杆菌菌株、植物基因型和外植体来源、培养方法、不同的选择标记等因素都影响农杆菌介导的遗传转化。

【实验器材】

1. 实验材料

根癌农杆菌、MS 培养基母液、YEP 固体培养基、NaCl、酵母、水解酪蛋白、琼脂、蔗糖、卡那霉素、羧苄青霉素、6-BA、IAA。

2. 实验仪器

摇床、超净工作台、冰箱、微量移液器、镊子、手术刀、打孔器、酒精灯、棉球、培养皿、锥形瓶、滤纸、牛皮纸、牙签。

【实验步骤】

1. 根癌农杆菌质粒的保存：

（1）构建好的根癌农杆菌接种在 YEP 固体培养基上。

YEP 固体培养基（100mL）：NaCl 0.5g、酵母 1g、水解酪蛋白 1g、琼脂 1.5g，pH 值 7.0。

（2）在冰箱中冷藏，一个月重新划线活化一次，以保证菌种活力。

2. 配制 YEP 液体培养基：

YEP 液体培养基：NaCl 0.5g、酵母 1g、水解酪蛋白 1g，pH 值 7.0。

（1）分装于试管中，每试管加入 5mL 左右的液体培养基。

（2）高压灭菌，放置于冰箱中待用。

3. 摇菌：

（1）用灭菌的牙签挑出单菌落，一起放入上述 YEP 液体培养基中。

（2）置于 27℃摇床上培养 16～17 小时（180r/min），培养至 OD_{600} 为 0.6～0.8。

4. 用消毒后的 0.5mm 打孔器从无菌苗叶片上切出叶盘，接种到 MS＋6-BA 1.0mg/L＋NAA 1.0mg/L＋3％蔗糖＋0.7％培养基上预培养 2～3 天，材料切口刚刚开始膨大时即可进行侵染。

5. 取 OD_{600} 为 0.6～0.8 的菌液，按 1％～2％的比例，转入新配制的无抗生素的细菌液体培养基中，可在与上相同的条件下培养 6 小时，OD_{600} 为 0.2～0.5 时即可用于转化。

6. 侵染：

（1）于超净工作台上，将菌液倒入无菌小培养皿中。

（2）从培养瓶中取出经过预培养的外植体，放入菌液中，浸泡 5 分钟。

（3）取出外植体置于无菌滤纸上，吸去附着的菌液。

7. 共培养：

（1）将侵染过的外植体接种在愈伤组织诱导培养基上。

愈伤组织诱导培养基：MS＋IAA 0.5mg/L＋BA 2.0mg/L＋蔗糖 3％＋琼脂 0.7％。

（2）在 28℃暗培养条件下共培养 2～4 天。

8. 将经过共培养的外植体转移到含有 100mg/L 卡那霉素和 500mg/L 羧苄青霉素的愈伤诱导培养基上，在光照为 2000lx、25℃条件下进行选择培养。

9. 继代选择培养：

（1）选择培养 2～3 周后，外植体将产生抗性愈伤组织。

（2）将这些抗性材料转入相应的选择培养基中进行继代扩繁培养。

10. 将愈伤组织转移到含有 100mg/L 卡那霉素和 500mg/L 羧苄青霉素的诱导培养基上诱导生芽。

诱导培养基：MS＋KT 2.0mg/L＋IAA 0.5mg/L＋蔗糖 3％＋琼脂 0.7％。

11. 生根培养：

（1）两周后分化出芽，从基部将芽切下，转至生根培养基上。

生根培养基：MS＋IAA 0.1mg/L＋蔗糖 3％＋琼脂 0.7％。

（2）诱导生根。生根后的植株移入温室内栽培。

12. 分子鉴定：

（1）采用 CTAB 法提取转化植物根的基因组 DNA。

（2）转化基因 PCR 鉴定。

【实验预期结果及分析】

通过农杆菌的遗传转化获得了转基因植株。

【要点提示及注意事项】

1. 对农杆菌进行必要的诱导处理，注意培养条件、菌液浓度、侵染和共培养的时间等，在提高转化效率的同时要防止细菌的过度生长。

2. 对再生植株的细胞起源需有明确的了解，在培养方法、培养基的设计上要有利于转化细胞的生长、分裂及植株再生。

【思考题】

1. 卡那霉素、羧苄青霉素在培养过程中各起什么作用？

2. 步骤 2 中如果不加入卡那霉素会影响实验结果吗？为什么？

实验 69　植物细胞的生长计量技术

【实验目的】

在愈伤组织和单细胞培养中，随时监测细胞的增殖和细胞团的生长状态是非常必要的，通过对培养细胞和细胞团生长的计量技术，来达到如下的目的。

1. 筛选最适于培养细胞增殖和生长的培养基化学组成、渗透压和酸碱度。

2. 监测培养组织和悬浮培养细胞在整个培养世代中，细胞数目的增长情况和一个培养世代所需要的时间，以确定继代培养和注入新鲜培养基的时间。

【实验原理】

通过血球计数板、显微测微尺、平板、细胞荧光或染色等方法分别测定细胞的数量、体积、活力，以及多数细胞生长状态，最终测定细胞的生长曲线。

【实验器材】

1. 实验材料

植物悬浮培养细胞、植物愈伤组织、三氧化铬、盐酸、果胶酸、荧光素双醋酸酯(FDA)、结晶紫、洋红、甲基蓝、伊文思蓝、乳酰丙酸苔红素、甲酸、乙酸、中性胶、孚尔根染色系列药品。

2. 实验仪器

离心机、尼龙网、显微镜、刻度离心管、荧光显微镜、注射器、天平、吸管、血球记数板、酒精灯、恒温水浴、试管、载玻片、盖玻片、刀片、超滤器。

【实验步骤】

1. 培养细胞的记数

(1) 悬浮培养细胞的记数

①吸取细胞悬液一滴至计数板上。

②将盖玻片由一边向另一边轻轻盖上，再用两拇指压紧盖玻片两边，使盖玻片和计数板紧密结合，以防形成气泡。

③数分钟后，细胞沉降至载玻片表面，即可在显微镜下计数。

④每个样品计数 6 个重复，最后计算出单位体积中细胞数量。

(2) 愈伤组织细胞的计数　愈伤组织鲜重和细胞数目有一定关系，故愈伤组织鲜重可以作为测量细胞数目的一种间接方法。但由于测量时的来回搬动，很容易造成污染，从而造成材料的损失。可以先将愈伤组织离析软化成单细胞，然后再进行统计。

①愈伤组织先用 1mol/L 盐酸在 60℃下水解预处理 10 分钟，需注意愈伤组织的取样时间，通常是在细胞数目急速增加、每个细胞平均重量或体积急剧下降时取样。

②加入 5% 三氧化铬、两倍于细胞体积的溶液，在 20℃离析 16 小时，也可以增加铬酸浓度，提高温度来缩短离析时间。如用 8% 三氧化铬在 70℃条件下离析 2~15 分钟。值得注意的是，由于愈伤组织细胞在取样时处于不同的生长周期，故离析时间有长短之区别，只有靠经验确定。三氧化铬浓度过高，处理时间过长，会导致细胞分解，从而减少细胞数目。

③将离析软化的细胞迅速冷却，强力振动 10 分钟，使其分散，然后用蒸馏水洗 3 次备用。

④用含 0.03mol/L 的 EDTA、1% 结晶紫溶液对上述离析后的细胞进行染色 10 分

钟，然后用蒸馏水仔细洗涤数次。

⑤将洗涤后的细胞放入装有 2mL 蒸馏水的小试管中，用玻璃棒搅动，使细胞分散，形成悬浮液。

⑥用血球计数板计数每块愈伤组织的细胞数目。

2. 培养细胞体积的测定

细胞体积在一定范围内，反映了悬浮培养细胞数目的增殖状态。一般培养细胞增殖速度越快，细胞体积越小。培养细胞体积的测量，最简便的方法是取 15mL 悬浮培养细胞，放入刻度离心管中，2000g 离心 5 分钟，测细胞的总体积，以每毫升培养液中细胞体积的毫升数来表示。这种方法简便，但过于粗放。

显微测微尺直接测量细胞体积（见实验"微生物大小、数量的测定及生长曲线的绘制"）。

3. 培养细胞重量的测定

（1）鲜重的测定（采用直接测量法）

①来自固体培养基的材料，取出后洗去琼脂并用滤纸吸干水分，然后直接用分析天平称重。

②来自液体悬浮培养液培养的细胞，可放入已知重量的尼龙网上过滤。过滤后用水冲洗，除去培养基，然后离心除去水分。称量后的重量减去尼龙网的重量，即为悬浮细胞鲜重。

（2）干重的测定

①将愈伤组织从琼脂培养基中取出，放入称量瓶内于 60℃烘箱内烘 12～24 小时（因材料大小、厚薄而定）取出，冷却后立即称量。

②悬浮培养细胞，抽滤去除培养基并收集在预先称好重量的超滤器上，再用水洗数次，用抽滤器抽干细胞表面水分，然后置于 60℃烘箱内烘 12～24 小时（因材料大小、厚薄而定）取出，冷却后立即称量。

4. 细胞活力的测定

（1）荧光法　荧光素双醋酸酯（FDA）本身无荧光、无极性，可透过原生质体膜进入细胞内部。进入后由于受到活细胞中内脂酶的分解，而产生有荧光的极性物质——荧光素，荧光素则不能自由出入原生质体膜。故在荧光显微镜下可观察到具有荧光的细胞，表明该细胞是有活力的细胞；相反，不具有荧光的细胞是无生命力的细胞。

操作步骤：

①吸出 0.5mL 细胞悬浮液放入 10mm×100mm 小试管中，加入 FDA 液，使最后浓度达到 0.01％。混匀后常温下作用 5 分钟。

②荧光显微镜观察，激发滤光片为 QB_{24}，压制滤光片为 TB，经观察发出绿色荧光的细胞为有活力的细胞，不产生荧光的细胞为无活力的死细胞。

③细胞活力统计，指用有活力的细胞数占总观察细胞数的百分数来表示。

（2）染色法　有活力的细胞具有选择性吸收外界物质的特性，当用染色剂处理时，活细胞拒绝染色剂的进入，因此不能染色。死细胞可吸附大量的染色剂而染上颜色。统计未染上颜色的细胞数目，就可计算出它的活力。

操作步骤：

①材料准备：制备原生质体和悬浮单细胞材料。

②配制染色剂，如洋红、甲基蓝、伊文思蓝等，浓度 0.005%～0.01%。

③将染色剂滴入材料上染色，数分钟后即可统计观察。注意染色时间不能太长，否则有活力的细胞也会染上颜色，从而影响统计的准确性。

5. 植板率的测定

用平板法培养单细胞或原生质体时，细胞的增殖状况常以植板率来表示，即能长出细胞团的细胞占接种细胞总数的百分数。每个平板上接种的细胞数，可根据铺板时加入细胞培养液的毫升数和每 1mL 培养液中含有的细胞数来计算，两者的乘积即为每平板上的细胞总数。

操作步骤：

①制备胡萝卜悬浮培养物，经尼龙网过滤，获得适于平板培养的细胞悬浮液。

②利用血球计数板调节悬浮细胞密度到 5×10^5 个/mL。

③培养基的制备。为了提高植板率，一般选用条件培养基。首先配制悬浮细胞培养基（参考实验"植物细胞悬浮培养与同步化"），接种愈伤组织（或接种悬浮细胞）后进行一段时间的培养，然后离心，取其上清液即为最简单的条件培养基。制作平板培养用的固体条件培养基时，可取上清液一份，与含相同糖浓度和 1.4% 琼脂的灭菌培养基 1 份，在后者经高压灭菌尚未冷却的情况下趁热充分混合，冷却到 30℃～35℃备用。

④平板培养的制作。将一份已调制好细胞密度的单细胞悬浮液与 4 份 35℃ 的固体条件培养基充分混合均匀，倒入各个无菌培养皿，使培养基的厚度在 5mm 左右。盖上培养皿，用熔化的石蜡密封。将进行平板培养的培养皿放入一个垫有湿滤纸的大培养皿中。

⑤当细胞团肉眼可见时计数。在暗室的红光下将一张印相纸或放大纸置于培养皿的下方，在培养皿的上方置一光源，打开光源使培养皿中细胞团印到印相纸或放大纸上，将照片冲洗出来，细胞团在照相纸上呈白色，周围培养基呈淡黑色。

6. 有丝分裂指数的测定

有丝分裂指数是指在一个细胞群体中，处于有丝分裂的细胞数占总细胞数的百分率。分裂指数越高，说明细胞分裂速度越快；反之则慢。有丝分裂指数只反映群体中每个细胞分裂时所需时间的平均值。

有丝分裂指数的测定方法：

(1) 愈伤组织细胞有丝分裂指数的测定最简单的方法是孚尔根染色法。

①先将愈伤组织用 1mol/L HCl 在 60℃下水解 20 分钟后染色。

②在载玻片上按常规做镜检，随机查 500 个细胞，统计其中处于分裂间期及处于有丝分裂各时期的细胞数目。

③根据调查有丝分裂各时期细胞数目，计算出有丝分裂指数。

(2) 悬浮培养细胞有丝分裂指数的测定：

①取一定体积的悬浮培养细胞，离心后将细胞吸于载玻片上。

②加一滴乳酰丙酸苔红素于细胞上。

③将细胞片在酒精灯上微热后，再盖上盖玻片，轻击盖玻片。

④将盖玻片轻轻揭下，用乙醇将盖玻片和载玻片上的细胞洗一下，然后将盖玻片安放在一片新的载玻片上。而原来的载玻片上，则盖上一片新的盖玻片，帕拉尔胶（euparal）或溶于叔丁醇的加拿大树胶封片。

⑤将上述方法制成的片子，用油镜检查 1000 个细胞，随后计算出分裂指数。

【实验预期结果与分析】

通过本实验学习培养细胞和细胞团生长的计量技术，该技术可以应用于筛选细胞增殖和生长的最适条件，或者监测组织和细胞在整个培养世代中，细胞数目的增长情况和一个培养世代所需要的时间，以确定继代培养和注入新鲜培养基的时间。

【要点提示及注意事项】

1. 载物台上镜台测微尺刻度是用加拿大树胶和圆形盖玻片封合的。当除去松柏油时，不宜使用过多的二甲苯，以避免盖玻片下的树胶溶解。

2. 取出目镜测微尺，将目镜放回镜筒，要用擦镜纸擦去目镜测微尺上的油腻和手印。

3. 叶肉细胞由于受叶绿素的干扰，有活力的细胞可发出黄绿色的荧光而不是绿色荧光；无活力的死细胞，则发出红色荧光。

【思考题】

1. 培养细胞生长量的测定有什么意义？试从培养细胞重量、体积、数目、植板率、细胞分裂指数等方面叙述。

2. 以自己的实验结果为例，探讨对于细胞培养实验有什么借鉴意义。

第十章 生物工程综合设计性实验 ▷▷▷▷

　　生物工程技术是多学科交叉渗透的综合性学科，因而有必要在生物工程实验教学体系中开设综合性、设计性实验项目，以训练学生综合运用多门课程知识解决实际问题的能力。本章内容包括"综合性大实验"和"设计性实验"。"综合性大实验"的内容是功能基因的原核表达和纯化，其中综合了基因工程、酶与蛋白质工程、工业微生物学、发酵工程、药物分离纯化技术等多门课程的知识。"设计性实验"则是由学生自主设计的综合实验项目，包含了设计性实验方案的确定和实施、设计性实验方案举例两部分内容，以培养学生自主设计实验方案解决实际问题的能力。

综合性大实验

　　北葶苈子为十字花科植物独行菜（*Lepidium apetalum* Willd.）干燥成熟的种子，是中医临床上常用的泻肺平喘、利水消肿的中药。强心苷类化合物是独行菜重要的药效物质基础之一，具有强心、保护心肌和改善心血管功能等作用，强心苷类化合物在独行菜植物体内通过萜类化合物生物合成途径产生，即通过位于细胞质中的甲羟戊酸途径（mevalonate pathway，MVA pathway）和位于质体中的甲基赤藓醇磷酸途径（methylerythritol phosphate pathway，MEP pathway）衍生而来。乙酰 CoA 酰基转移酶（acetyl-CoA C-acetyltransferase，AACT）是 MVA 途径的第一个关键酶，催化 2 分子的乙酰 CoA 缩合为乙酰乙酰 CoA，属于硫解酶（thiolase）家族。本实验从独行菜中克隆 *LaAACT* 基因的 cDNA 序列，进行生物信息学分析，构建原核表达载体进行原核表达，通过 Ni^{2+} 亲和层析纯化 LaAACT 重组蛋白并进行活性检测，为今后研究 *LaAACT* 基因在独行菜强心苷类化合物生物合成途径中的功能奠定基础。

　　本实验综合了基因工程、蛋白质工程、发酵工程、生物分离技术和生物反应器的基本知识，要求学生通过独行菜 LaAACT 重组蛋白的表达和纯化，了解生物工程的相关基本操作，掌握 DNA 重组、载体构建、微生物菌种保存与培养、目标蛋白的分离提取等专业实验技能。

实验 70　独行菜乙酰 CoA 酰基转移酶 (LaAACT) 原核表达载体的构建及纯化

一、碱裂解法小量制备质粒 DNA

【实验目的】

1. 了解碱裂解法提取质粒的原理。

2. 掌握碱裂解法提取质粒的方法。

【实验原理】

质粒是一种细菌染色体外的、具有自主复制能力的、共价闭合环状超螺旋结构的小型 DNA 分子。碱裂解法提取质粒是实验室常用的方法，其根据共价闭合环状质粒 DNA 与线性染色体 DNA 在拓扑学上的差异来分离它们。

质粒的分离是利用质粒 DNA 与染色体 DNA 在变性与复性中的差异来达到分离的目的。当菌体在 NaOH 和 SDS 溶液（碱性条件，pH 值 12.5）中裂解时，蛋白质与 DNA 都发生变性，由于染色体 DNA 与质粒 DNA 拓扑构型不同，染色体 DNA 双螺旋结构解开，而共价闭环质粒 DNA 的氢键虽被断裂，但两条互补链彼此相互盘绕，仍然紧密地结合在一起。当加入乙酸钾溶液 pH 恢复至中性时，在高盐浓度的情况下，染色体 DNA 之间交联形成不溶性网状结构并与蛋白质-SDS 复合物等形成沉淀，而不同的是质粒 DNA 复性迅速、准确，保持可溶状态而留在上清液中。这样，通过离心可沉淀大部分细胞碎片、染色体 DNA 及蛋白质。除去沉淀后，上清中的质粒可用酚/氯仿抽提、透析和乙醇（或异丙醇）沉淀等方法进一步去除残余蛋白质，得到较纯的质粒 DNA。

【实验器材】

1. 实验材料

含有质粒 pET-32a 的大肠杆菌 DH5α 菌株、Amp（氨苄青霉素）溶液（100mg/mL）、质粒小提试剂盒（离心柱型）、LB 液体培养基。

2. 实验仪器

1.5mL 离心管、高速离心机、微量移液器、水浴锅、摇床、移液器吸头。

【实验步骤】

1. 细菌培养

从 LB 平板上挑取含有质粒（pET-32a）的大肠杆菌单菌落至 LB 液体培养基（含 100mg/L Amp）中，37℃、220r/min 振荡培养过夜。

2. 质粒小提试剂盒提取质粒（碱裂解法）

具体操作见实验"大肠杆菌质粒 DNA 的小量提取"步骤 2。

提取的质粒 DNA 可直接用于各类下游分子生物学实验，如果不立即使用，可保存于-20℃。

【实验预期结果与分析】

采用质粒小提试剂盒，利用质粒 DNA 与染色体 DNA 在变性与复性中的差异，来分离纯化质粒 DNA，用于后续实验。

【要点提示及注意事项】

1. 菌体收集不应过量，过量会导致裂解不完全；菌体太少时，提取质粒浓度可能不高。

2. 加入溶液 II 后不要剧烈振荡，只需轻轻颠倒几次离心管；过于剧烈振荡会导致大肠杆菌基因组 DNA 断裂。

3. 加入溶液 III 立即上下颠倒几次混匀，时间不宜过长。

4. 洗脱时，洗脱液体积不要太少，否则会降低洗脱效率，质粒产量低。

5. 吸取上清液时不要吸入沉淀。

【思考题】

1. 质粒的基本特性有哪些？

2. 碱裂解法提取质粒过程中，溶液 I、溶液 II、溶液 III 的作用是什么？

二、DNA 琼脂糖凝胶电泳

【实验目的】

1. 学习和掌握 DNA 琼脂糖凝胶电泳的原理和操作方法。

2. 掌握利用琼脂糖凝胶电泳检测 DNA 分子量，及分离不同大小的 DNA 片段。

【实验原理】

电泳是指带电粒子在电场中向与其自身带相反电荷的电极移动的现象。若带电粒子带净电荷多，直径小而接近于球形，则在电场中泳动速度快，反之则泳动速度慢。迁移率还与分子的形状、介质黏度、带电粒子所带电荷有关，迁移率与带电粒子表面电荷成正比，与介质黏度及粒子半径成反比。

琼脂糖是从琼脂中提取的一种多糖，具亲水性，但不带电荷，是一种良好的电泳支持物，当琼脂糖融化后再凝固就会形成具有分子筛作用的凝胶。DNA 分子在碱性条件下（pH 值 8.0 的缓冲液）带负电荷，在电场中通过凝胶介质向正极移动，不同 DNA 分子片段由于分子构型不同，在电场中的泳动速度不同。染料溴化乙锭（EB）和 GoldView 可嵌入 DNA 分子碱基对中间形成荧光络合物，经紫外线照射后，可分出不同的区带，达到分离、鉴定 DNA 分子量的目的。

【实验器材】

1. 实验材料

实验一中提取的质粒（pET-32a）DNA、DNA Marker、EB 或 GoldView 染料、琼脂糖、10×DNA 上样缓冲液（SDS，0.9%；甘油，50%；溴酚蓝，0.05%）。

50×TAE 电泳缓冲液：Tris 碱 242g，冰乙酸 57.1mL，0.5mol/L EDTA（pH 值 8.0）100mL，定容至 1L，使用时稀释 50 倍。

2. 实验仪器

微波炉、微量移液器、水平电泳槽、电泳仪、制胶架、透射紫外仪、凝胶成像系统、锥形瓶、1.5mL 离心管、移液器吸头。

【实验步骤】

1. DNA 样品的准备

取 $9\mu L$ 待检测的质粒 DNA 样品，加入 $1\mu L$ DNA 上样缓冲液（$10 \times$ loading buffer），混匀。

2. 琼脂糖凝胶的制备

具体操作见实验 50 "琼脂糖凝胶电泳"实验步骤 1。

3. 加样和电泳

具体操作见实验 50 "琼脂糖凝胶电泳"实验步骤 2。

4. 观察与拍照

在紫外灯（310nm 波长）下观察染色后的凝胶，DNA 存在处显示出绿色（GV 染色）或红色（EB 染色）的荧光条带，紫外光激发 30 秒左右，肉眼可观察到清晰的条带。在紫外灯下观察时，应戴上防护眼镜或有机玻璃防护面罩，避免眼睛遭受强紫外光损伤。拍照电泳图谱时，可采用凝胶成像系统。

【实验预期结果与分析】

1. 实验一中提取的质粒经琼脂糖凝胶电泳检测，质粒 DNA 存在处应可以看到有一条与预期大小对应的条带。

2. 对应的条带亮度越高，且杂带越少越浅，说明提取效果越好。如果样品条带微弱或者完全看不见，或杂带很多，说明提取失败，实验过程中分解或者纯化效果不好。

【要点提示及注意事项】

1. 凝胶中所加缓冲液应与电泳槽中的缓冲液一致，溶解的凝胶应及时倒入凝胶板中，避免倒入前凝固结块，倒入板中的凝胶应避免出现气泡，以免影响电泳结果。

2. 为保持电泳所需的离子强度和 pH，应常更新电泳缓冲液。

3. 电泳开始时注意电源的正负极是否正确。

4. 凡是接触溴化乙锭（EB）或 GoldView 染料的操作必须戴手套进行。

【思考题】

1. DNA 分子的基本特性有哪些？

2. 什么是 DNA 上样缓冲液（loading buffer），loading buffer 中含有哪些成分，各组分的作用是什么？

三、聚合酶链式反应（PCR）

【实验目的】

1. 掌握 PCR 反应的基本原理和实验技术。

2. 掌握琼脂糖凝胶电泳检测 PCR 产物的方法。

【实验原理】

聚合酶链式反应（polymerase chain reaction，PCR）是模拟 DNA 的自然复制过程，在体外特异性扩增 DNA 片段的方法，从而获得大量的同一序列 DNA。PCR 反应的 3 个步骤为变性、退火和延伸，每当完成一个循环，一个 DNA 分子被复制为两个，PCR 产物量以指数形式增长。

【实验器材】

1. 实验材料

实验室保存的质粒（pMD19-T-LaAACT）DNA、dNTP、$10\times$PCR 缓冲液、用于扩增 *LaAACT* 基因的一对引物、*Taq* DNA 聚合酶、$50\times$TAE 电泳缓冲液、$10\times$DNA 上样缓冲液、DNA Marker、EB 或 GoldView 荧光染料、琼脂糖。

2. 实验仪器

PCR 仪、掌上离心机、微波炉、微量移液器、水平电泳槽、电泳仪、制胶架、透射紫外仪、锥形瓶、1.5mL 离心管、200μL PCR 管、移液器吸头。

【实验步骤】

1. 取一支灭菌的 200μL PCR 管，配置 50μL PCR 反应体系。注意：加入试剂时，离心管和 PCR 管置于冰上，*Taq* DNA 聚合酶最后加入。

具体操作见实验"PCR 反应及其产物检测"步骤 1。

2. 各反应组分都加入完成后，轻轻混匀，放入 PCR 仪上。

3. 在 PCR 仪上设定 PCR 反应参数（表 10-1）。

表 10-1　PCR 反应参数

温度	时间	循环数
95℃（预变性）	1 分钟	1
95℃（变性）	10 秒	
60℃（退火）	15 秒	35
72℃（延伸）	1 分 30 秒	
72℃（补充延伸）	8 分钟	1
4℃（可选）	置于 4℃可短时间保存 PCR 产物；若需长时间保存，取出后置 −20℃保存	1

4. 参数设定完成后，启动 PCR 仪，2 小时后结束。PCR 完成后，取 9μL PCR 产物用 1%琼脂糖凝胶电泳分析，检测 PCR 反应产物及长度。

【实验预期结果与分析】

pMD19-T-LaAACT 质粒 DNA 上的 *LaAACT* 基因得到大量扩增，用于后续实验。

【要点提示及注意事项】

1. 各反应组分在 PCR 反应体系中的量一定要精确。

2. *Taq* DNA 聚合酶在反应体系中要最后加，加完酶之后应尽快放入 PCR 仪开始反应，否则应置于冰上。

【思考题】

1. PCR 技术的基本原理是什么？

2. PCR 的用途有哪些？

四、DNA 的限制性酶切及纯化

【实验目的】

1. 掌握对质粒 DNA 进行双酶切的方法。

2. 掌握对 PCR 产物进行双酶切的方法。

3. 掌握从琼脂糖凝胶中回收特定 DNA 片段的方法。

【实验原理】

根据质粒和 PCR 产物上存在的限制酶识别位点，可以使用相应的限制酶进行切割，经琼脂糖凝胶电泳分离后，可以从凝胶中纯化需要的 DNA 片段。

核酸限制性内切酶是一类能识别双链 DNA 中特定碱基顺序的核酸水解酶，这些酶都是从原核生物中发现，功能类似高等生物免疫系统，用于抗击外来 DNA 侵袭。限制性内切酶以内切方式水解核酸链中的磷酸二酯键，产生的 DNA 片段 5′端为—P，3′端为—OH。

1. 限制性内切酶的分类

根据限制性内切酶的识别切割特性、催化条件及是否具有修饰酶活性，可分为Ⅰ、Ⅱ、Ⅲ型三大类。

（1）第一类（Ⅰ型）限制性内切酶能识别专一核苷酸序列，在识别位点很远的地方任意切割 DNA 链，切割核苷酸顺序没有专一性，随机。这类限制性内切酶在 DNA 重组技术或基因工程中用处不大，无法用于分析 DNA 结构或克隆基因。这类酶如 Eco B、Eco K 等。

（2）第二类（Ⅱ型）限制性内切酶通常指的是 DNA 限制性内切酶，它们能识别双链 DNA 的特异序列，并在这个序列内进行切割，产生特异的 DNA 片段；Ⅱ型酶分子量较小，仅需 Mg^{2+} 作为催化反应的辅助因子，识别顺序一般为 4～6 个碱基对的反向重复序列；Ⅱ型限制性内切酶切割双链 DNA 产生 3 种不同的切口：5′端突出、3′端突出和平末端。

限制性内切酶的发现和应用，使得人们能在体外有目的地对遗传物质 DNA 进行改造，从而极大地推动了分子生物学的兴旺和发展。

①黏性末端：交错切割，结果形成两条单链末端，这种末端的核苷酸序列是互补的，可形成氢键，所以称为黏性末端。

如 EcoRⅠ的识别序列为：

5′……G | AATTC……3′

3′……CTTAA | G……5′

在双链上交错切割的位置切割后生成：

5′……G　　　　　　　AATTC……3′

3′……CTTAA　　　　　　　G……5′

各有一个单链末端，两条单链是互补的，其断裂的磷酸二酯键及氢键可通过 DNA 连接酶连接起来。

②平头末端：在同一位置上切割双链，产生平头末端。

例如

*Eco*R V 的识别位置是：

5′……GAT｜ATC……3′

3′……CTA｜TAG……5′

切割后形成：

5′……GAT　ATC……3′

3′……CTA　TAG……5′

这种末端同样可以通过 DNA 连接酶连接起来。

（3）第三类（Ⅲ型）限制性内切酶也有专一的识别序列，在识别序列旁边几个核苷酸对的固定位置上切割双链，但这几个核苷酸对也不是特异性的。因此，这种限制性内切酶切割后产生的一定长度 DNA 片段，具有各种单链末端，也不能应用于基因克隆。

2. 限制性内切酶的命名法

用属名的头一个字母和种名的头两个字母表示寄主菌的物种名称，如 *E. coli* 用 *Eco* 表示，所以用斜体字。用一个字母代表菌株，如流感嗜血菌（*Heamophilus influenzae*）Rd 菌株用 d，即 *Hind*。如果一种特殊的寄主菌株具有几个不同的限制与修饰酶，则以罗马数字表示，如 *Hind*Ⅰ、*Hind*Ⅱ、*Hind*Ⅲ等。

3. 限制性内切酶的酶切方法

限制性内切酶主要用于重组 DNA 分子的构建与鉴定、载体中目的基因的分离与回收等。根据酶切目的不同，可采用单酶切、双酶切和部分酶切等不同的方法。根据酶切反应体积不同，又可分为小量酶切反应和大量酶切反应。小量酶切反应用于质粒等的酶切鉴定，体积为 10～20μL；大量酶切反应用于载体和目的基因片段的制备，体积为 50～100μL。本实验采用的是大量酶切反应，用 *Eco*R I 和 *Xho* I 对质粒 DNA 和 PCR 产物进行双酶切反应。

【实验器材】

1. 实验材料

实验一中提取的质粒（pET-32a）DNA、实验三中的 PCR 产物（*LaAACT* 基因）、*Eco*R I、*Xho* I、超纯水、10×H buffer、普通琼脂糖凝胶 DNA 回收试剂盒。

2. 实验仪器

掌上离心机、水浴锅、微波炉、微量移液器、水平电泳槽、电泳仪、制胶架、透射紫外仪、锥形瓶、烘箱、单面刀片、1.5mL 离心管、200μL PCR 管、移液器吸头。

【实验步骤】

1. 配制 50μL 酶切体系（表 10-2）。

表 10-2 50μL 酶切体系

组成成分	加入量（μL）
质粒 DNA（或 PCR 产物）	10
EcoR I	1
Xho I	1
10×H buffer	5
dd H$_2$O	33
总体积	50

2. 将配制好的酶切体系放入 37℃ 水浴锅中，酶切反应 1 小时。

3. 酶切结束后，进行琼脂糖电泳检测。

4. 在紫外仪中切取目标条带，用普通琼脂糖凝胶 DNA 回收试剂盒从凝胶中回收 DNA 片段。

具体操作见实验"琼脂糖凝胶中 DNA 片段的回收"步骤 2 和步骤 3。

【实验预期结果与分析】

经过酶切、电泳检测与收集和吸附柱层析纯化，得到具有同样黏性末端的目的基因片段（LaAACT 基因）和载体片段（pET-32a），可以作为后续实验中要插入的目的基因和载体。

【要点提示及注意事项】

1. 电泳时最好使用新的电泳缓冲液，以免影响电泳和回收效果。

2. 切胶时，紫外照射时间应尽量短，以免对 DNA 造成损伤。

3. 回收率与初始 DNA 量和洗脱体积有关，初始量越少、洗脱体积越少，回收率越低。

【思考题】

如果一种内切酶在重组质粒上有两个酶切位点，结果酶切后，电泳检测显示有三条带，分析可能的原因。

五、质粒载体与外源 DNA 片段的连接

【实验目的】

1. 了解 DNA 片段连接的原理。

2. 掌握 DNA 连接的方法。

【实验原理】

DNA 片段之间的连接主要是在 DNA 连接酶的作用下，使 DNA 缺口上核苷酸裸露的 3′—OH 和 5′—P 之间形成共价结合的磷酸二酯键，使原来断开的 DNA 缺口连接起来。

在基因工程实验中，最常用的是来源于 T4 噬菌体的 T4 DNA 连接酶，对于平末端

或互补的黏性末端可直接进行连接反应。一个片段是平末端，另一片段为黏性末端或两个片段都是黏性末端但不配对，则需要通过各种方式使其可以匹配或通过平末端进行连接。通常采用末端补平、加同聚物尾、加接头等方式使目的片段之间能够相互匹配。

在连接反应中，目的 DNA 片段和载体的比例是一个关键问题。对于长度为 1kb 的目的 DNA 片段和 3kb 的载体而言，通常目的片段和载体的比例设为 2∶1 或 3∶1，如果目的片段再长，则该比例应再升高，因为主要考虑的是载体和目的片段之间的分子数的比例。反应体系中核酸的浓度也是一个重要问题，通常反应体系中核酸浓度应保持在 $25 \sim 100 \mathrm{ng}/\mu\mathrm{L}$。

本实验是以实验四中限制性核酸内切酶 $Eco\mathrm{R}\,\mathrm{I}$ 和 $Xho\,\mathrm{I}$ 对质粒 pET-32a 和 PCR 产物进行双酶切反应，得到的质粒载体 DNA 片段和目的 DNA 片段进行连接反应。

【实验器材】

1. 实验材料

T4 DNA 连接酶、5×T4 DNA 连接酶缓冲液、超纯水、DNA Marker、EB 或 GoldView 荧光染料、琼脂糖。

目的 DNA 片段（$LaAACT$ 基因）：实验四中自行制备，经 $Eco\mathrm{R}\,\mathrm{I}$ 和 $Xho\,\mathrm{I}$ 对 PCR 产物进行双酶切获得。

质粒载体 DNA 片段（pET-32 质粒）：实验四中自行制备，经 $Eco\mathrm{R}\,\mathrm{I}$ 和 $Xho\,\mathrm{I}$ 对质粒载体 pET-32a 双酶切获得。

2. 实验仪器

台式高速离心机、掌上离心机、微波炉、微量移液器、水平电泳槽、电泳仪、制胶架、透射紫外仪、锥形瓶。

【实验步骤】

1. 电泳检测目的 DNA 片段和质粒载体 DNA。

将本实验四中获得的目的 DNA 片段和质粒载体 DNA 片段各取 $2\mu\mathrm{L}$，按照实验二操作步骤，进行琼脂糖凝胶电泳，比较二者的亮度，也可通过紫外分光光度计检测二者的浓度。

2. 连接反应：

（1）在灭菌的离心管中加入质粒载体 DNA 片段和目的 DNA 片段，插入目的 DNA 片段和载体 DNA 的摩尔比为 3∶1。

（2）加入 T4 DNA 连接酶 $1\mu\mathrm{L}$、5×T4 DNA 连接酶缓冲液 $2\mu\mathrm{L}$，加入超纯水至终体积为 $10\mu\mathrm{L}$，混匀后，用掌上离心机将离心管中的液体全部甩至底部，20℃～25℃反应 45～60 分钟。

3. 连接产物用于下次的转化实验。

【实验预期结果与分析】

将目的 DNA 片段和质粒载体 DNA 连接后形成重组质粒，可用于后续转化实验。

【要点提示及注意事项】

1. 插入目的 DNA 与载体 DNA 的摩尔比为 3∶1～10∶1。

2. 使用前充分混匀 5×T4 DNA 连接酶缓冲液。

3. T4 DNA 连接酶在冰上长时间放置不稳定，尽量在使用时取出，用后立即放回 −20℃。

【思考题】

影响 DNA 连接反应的因素有哪些？

六、连接产物转化大肠杆菌

【实验目的】

1. 掌握将连接产物导入大肠杆菌的方法。

2. 了解氯化钙法制备大肠杆菌感受态细胞的方法。

【实验原理】

用人工的方法将重组质粒 DNA 导入大肠杆菌细胞，使其携带上新的遗传表型，有重组质粒的大肠杆菌获得在抗生素平板上生长的能力，这个过程就是转化。

大肠杆菌细胞经过一些特殊方法（电击法、$CaCl_2$ 等化学试剂法）处理后，细胞膜的通透性发生了暂时性的改变，成为能允许外源 DNA 分子进入的细胞，即感受态细胞（competent cells）。大肠杆菌感受态细胞制备方法：$0.1mol/L\ CaCl_2$ 是一种低渗溶液，在 0℃低温处理大肠杆菌细胞时，细胞膨胀成球形，外源 DNA 可吸附在其表面，在短暂的热冲击（如 42℃）下，细胞可吸收外源 DNA。

利用质粒编码的筛选标记赋予细菌新的表型，转化成功的细菌很容易被筛选出来。pET-32a 质粒带有氨苄西林抗性基因（Amp^r），其重组体转化的大肠杆菌 DH5α 菌株能够在含氨苄西林的培养基上生长，而未转化的大肠杆菌则不能在这种培养基上生长。

【实验器材】

1. 实验材料

实验五中制备的连接产物、大肠杆菌 DH5α 感受态细胞、LB 固体培养基、Amp 储存液（100mg/mL）。

2. 实验仪器

制冰机、微量移液器、微波炉、水浴锅、摇床、培养箱。

【实验步骤】

1. 大肠杆菌感受态细胞的制备

操作步骤见实验"质粒 DNA 转化大肠杆菌"步骤 1。

2. 混合

将连接产物与感受态细胞在离心管中混合，轻轻摇匀后冰上放置 30 分钟。

3. 热击

将离心管在 42℃水浴中热击 60 秒，随后立即放置冰上 3～5 分钟。

4. 复苏

在超净工作台上，向离心管中加入 800μL 不含抗生素的 LB 液体培养基，混匀后置于37℃摇床，150r/min振荡培养1小时。

5. 倒平板

在复苏的同时，用微波炉将LB固体培养基融化，待冷却至60℃左右，在超净工作台中加入一定量的抗生素Amp储存液，使其终浓度为100μg/mL，摇匀后在培养皿中铺平板。

6. 涂平板

取100~200μL复苏培养液，均匀涂布于含Amp的LB平板上，在37℃培养箱中倒置培养12~16小时，观察平板上重组子形成的菌落。

【实验预期结果与分析】

采用热击法将重组质粒DNA导入大肠杆菌细胞，制备成重组转化子，以便利用大肠杆菌细胞的复制、增殖和表达，获得源源不断的目的基因。

【要点提示及注意事项】

1. 制备感受态细胞时，细胞生长状态和密度以刚进入对数生长期时为好。

2. 用于转化的质粒DNA应主要是超螺旋态DNA（cccDNA），转化效率最高。

【思考题】

根据本实验，你认为影响转化率的因素有哪些？

七、抗生素平板筛选重组转化子（重组克隆的鉴定）

【实验目的】

掌握菌落PCR鉴定重组转化子的方法。

【实验原理】

重组DNA转化受体细胞后，必须在不同水平上进行筛选，以区别转化子与非转化子、重组子与非重组子及鉴定所需的特异性重组子。在转化过程中，并非每个受体细胞都被转化，即使获得转化细胞，也并非都含有目的基因，所以需采用有效方法进行筛选。

重组转化子的筛选有两层含义：①把携带有抗性基因的克隆挑选出来；②把携带有目的DNA插入片段的重组子挑选出来。筛选的方法包括根据遗传表型筛选、限制性内切酶分析筛选、核酸探针筛选、PCR筛选等。

因为重组质粒DNA上带有Amp^{r}基因而外源片段上不带该基因，故转化大肠杆菌后，只有带有重组质粒DNA的转化子才能在含有Amp的LB平板上存活下来，而只带有自身环化的目的片段转化子则不能存活，此为初步的抗性筛选。直接以少量菌落作为PCR模板，使用插入目的DNA片段的引物进行扩增，可以根据PCR扩增结果鉴定该菌斑是否有相应的目的DNA片段插入。

【实验器材】

1. 实验材料

实验六获得的转化子、dNTP、10×PCR缓冲液、用于扩增*LaAACT*基因的一对引物、*Taq* DNA聚合酶、50×TAE电泳缓冲液、10×DNA上样缓冲液、DNA

Marker、EB 或 GoldView 荧光染料、琼脂糖。

2. 实验仪器

PCR 仪、制冰机、掌上离心机、微波炉、微量移液器、水平电泳槽、电泳仪、制胶架、透射紫外仪、锥形瓶、200μL PCR 管、移液器吸头、牙签。

【实验步骤】

1. 取一灭菌的 200μL PCR 管，配制 20μL PCR 反应体系，配制完成后轻轻混匀，然后用牙签挑取实验六中 LB 平板上长出的菌落作为 DNA 模板。

操作步骤见实验"蓝白斑筛选、菌落 PCR 鉴定重组克隆"步骤 3。

2. 各反应组分都加入完成后，轻轻混匀，放入 PCR 仪上。

3. 在 PCR 仪上设定 PCR 循环参数（表 10-3）。

表 10-3　PCR 参数

温度	时间	循环数
95℃（预变性）	1 分钟	1
95℃（变性）	10 秒	
60℃（退火）	15 秒	35
72℃（延伸）	1 分 30 秒	
72℃（补充延伸）	8 分钟	1
4℃（可选）	置于 4℃可短时间保存 PCR 产物；若需长时间保存，取出后置−20℃保存	1

4. 参数设定完成后，启动 PCR 仪，约 2 小时后结束。PCR 完成后，取 9μL PCR 产物用 1‰琼脂糖凝胶进行电泳分析，检测 PCR 反应产物及长度是否和插入目的 DNA 片段一致。如果电泳结果中出现预期的条带，则可初步确定所挑取的菌落中含有目的 DNA 片段。

【实验预期结果与分析】

1. 挑选携带有抗性基因的克隆：因为重组质粒 DNA 上带有 Amp^r 基因而外源片段上不带该基因，故转化大肠杆菌后，只有带有重组质粒 DNA 的转化子才能在含有 Amp 的 LB 平板上存活下来，而只带有自身环化的外源片段转化子则不能存活，此为初步的抗性筛选。

2. 挑选携带有外源 DNA 插入片段的重组子：直接以少量菌落作为 PCR 模板，使用插入外源 DNA 片段的引物进行扩增，检查 PCR 反应产物及其长度是否和插入外源 DNA 片段一致。如果电泳结果中出现预期的条带，则可初步确定所挑取的菌落中含有外源 DNA 片段。

3. 鉴定出所需的特异性重组子，以备后续实验。

【要点提示及注意事项】

1. 挑取单菌落时，菌体不要太多，PCR 管底部可见淡淡的菌体痕迹即可；挑入菌体量过多反而会干扰 PCR 反应，造成非特异性扩增。

2. 用牙签挑取单菌落时，注意尽量别挑培养基。

【思考题】

如果本实验中菌落 PCR 出现假阳性，可能是哪些方面出现了问题，应如何调整？

八、原核表达载体的诱导表达和检测

【实验目的】

1. 掌握外源基因在原核细胞中表达的特点和方法。

2. 学习 SDS-PAGE 凝胶的制备及其分离原理。

【实验原理】

将外源基因插入合适载体后导入大肠杆菌用于表达大量蛋白质的方法一般称为原核表达。这种方法在蛋白质纯化、定位及功能分析等方面都有应用。大肠杆菌用于表达重组蛋白有以下特点：易于生长和控制；用于细菌培养的材料不及哺乳动物细胞系统的材料昂贵；有各种各样的大肠杆菌菌株及与之匹配的具有各种特性的质粒可供选择。但是，在大肠杆菌中表达的蛋白由于缺少修饰和糖基化、磷酸化等翻译后加工，常形成包涵体而影响表达蛋白的生物学活性及构象。表达载体在生物工程中具有十分重要的作用，原核表达载体通常为质粒。典型的表达载体应具有以下几种元件：选择标志的编码序列；可控转录的启动子；转录调控序列（转录终止子，核糖体结合位点）；多克隆位点；宿主体内自主复制的序列。

本次实验介绍一种常用的原核表达载体-pET 载体系统，在 pET 系列载体中，外源基因的表达受 T7 噬菌体 RNA 聚合酶的调控，这类载体是 Studier 等于 1990 年首先构建的，后来得到很大发展。在这些载体中，编码序列在多克隆位点插入，置于天然 T7 RNA 聚合酶启动子（φ10 启动子）或所谓的 T7 lac 启动子的控制之下，后者是带有 lac 操纵子序列的天然 T7 RNA 聚合酶启动子的衍生体，lac 阻抑物的结合能阻断转录起始。将外源基因插入到含有 lac 启动子的 pET-32a 表达载体中，让其在大肠杆菌中表达。先让宿主菌生长，lac I 产生的阻遏蛋白与 lac I 操纵基因结合，从而不能进行外源基因的转录与表达，此时宿主菌正常生长。然后向培养基中加入 lac 操纵子的诱导物 IPTG（异丙基硫代-β-D-半乳糖），阻遏蛋白不能与操纵基因结合，则外源基因开始大量转录并高效表达，表达的蛋白质可经 SDS-PAGE 检测。

十二烷基硫酸钠-聚丙烯酰胺凝胶电泳（SDS-PAGE）是目前最常用的分离蛋白质的电泳技术。SDS-PAGE 是在聚丙烯酰胺凝胶系统中引进 SDS，SDS 能断裂蛋白质分子内和分子间氢键，破坏蛋白质的二级和三级结构；强还原剂能使半胱氨酸之间的二硫键断裂，蛋白质在一定浓度的含有强还原剂的 SDS 溶液中，与 SDS 分子按比例结合，形成带负电荷的 SDS-蛋白质复合物，这种复合物由于结合大量的 SDS，使蛋白质丧失了原有的电荷状态，形成仅保持原有分子大小为特征的负离子团块，从而降低或消除了各种蛋白质分子之间天然的电荷差异。因此在进行电泳时，蛋白质分子的迁移速度取决于蛋白质分子的大小，而与其所带电荷的性质无关。

【实验器材】

1. 实验材料

实验七中经菌落 PCR 鉴定的重组子、IPTG、30％（m/v）丙烯酰胺溶液、分离胶 Tris-HCl 缓冲液（pH 值 8.8）、浓缩胶 Tris-HCl 缓冲液（pH 值 6.8）、5×Tris-甘氨酸电泳缓冲液、5×SDS 凝胶加样缓冲液、10％过硫酸铵、考马斯亮蓝 R-250 染色液、脱色液（10％冰醋酸溶液）、蛋白分子量标准（protein marker）。

2. 实验仪器

垂直电泳装置、电泳仪、离心机、微量移液器、培养皿、烧杯、制胶架、脱色摇床、1.5mL 离心管、移液器吸头。

【实验步骤】

1. 目的蛋白的表达

（1）含外源基因的表达菌株在 LB 培养基（含 100μg/mL Amp）中培养过夜。

（2）第二天按 1：50 的比例稀释菌液，于 37℃、250r/min 培养 3 小时，使其 OD_{600} 值达到 0.6～0.8。

（3）加入 IPTG，使其终浓度为 0.5mmol/L。

（4）继续于 37℃、160r/min 培养 6～8 小时。

（5）取 1.5mL 菌液于 10000r/min 离心 2 分钟，收获菌体。

2. 目的蛋白的检测

（1）SDS-PAGE 凝胶制备　分离胶和浓缩胶分别按下表中的配方进行制备。先制分离胶，将分离胶注入玻板后，用去离子水封口，30～40 分钟后凝聚。将胶面的水吸干后灌注浓缩胶，并插入梳子，浓缩胶凝固后即可使用。

表 10-4　SDS-PAGE 凝胶配方

	12％分离胶	15％分离胶	5％浓缩胶
水	1650μL	1150μL	700μL
30％丙烯酰胺溶液	2000μL	2500μL	165μL
Tris-HCl（pH 值 8.8）	1250μL	1250μL	—
Tris-HCl（pH 值 6.8）	—	—	125μL
10％SDS	50μL	50μL	10μL
10％过硫酸铵	50μL	50μL	10μL
TEMED	2μL	2μL	1μL

表 10-5　SDS-PAGE 凝胶的有效分离范围

丙烯酰胺浓度/％	线性分离范围/kD
15	10～43
12	12～60
10	20～80
7.5	36～94
5.0	57～212

（2）凝胶电泳　取 100mL 电泳缓冲液稀释 5 倍后，倒入电泳槽，然后在加样孔中加入已经处理好的蛋白样品，120V 恒压电泳 30 分钟，80V 恒压电泳 2 小时。

（3）染色、脱色　电泳完毕，取下凝胶置于培养皿中，倒入染色液，在摇床上染色 0.5～1 小时；之后，在脱色液中脱色 2 小时，期间换脱色液 2～3 次至背景清楚，观察目的蛋白表达情况。

【实验预期结果与分析】

IPTG 诱导目标基因表达后，经凝胶电泳检测，在相应分子量处应有清晰的目标蛋白条带，目标蛋白条带应该远远深于其他蛋白条带。

【要点提示及注意事项】

1. 表达菌生长至 OD_{600} 值 0.6～0.8 为诱导适合条件，避免菌生长过浓。

2. 未聚合的丙烯酰胺具神经毒性，操作时应戴手套防护。

3. 配制 SDS-PAGE 凝胶时应注意充分混匀后加入玻璃板中，并待其充分凝固后使用。

【思考题】

1. 原核表达目的蛋白的基本原理是什么？

2. SDS-PAGE 电泳的原理是什么？

九、大肠杆菌发酵培养及表达产物的纯化

【实验目的】

1. 掌握亲和层析纯化重组蛋白的原理和方法。

2. 学习 Ni-Agarose 纯化带组氨酸标签蛋白的操作过程。

【实验原理】

组氨酸标签（His-tag）是重组蛋白中最常用的融合标签之一。多聚组氨酸能与多种过渡金属和过渡金属螯合物结合，因此带有 6 ×His-tag 的蛋白能结合于固化镍（Ni^{2+}）树脂，用合适缓冲液冲洗去除其他蛋白后，再用可溶的竞争性螯合剂洗脱就可以回收目的蛋白。由于天然蛋白一般对这类基质的亲和力都不高，重组技术产生的带有 6 ×His-tag 标记的目的蛋白就能用金属亲和层析一步纯化，那些的确与基质结合的天然蛋白几乎都可以经过第二步层析去除。

用镍柱纯化 His-tag 融合蛋白的原理为：组氨酸的咪唑侧链可亲和结合镍、锌和钴等金属离子，在中性和弱碱性条件下，带组氨酸标签的目的蛋白与镍柱结合，在低 pH 值下用咪唑竞争洗脱。实验中一般选用 6 个组氨酸（6 ×His-tag）的标签。6 ×His-tag 标签有许多优点：①由于只有 6 个氨基酸，分子量很小，对蛋白结构和活性的影响较小，一般不需要酶切去除；②可以在变性条件下纯化蛋白，在高浓度的尿素和胍中仍能保持结合力；③His 标签无免疫原性，重组蛋白可直接用来注射动物，也不影响免疫学分析。His 标签也有一些不足，如目的蛋白易形成包涵体、难以溶解、稳定性差及错误折叠等。镍柱纯化时，金属镍离子容易脱落，混入蛋白溶液，不但会通过氧化破坏目的

蛋白的氨基酸侧链，而且柱子也会非特异吸附蛋白质，影响纯化效果。

本实验所用的 pET32 载体系统带有 6 ×His-tag，以 LaAACT 蛋白（独行菜乙酰 CoA 酰基转移酶）为例，选用 Ni-Agarose His 标签蛋白纯化试剂盒，阐述 His-tag 蛋白的纯化过程。

【实验器材】

1. 实验材料

实验八中经 IPTG 诱导表达外源蛋白的大肠杆菌菌株、LB 液体培养基、Amp 储存液（100mg/mL）、Ni-Agarose His 标签蛋白纯化试剂盒、PBS 缓冲液（137mmol/L NaCl、2.7mmol/L KCl、10mmol/L Na_2HPO_4、2mmol/L KH_2PO_4，pH 值 7.4）、考马斯亮蓝 R-250 染色液、脱色液（10％冰醋酸溶液）、蛋白分子量标准（protein marker）、PMSF（phenylmethanesulfonyl fluoride，苯甲基磺酰氟）、结合缓冲液（20mmol/L Tris-HCl、10mmol/L 咪唑、0.5mmol/L NaCl，pH 值 7.9）、洗脱缓冲液（20mmol/L Tris-HCl、500mmol/L 咪唑、0.5mmol/L NaCl，pH 值 7.9）、SDS-聚丙烯酰胺凝胶（12％，制备参考实验八）。

2. 实验仪器

超声波细胞粉碎仪、蛋白电泳仪、冷冻干燥仪、高速离心机、微量移液器、培养皿、烧杯、铁架台、1.5mL 离心管、移液器吸头。

【实验步骤】

1. 大量表达目的蛋白

（1）挑取实验八中一个含目的基因的重组大肠杆菌菌落接入 20mL LB 液体培养基中（含 $100\mu g/mL$ Amp），在 37℃、250r/min 过夜培养。

（2）取 2mL 过夜培养物，按 1∶50 的比例加入 100mL LB 液体培养基中（含 $100\mu g/mL$ Amp），于 37℃、250r/min 培养 3 小时，使其生长至对数中期，OD_{600} 值达到 0.6～0.8。

（3）加入 IPTG，使其终浓度为 0.5mmol/L。

（4）继续在 30℃、160r/min 培养 6～8 小时。

（5）在 4℃以 5000g 离心 10 分钟，收集菌体。

2. 组装层析柱

（1）将 Ni-Agarose 填料混匀后加入层析柱，室温静置 10 分钟，待凝胶与溶液分层后，把底部的出液口打开，让乙醇通过重力作用缓慢流出。

填料的上层是乙醇保护层，将填料和乙醇一起混匀，以 1mL 填料纯化 20～30mg His 标签蛋白计算，取需要的填料和乙醇的混合液加入层析柱。本实验都是通过重力作用使溶液流出。

（2）向装填好的柱中加入 5 倍柱体积的去离子水将乙醇冲洗干净后，再用 10 倍柱体积的结合缓冲液平衡柱子，平衡结束后即可上样。柱体积指的是填料的体积。

3. 可溶性蛋白的纯化

（1）收集菌体后，每 100mg 菌体（湿重）加入 1～5mL 细菌裂解液（每 1mL 细菌裂解液中加入 10μL PMSF），超声裂解菌体。超声过程中保持菌液处于冰浴中，避免连续超声导致大量产热，可分成短时间、多次超声，通过一定的间隔时间避免溶液过热，最终以菌液变清即可。

（2）10000r/min，4℃离心3分钟，收集上清中的可溶性蛋白。

（3）用结合缓冲液将菌体裂解液等倍稀释后负载上柱，流速为10倍柱体积/小时，收集流穿液，通过控制加入的菌体裂解液的速度来控制流速。

（4）使用15倍柱体积的结合缓冲液冲洗柱子，洗去杂蛋白。

（5）使用洗脱缓冲液洗脱，收集洗脱液，洗脱液可以分管收集，每1mL收集1管，并采用蛋白监测仪监测。

（6）洗脱后，依次使用10倍柱体积的去离子水洗涤柱子，再用3倍柱体积的20%乙醇平衡（乙醇要将填料浸没），4℃保存。

（7）将第5步收集的洗脱液，每管取10μL进行SDS-PAGE检测，收集含有单一目的条带的洗脱液，经透析、冷冻干燥后即得到纯化的目的蛋白。

4. 柱再生

当填料使用多次后，结合效率会有所下降（表现为流速变慢或填料失去蓝绿色），可以用以下方法再生，提高填料的使用寿命和蛋白质的结合效率。

（1）使用2倍柱体积的6mol/L盐酸胍冲洗后，用3倍柱体积的去离子水冲洗。

（2）使用1倍柱体积2% SDS冲洗。

（3）依次使用1倍柱体积的25%、50%、75%乙醇和5倍柱体积100%乙醇冲洗，再依次使用1倍柱体积的75%、50%、25%的乙醇冲洗。

（4）使用1倍柱体积的去离子水冲洗。

（5）使用5倍柱体积含50mmol/L EDTA缓冲液（pH值8.0）冲洗。

（6）使用3倍柱体积去离子水、3倍柱体积20%乙醇冲洗。

（7）4℃保存。

（8）再次使用前，需首先使用10倍柱体积去离子水冲洗，然后使用5倍柱体积的50mmol/L NiSO$_4$再生，3个柱体积的结合缓冲液平衡。

5. 蛋白透析和冷冻干燥

（1）透析袋的处理

①将透析袋剪成适当长度（10～20cm）的小段。

②在大体积2%（m/v）NaHCO$_3$和1mmol/L EDTA（pH值8.0）溶液中将透析袋煮沸10分钟。

③将透析袋用蒸馏水彻底漂洗。

④再将透析袋放置1mmol/L EDTA（pH值8.0）溶液中煮沸10分钟。

⑤将透析袋冷却，存放于4℃，且应确保透析袋始终浸没在液体中（戴手套操作）。

⑥在使用前要用蒸馏水将透析袋里外清洗。

（2）蛋白透析

①将处理好的透析袋一端用透析袋夹夹住，然后加入咪唑蛋白洗脱液，注意不能装

满（1/2左右），以防止膜外溶剂大量渗入，胀破透析袋。

②将透析袋另一端也夹好，悬置于装有大量 PBS 缓冲液（pH 值 7.4）的容器内透析。

③更换 3 次缓冲液（每 8～12 小时更换一次），用奈氏试剂检验透析是否完成，不再生成红色沉淀即表明透析完成。

（3）蛋白冷干　将透析完成的纯化蛋白溶液装入冷干瓶中，按照冷冻干燥仪的操作将样品在低温下冷干成冻干粉，部分冻干粉于 −70℃保存，部分冻干粉加入 ddH₂O 溶解，进行蛋白定量并用于活性检测。

【实验预期结果及分析】

1. 原核表达载体经过诱导后可以大量表达的目标蛋白，与诱导前相比，诱导后的样品中目标蛋白条带明显加深。

2. 经过亲和层析纯化后，杂蛋白条带基本消失，只剩下较为纯净的目标蛋白条带。

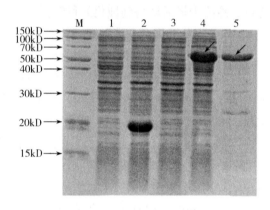

图 10-1　预期电泳结果

M. 蛋白分子量标准；1. 未诱导的含 pET-32a 空载体的 *E. coli* 菌株；

2. IPTG 诱导的含 pET-32a 空载体的 *E. coli* 菌株；

3. 未诱导的含 pET-32a-*LaAACT* 质粒的 *E. coli* 菌株；

4. IPTG 诱导的含 pET-32a-*LaAACT* 质粒的 *E. coli* 菌株；

5. 纯化的 LaAACT 重组蛋白。箭头显示为 LaAACT 重组蛋白

【要点提示及注意事项】

1. 缓冲液中不建议使用 β-巯基乙醇、DTT 和 EDTA，任何螯合剂都会对金属亲和层析产生干扰。

2. 整个纯化过程中切忌凝胶脱水变干。

3. 为避免柱子被堵塞，建议将裂解液进行离心，或者使用 0.22μm 或 0.45μm 过滤器过滤。

4. 柱再生时，保证每步洗完后都要用足够的去离子水冲洗至中性。

【思考题】

1. 金属亲和层析纯化重组蛋白的原理是什么？

2. 纯化过程有哪些注意事项？

十、纯化蛋白的细胞学活性检测

【实验目的】

掌握 MTT 法检测细胞活力的原理及方法。

【实验原理】

MTT 是 3-（4,5-二甲基噻唑-2）-2,5-二苯基四氮唑溴盐的简称，是一种能接受氢原子的黄色染料。活细胞线粒体中的琥珀酸脱氢酶能使外源性 MTT 还原为难溶性的蓝紫色结晶物——甲臜（formazan）颗粒并沉积在细胞中，而死亡细胞无此功能。二甲基亚砜（DMSO）能溶解细胞中的蓝紫色结晶物。在一定的细胞数范围内，MTT 结晶物的量与细胞数成正比，用酶标仪在 490nm 波长下测定其吸光值，可间接反映细胞的存活和增殖程度。根据测得的吸光度（OD 值）来判断活细胞数量，OD 值越大，细胞活性越强（如果是测药物毒性，则表示药物毒性越小）。

NIH/3T3 细胞来源于 *Mus musculus*（小家鼠）胚胎，在实验室常用来做转染及基因表达的研究，细胞形态为成纤维细胞样，贴壁生长。在 NIH/3T3 细胞培养过程中给予一定浓度的药物，用 MTT 法可以明确这些药物是否可以抑制细胞增殖，并比较不同药物抑制作用的强弱。

【实验器材】

1. 实验材料

实验九中纯化的 LaAACT 蛋白、NIH/3T3 细胞。

细胞培养液：DMEM（含 4mmol/L L-谷氨酰胺、4.5g/L 葡萄糖、1.5g/L 碳酸氢钠）、10％小牛血清。

MTT（5mg/mL）：用 0.01mol/L PBS（pH 值 7.4）缓冲液配制，溶解后用 0.22μm 滤膜过滤除菌，4℃避光保存。

细胞裂解液：10％ SDS-0.01mol/L HCl。

2. 实验仪器

CO₂ 培养箱、酶标仪、离心机、微量移液器、96 孔板、烧杯、1.5mL 离心管、移液器吸头。

【实验步骤】

1. 细胞培养

（1）NIH/3T3 细胞：以 DMEM 培养液加 10％小牛血清、100kU/L 青霉素、100μg/mL 链霉素，置于 37℃、5％ CO₂ 的 CO₂ 培养箱中贴壁培养 2～3 天更换 1 次培养液，以 0.25％胰蛋白酶－0.02％ EDTA 消化传代培养。

（2）待细胞生长至对数期，消化 NIH/3T3 细胞，用不含血清的 DMEM 培养液重复洗涤 2 次，2000r/min 离心 5 分钟，调整细胞浓度至 1×10^5 cell/mL，接种到 96 孔板，100μL/孔。

2. MTT 检测细胞活性

（1）将接种好的细胞培养板放入培养箱中培养，至细胞单层铺满孔底（96 孔平底板），加入浓度梯度的 LaAACT 蛋白。

（2）一般设置 5～7 个浓度梯度，每孔 $100\mu L$，设 6 个复孔。在离心管中将不同浓度的蛋白配好，然后将 96 孔板中的培养上清去掉（可以用排枪吸走），再加入 $100\mu L$ 含不同浓度蛋白的培养基，这样能保证蛋白浓度的准确。另外需注意的是，如果用这种方法，不要把 96 孔板的培养液全部吸走后再加蛋白，应该吸完一部分后立即加样，避免由于 96 孔板干燥引起细胞死亡。5% CO_2、37℃ 孵育 16 小时，倒置显微镜下观察蛋白的作用效果。

（3）每孔加入 $10\mu L$ MTT 溶液（5mg/mL，即 0.5% MTT），继续培养 4 小时。若药物与 MTT 能够反应，可先离心后弃去培养液，小心用 PBS 冲 2～3 遍后，再加入含 MTT 的培养液。

（4）终止培养，溶解结晶。MTT 加入培养 4 小时后，结晶可充分形成。将上清去掉，该过程要注意不能把甲臢结晶移走。每孔加入 $150\mu L$ 二甲基亚砜（DMSO），置摇床上低速振荡 10 分钟，使结晶物充分溶解，在酶标仪 490nm 处测量各孔的吸光值。

（5）绘制标准曲线。以细胞密度为横坐标，*OD* 值为纵坐标绘出曲线，观察两者的关系。

【实验预期结果与分析】

应观察到浓度梯度的 LaAACT 蛋白对 NIH/3T3 细胞增殖率有剂量依赖性抑制作用，抑制作用越明显，说明蛋白活性越强。

【要点提示及注意事项】

1. MTT 法只能用来检测细胞相对数和相对活力，但不能测定细胞绝对数。在用酶标仪检测结果的时候，为了保证实验结果的线性，MTT 吸光度最好在 0～0.7 范围内。

2. MTT 最好现用现配，过滤后 4℃ 避光保存，两周内有效，或配制成 5mg/mL 于 −20℃ 长期保存，避免反复冻融。

【思考问题与作业】

MTT 法检测细胞活力与细胞密度的原理是什么？

设计性实验

设计性实验又称探索性实验，是对未知问题采用科学的思维方法，进行设计和探索研究的一种开放式实验教学。学生在特定的条件下，自行设计实验，灵活应用知识和技能进行创新性思维和综合实践活动。通过设计性实验的开设，培养学生灵活运用学过的实验知识及技能来解决实际问题的能力，充实学生的基础理论和基本技术，引导学生独立设计实验、查阅资料、解决存在的问题，进一步培养学生独立思考、独立工作的能力，严谨的科学态度及工作作风，并学习撰写科研论文。

一、设计性实验方案的确定和实施

（一）　确定设计性实验方案的原则

实验方案是进行课题研究的具体设想及工作框架，实验方案的确定是全部实验工作的核心部分。制定课题的实验方案，是保证课题研究顺利进行的必要措施，是课题研究成果质量的重要保证，也有利于课题实施的科研管理。因为实验方案能否完整地表现，决定着实验的成败。如果考虑不周，方案中未能包括应有的处理或处理的水平设置不当，或实验方案过于庞杂，以至结果难以分析，都不能很好地完成任务。实验方案的基本结构包括：课题的含义与表述；研究的背景；研究的目的、意义；研究的范围和内容；研究的理论依据和假设；研究的方法和途径；进展的步骤（阶段任务、目标）、进度；成果形式；人员分工及责任；经费预算等。

（二）　设计性实验方案的撰写

1. 课题的含义与表述

研究者要清楚、准确地表述所要研究的课题（课题主要研究什么）。

2. 研究的背景

与课题相关的研究背景，包括国内外研究的历史和现状。查阅与课题有关的文献资料，了解此课题领域内他人的研究成果、研究方法、研究经验等，从中明确自己研究课题的科学价值，找出实验研究课题的突破点。

3. 阐述研究的目的、意义

首先要表明这项课题研究的目的，即为什么要研究；其次要说明课题研究的意义，包括课题的理论意义和实践意义。

4. 研究的范围和内容

研究对象是指被研究的人、事或物等。研究内容的多少与课题的大小有直接关系。研究内容必须准确地体现课题，与课题相吻合。

5. 研究的理论依据与假设

研究者要指出自己所提课题的理论依据，并提出科学的假设。假设就是研究者自己对于某个问题的认识或解决某个问题的设想。研究者应根据课题的实际情况建立相应的假设。

6. 研究的方法

研究实验过程中所采用的方法和措施。在这里要具体说明，如用调查法，可写明调查方式是问卷还是访谈。教育科研方法很多，研究者要根据研究对象、研究内容来选取恰当的研究方法。在课题研究过程中，可以几种方法并用，或以一种方法为主，其他方法为辅。

7. 研究程序

课题研究程序指课题研究的步骤、时间规划。

8. 成果形式

研究成果最主要的两种表现形式是研究报告和论文，也可以将研究成果写成专著、教材、手册等。

9. 研究组成员

写明课题研究组负责人、成员名单及分工情况。

10. 经费预算

实验方案中应根据实际需要，编制研究经费预算。

以上从各方面介绍了教育科学研究方案制定的步骤和方法，一般来说，在一个方案中，以上各个项目都是不可缺少的，但由于课题大小不同，课题实际情况也千差万别，所以，制定出来的方案在内容上也不一样。可视课题的大小而定。

（三） 设计性实验方案的实施

科学实验实施的课题设计方案一旦经讨论研究通过就要遵照执行，付诸实验，这叫实验实施。在实验实施中要恪守实事求是的原则，必须如实地测取实验数据，翔实地记录研究结果。要想真正如实地正确地反映一个实验的结果，并不容易。为此应注意做到以下几点。

1. 实施要严谨。正确地观察，极端熟悉技术规程，明确必要的条件，严格履行技术操作的各个细节。在实施中的观察要密切注意各种细节，详细做好观察记录；选定范围，把大部分注意力集中在这选定的观察范围之内，但同时必须留心其他的现象，尤其是特殊的现象。实验中有许多特征或过程，要想直接进行观测是十分困难的。因此，要把所观察的变量转换成其他的变量来进行观察或测量。在实验过程中的观察不是一种消极的观看，而是一种积极的思维过程。因此必须运用思维活动和正确的思想方法。

2. 工作要有全面系统的长计划，进度要有重点和难点的短安排。

3. 如条件允许时，应尽量采用录音、摄影、录像、计算机、电子仪器等先进仪器、设备辅助工作。

4. 研究团队要团结协作、共同奋斗。

（四） 设计性实验数据的处理与分析

实验结果和数据必须进行处理和分析，才能发现其中的问题，揭示其变化的规律性及影响因素。

1. 实验数据的处理

实验中得到的结果数据称原始数据，分为两大类：计量资料和计数资料。计量资料以数值大小来表示某种变化的程度，如吸光值、pH 值等，这类资料可从测量仪器中读出，或通过测量值所描绘的曲线得到。计数资料是清点数目所得到的结果，如细胞数目、有效或无效等。

在处理数据时，还需要根据一定的判断标准，获得需要进一步统计分析用的数据，无效数据需要剔除。在处理这一类数据时，需要严格地遵循科学范围，决不能有研究者的偏见，故意或任意将数据资料取舍。必须实事求是，不能人为的强求实验数据符合自己的假说。

2. 实验数据的分析

在取得一定数量标本的可靠数据后，即可进行生物统计学分析，得到可用来对实验结果的某些规律性进行评价的数值。有些数值如平均值、标准差、标准误、相关系数、百分数等，被称为统计指标。经统计学分析的结果数据可制成一定的统计表或统计图，以便研讨所获得的各种变化规律；还可做相应的统计学显著性检验或计算某些特征参数等。具体数据分析方法，请参考生物学统计和医学统计相关教材。

二、设计性实验方案举例

实例一　纤维素酶产生菌的快速分离筛选

【实验原理】

在以羧甲基纤维素为唯一碳源的培养基上，只有能分解利用纤维素的微生物能够在培养基上生长。产酶菌分泌的纤维素酶将菌体周围标记过的羧甲基纤维素分解，形成透明圈的大小与产酶量及酶活性成正相关。

【实验器材】

1. 实验材料

选择性培养基：羧甲基纤维素钠 10g，硫酸铵 4g，磷酸二氢钾 2g，七水合硫酸镁 0.5g，蛋白胨 1g，琼脂 16g，水 1000mL，刚果红 5mg。

2. 实验仪器

高压灭菌锅、培养箱、超净工作台、离心机、微量移液器、离心管、培养皿。

【实验步骤】

1. 土样采集：从富含纤维素的环境中采集离土表 2～10cm 深的土样，用纸袋包装做好标记后带回室内风干研细备用。

2. 培养基配制：采用刚果红染料标记的羧甲基纤维素配制选择性培养基。

3. 将土样 8g 加入 10mL 灭菌水中，充分搅拌后，4000rpm 离心 5 分钟，取上清液，梯度稀释为 10^{-2}、10^{-3}、10^{-4}、10^{-5} 备用。

4. 取 0.1mL 不同浓度的样品液分别加入选择性平板培养基，涂抹均匀，倒置放入 28℃培养箱中培养，每个浓度重复 3 次。

5. 每天观察菌落生长情况，将有明显透明圈的菌落挑出。

6. 将选出的菌落挑出悬浮在 1mL 灭菌水中，梯度稀释为 10^{-2}、10^{-3}、10^{-4}、10^{-5}，重新按步骤 4 的方法接种于新的选择性培养基上培养。

7. 每天观察培养基上菌落生长情况，测定培养基透明圈的大小，筛选判定产纤维素酶菌株。

实例二　固体发酵法生成柠檬酸

【实验原理】

青霉、毛霉、曲霉等微生物的一些菌株能够利用淀粉质原料生产柠檬酸。产生的柠檬酸经碳酸钙作用形成柠檬酸钙沉淀，再经稀硫酸作用释放出柠檬酸。

【实验器材】

1. 实验材料

黑曲霉 *Aspergillus niger* 2333。

一级种子培养基：含 10％麸皮的查氏培养基。

二级种曲培养基：麸皮 30g，米糠 12g，水 30mL，pH 值调至 5.0，装入 500mL 三角瓶，塞上 8 层纱布。

发酵培养基：红薯 800g（捣碎），麸皮 80g，米糠 80g，拌匀后装入大搪瓷缸。

2. 实验仪器

高压灭菌锅、培养箱、超净工作台、离心机、pH 计、微量移液器、离心管、培养皿。

【实验步骤】

1. 种子制备

（1）一级种子的制备　用接种环挑取冰箱中保藏的菌种接种于一级种子培养基斜面上，28℃培养 3～5 天，待长成大量黑色孢子后即为一级种子。

（2）孢子悬浮液的制备　在一级种子斜面菌种管中加入 10mL 无菌水，用接种环搅起黑曲霉孢子，振荡 2 分钟制成孢子悬液。

（3）二级种曲的制备　吸取孢子悬液 10mL 于装有种子培养基的三角瓶中，然后摊开纱布，扎好，掌心轻拍三角瓶使孢子与培养基充分混合。于 28℃培养一天后，再次拍匀培养物，继续培养 3～4 天即成种曲。

2. 发酵培养

（1）接种与摊盘　将灭菌的发酵培养基倒在搪瓷盘中，厚度为 1～2cm，待冷却至 30℃左右时均匀拌入 1％种曲，在培养基上覆盖两层灭过菌的纱布。

（2）发酵培养　将搪瓷盘放入培养箱中，并在培养箱内放置一个内有清水的小搪瓷盘，以保持培养箱内的湿度。30℃培养 24 小时后翻曲一次，并将培养温度调至 28℃，继续发酵 4～5 天。

3. 检测

（1）柠檬酸的提取　发酵结束后将发酵物倒入一个大烧杯中，加入蒸馏水，拌匀，浸泡 1 小时，并用两层纱布过滤，将滤液加热到 100℃处理 10 分钟，3000rpm 离心 10 分钟。向上清液中加入适量碳酸钙进行中和。继续加热到 90℃，反应 30 分钟，此时柠檬酸呈钙盐析出。

（2）酸解　将柠檬酸钙加入搅拌成糊状，不断搅拌下缓缓加入稀硫酸，酸解的温度必须控制在 80℃ 以上。当加入足够量的稀硫酸后，柠檬酸就会游离出来。300rpm 离心 5 分钟，收集上清液。

（3）脱色和去除各种阳离子　用活性炭脱色，用阳离子交换树脂去除各种阳离子，当流出液 pH 值为 4 时，表示有柠檬酸被洗脱出来，此时开始收集洗脱液。

（4）总酸量的测定　精确吸取所收集的上清 1mL，加 2～3 滴 0.1% 酚酞指示剂，用 0.1429mol/L 的 NaOH 进行滴定，至微红色时终止。计算所用 NaOH 的毫升数，即柠檬酸的百分含量（每消耗 1mL NaOH 为 1% 的酸度）。

主要参考文献

1. 丁明孝，苏都莫日根，王喜忠，等．细胞生物学实验指南［M］．2版．北京：高等教育出版社，2013.

2. 王崇英，高清祥．细胞生物学实验［M］．3版．北京：高等教育出版社，2011.

3. 章静波，黄东阳，方瑾．细胞生物学实验技术［M］．2版．北京：化学工业出版社，2011.

4. 杜连祥．工业微生物学实验技术［M］．天津：天津科学技术出版社，1992.

5. 诸葛健，王正祥．工业微生物实验技术手册［M］．北京：中国轻工业出版社，1994.

6. 王兰兰．临床免疫学检验［M］．5版．北京：人民卫生出版社，2014.

7. 刘辉．临床免疫学检验实验指导［M］．4版．北京：人民卫生出版社，2014.

8. 张赟．细胞和分子免疫学实用实验技术［M］．西安：第四军医大学出版社，2013.

9. 陈国豪．生物工程设备［M］．北京：化学工业出版社，2009.

10. 常景玲．生物工程实验技术［M］．北京：科学出版社，2012.

11. 余龙江．发酵工程原理与技术应用［M］．北京：化学工业出版社，2015.

12. 陈坚等．发酵工程原理与技术［M］．北京：化学工业出版社，2012.

13. 李从军，罗世炜，汤文浩．生物产品分离纯化技术［M］．上海：华中师范大学出版社，2009.

14. 邓旭，李清彪，孙道华，等．从大蒜细胞中分离纯化出超氧化物歧化酶［J］．食品科学，2001（22）：47-49.

15. 陈晓燕，黎孟枫，周园，等．人 α1/158 V 型（αlc型）干扰素基因在大肠杆菌中的表达及其产物的初步纯化［J］．病毒学报，1992（4）：327-331.

16. 魏群．分子生物学实验指导［M］．2版．北京：高等教育出版社，2007.

17. 冯乐平．基因工程实验教程［M］．北京：科学出版社，2013.

18. 禹邦超．酶工程（附实验）［M］．武汉：华中师范大学出版社，2012.

19. 韩贻仁．分子细胞生物学［M］．3版．北京：高等教育出版社，2007.

20. 李素文．细胞生物学实验指导［M］．北京：高等教育出版社、施普林格出版社，2001.

21. D L 斯佩克特，R D 戈德曼，L A 莱因万德著．黄培堂等译．细胞实验指南［M］．北京：科学出版社，2001.

22. J 萨姆布鲁克，D W 拉塞尔．黄培堂，等译．分子克隆实验指南［M］．3版．北京：科学出版社，2005.